Tobias Mai

# Mit der Infiltration leben lernen – Lernprozesse von Menschen mit Parkinsonsyndrom

Tobias Mai

# Mit der Infiltration leben lernen – Lernprozesse von Menschen mit Parkinsonsyndrom

hpsmedia

CIP-Kurztitelaufnahme der Deutschen Bibliothek: Tobias Mai: Mit der Infiltration leben lernen – Lernprozesse von Menschen mit Parkinsonsyndrom

Die Deutsche Bibliothek verzeichnet diese Publikation in der deutschen Nationalbiografie. Detaillierte bibliografische Angaben sind im Internet unter http://dnb.d-nb.de abrufbar.

1. Auflage 2013
hpsmedia, Hungen

hpsmedia
Reihe Pflegewissenschaft
An den Hafergärten 9
35410 Hungen
www.pflege-wissenschaft.info

Layout&Satz: hpsmedia
Herstellung und Druck:
Books on Demand GmbH, Norderstedt
ISBN 978-3-9815325-2-4

# Inhalt

# VORWORT

## LIEBE LESERINNEN UND LESER,

jüngst war ich in der Oper. Alle Zuschauerinnen und Zuschauer saßen bereits, als ein älterer Herr am Arm einer Dame versuchte den Weg vom Eingang bis zu seinem Sitz zurückzulegen, was ihm nur mit Mühen gelang. Er litt ganz offensichtlich an einem Parkinsonsyndrom. Seine Bewegungsabläufe wirkten unkoordiniert und sehr unsicher, sein Gesicht war starr und er war darauf angewiesen, gestützt zu werden. Zu verstehen, was es für diesen Mann bedeutet an Parkinsonsyndrom zu leiden, wie er die Krankheit bewältigt, sind – so Tobias Mai – wichtige und unverzichtbare Voraussetzungen, damit letztlich jene Hilfen entwickelt werden können, die auch tatsächlich helfen. Menschen, die an Parkinsonsyndrom leiden, erleben die Krankheit als „Infiltration", etwas, wogegen sie sich nicht wehren können. Die Krankheit wirkt sich auf ihr ganzes Leben aus und die Betroffenen haben die Aufgabe *zu lernen, mit der Krankheit zu leben*. Tobias Mai rückt in seiner umfangreichen Untersuchung, die er mittels der Methode der Grounded Theory erstellt hat, die Lernprozesse in den Vordergrund. Das ist bei Arbeiten zu chronischer Erkrankung eher selten, denn die meisten Untersuchungen konzentrieren sich auf das Erleben und die Bewältigungsprozesse. Tobias Mai berichtet, wie unterschiedlich das Wissen ist und auf welch unterschiedliche Weise es erworben wird. Der Lernprozess ist keineswegs einfach, sondern ein mehrphasiger Prozess, der von vielen Faktoren abhängt.

Für alle Berufsgruppen, die an der Versorgung von Menschen mit Parkinsonsyndrom beteiligt sind, ist diese Untersuchung ein Glücksfall, denn sie zeigt auf, welche Bedingungen das *„Leben-lernen"* fördern können. Somit ist diese Untersuchung nicht nur von theoretischer, sondern auch von praktischer Relevanz.

Ich wünsche Ihnen bei der Lektüre dieser anspruchsvollen Untersuchung viel Freude, vor allem aber Erkenntnisse zum Leben mit Parkinsonsyndrom.

**Wilfried Schnepp**

Witten, im Januar 2013

„Der erste Schritt zur Hilfe besteht aus *Verstehen und Akzeptieren.* (...) man muss sich immer wieder neu bemühen, denn bei Parkinson bleibt langfristig nichts konstant.“

„Man muss sich so gut wie möglich *informieren*
und so viele Meinungen wie möglich einholen –
um dann für *sich* die *individuell* beste Entscheidung zu treffen.
»There are always options!«“

***Suzie Mc Coy 2001***

# EINLEITUNG

In den letzten Jahren wird die Bedeutung der Versorgung chronisch Kranker zunehmend in Fachkreisen und in der Öffentlichkeit diskutiert. Zum einen ist dies durch das gehäufte Auftreten chronischer Krankheiten bedingt, welches unmittelbar im Zusammenhang mit der demografischen Entwicklung der Bevölkerung steht und nicht nur Lücken in der Versorgung, sondern massive Kosten verursacht. Zum anderen erlangt die Zunahme chronischer Krankheiten an gesellschaftlicher Bedeutung, weil die Prognosen für das deutsche Gesundheitssystem gleichzeitig einen Mangel an Fachkräften in Medizin und Pflege vorhersagen, welcher teils auch in der Praxis bereits eingezogen ist. In diesem Zusammenhang werden derzeitige und zukünftige Versorgungslücken sowie die Qualität der und die Aufgabenverteilung der Versorgung diskutiert (Sachverständigenrat 2007).

Einige wissenschaftliche Arbeiten haben sich in den vergangenen Jahren in Deutschland mit der Lebenssituation chronisch kranker Menschen befasst (Haslbeck 2010, Hellige 2002, Höhmann 2002, Moers, Schiemann & Schnepp 1999, Schaeffer 2009). Insbesondere wurden dabei die Phasenverläufe chronischer Krankheit herausgestellt und mit ihnen die jeweiligen Settings und Themen der Bewältigungsarbeit. In Anlehnung an die Veröffentlichungen von Corbin und Strauss können diese als alltags-, biografie- und krankheitsbezogene Arbeiten, sowie Koordinations- und Steuerungsarbeiten benannt werden (Corbin & Strauss 1985, 2010; Strauss & Corbin 1988; Strauss, Fagerhaugh, Suczek & Wiener 1985/1997). Die Untersuchungen in Deutschland fokussieren einzelne Themenbereiche, wie das Medikamentenmanagement chronisch Kranker (Haslbeck 2008, 2010) oder das Erleben von Menschen mit bestimmten Krankheitsbildern, wie z. B. Multiple Sklerose (Hellige 2002).

Eine weitere neurodegenerative Erkrankung mit steigender Anzahl Betroffener ist das Parkinsonsyndrom, welches in seiner Auswirkung auf das Erleben der betroffenen Menschen in Deutschland kaum untersucht wurde. Als zweithäufigste neurodegenerative Erkrankung im Alter nach Morbus Alzheimer betrifft das Parkinsonsyndrom vor allem über 60jährige Menschen (European Parkinson's Disease Association 2011). Derzeit sind in Deutschland etwa 350.000 Menschen von einem Parkinsonsyndrom betroffen. Aufgrund verbesserter Diagnosemöglichkeiten, kaum verkürzter Lebenserwartung der Betroffenen, sowie der immer älter werdenden Gesellschaft wird die Anzahl der Betroffenen in den nächsten Jahren weiter ansteigen (Dorsey, Constantinescu, Thompson,

Biglan, Holloway, Kieburtz et al. 2007). Doch nicht nur ältere Menschen, sondern auch unter 40jährige sind von dieser Erkrankung betroffen und mit ihnen ihre Familien, die mitten im Leben stehen. Es gilt nicht nur der unmittelbaren Versorgung, sondern auch den psychosozialen Folgen der Erkrankung im Leben der Betroffenen mehr Aufmerksamkeit zu widmen, denn noch immer erleiden sie beispielsweise im beruflichen Alltag eine Stigmatisierung aufgrund ihrer teils unvorhersehbaren motorischen Symptome.

In den letzten 20 Jahren wurden international zunehmend spezialisierte Pflegekräfte, so genannte Parkinson's Disease Nurse Specialists, kurz PDNS, in die ambulante und stationäre Versorgung Parkinsonbetroffener und deren Angehöriger eingebunden (Hagell 2007). Zum einen wurde einem Facharztmangel entgegengetreten, zum anderen das Ziel verfolgt, die Versorgung neu zu gestalten und dabei die psychosoziale Situation der Betroffenen zu verbessern. Auch in Deutschland sind Parkinson Nurses seit etwa fünf Jahren tätig, allerdings primär in der Unterstützung des ärztlichen Personals in der Durchführung spezieller Therapien im stationären Setting (Ebersbach 2006). Während in Großbritannien Evaluationsstudien über den Nutzen der spezialisierten Pflege Auskunft geben können (Axelrod, Gage, Kaye, Bryan, Trend & Wade 2010; Hurwitz, Jarman, Cook & Bajekal 2005; Jarman, Hurwitz, Cook, Bajekal & Lee 2002, Reynolds, Wilson-Barnett & Richardson 2000), stehen diese Untersuchungen in Deutschland noch aus. Gleichsam wird mit der Betrachtung der Lebens- und Versorgungssituation Betroffener in Deutschland deutlich, dass kaum Erkenntnisse vorliegen, wie Betroffene oder Gesundheitsprofessionen Bedürfnisse einer Unterstützung subjektiv beschreiben würden. Insbesondere die Bedürfnislage der Betroffenen bleibt damit weitgehend unklar. Während das subjektive Erleben betroffener Menschen international immer wieder Gegenstand von wissenschaftlichen Untersuchungen ist (Abudi, Bar-Tal, Ziv & Fish 1997; Backer 2000, 2006; Birgersson & Edberg 2004; Caap-Ahlgren & Lannerheim 2002; Habermann 1996, 1999; Van der Bruggen & Widdershoven 2005; Williams & Keady 2008), können für Deutschland nur marginal Erkenntnisse aus Studien herangezogen werden (Busse 2006; Macht, Schwarz & Ellgring 2005). Es bleibt demnach offen, auf welcher Grundlage die spezialisierten Pflegenden in Deutschland ihre Aufgabengebiete definieren und inwiefern sie auf die Bedürfnisse der Betroffenen eingehen können.

Mit der vorliegenden Arbeit wird ein Beitrag zum Verständnis der Lebens- und Versorgungssituation Parkinsonbetroffener in Deutschland aus ihrer subjektiven Sicht geleistet, um daraus Anknüpfungspunkte für die Arbeit der Pflegenden abzuleiten, um diese passgenau auf die Bedürfnisse der Betroffenen ausrichten zu können. Wie Haslbeck und Schaeffer (2007) festhalten, besteht die Gefahr, „dass Interventionen fehlgehen, wenn sie der Patientenperspektive nicht genügend Beachtung widmen und einzig an den objektiven Bedarf adressiert sind" (Haslbeck & Schaeffer 2007:84). Um Interventionen spezialisierter Pflege im Sinne von PDNS wirksam zu entwickeln, bedarf es einen vollständigen Blick auf die Situation Betroffener und deren Familien (Williams & Keady 2008:374). Somit befasst sich die vorliegende Untersuchung mit dem Erleben und Gestalten Parkinsonbetroffener in ihren Lebens- und Versorgungssituation in Deutschland. Neben der Perspektive der Parkinsonbetroffenen werden zudem die Blickwinkel der Angehörigen, Neurologen und Pflegeexperten[1] miteinbezogen, um die Sichtweise der Menschen mit Parkinsonsyndrom im Kontext der Hauptinteraktionspartner zu interpretieren.

Um das subjektive Erleben in der Lebens- und Versorgungssituation samt der Handlungs- und Interaktionsstrategien der Betroffenen zu explorieren, habe ich mich mit der Grounded Theory Methodologie nach Strauss und Corbin (1996) für ein qualitatives Forschungsdesign entschieden. Die Wahl des Vorgehens diktiert auch die Gliederung der vorliegenden Dissertation.

Der Aufbau der Dissertationsschrift unterscheidet sich von einem hypothetico-deduktiven Bericht, da keine Hypothesen und auch kein theoretischer Bezugsrahmen für die Ergebnisinterpretation im Vorfeld festgelegt werden (Corbin 2002:60). Die theoretischen Erkenntnisse und generierten Hypothesen stehen vielmehr erst am Ende der Arbeit. Nicht zuletzt ist dies der Fall, da sich im Rahmen des Vorgehens nach dieser Methodologie die Forschungsfrage im Feld weiter präzisiert (May 1986:149).

Die Literaturübersicht in Kapitel 1 zeigt zunächst den Stand der Forschung auf. Ein tiefer Blick in die internationale Literatur zeigt, wie die Parkinsonsyndrome charakterisiert sind und welche Bedeutung die Symptome und Beeinträchtigungen für die Lebenssituationen der Betroffenen und deren Angehörigen haben. Daran anschließend zeigt die Beschreibung der Versorgung der Betroffenen einen Bedarf an subjektiven Sichtweisen auf das Leben und die Versorgung der Betroffenen auf. Diese Darstellung des Problemhintergrundes offenbart zugleich mein Vorwissen, da ich über einige Jahre Berufserfahrung in einer Fachklinik für Menschen mit Parkinsonsyndrom verfüge.

Im Anschluss sind Kapitel 2 die Fragestellung und die Ausführungen zur Methodologie zu entnehmen. Um eine größtmögliche Transparenz über das Vorgehen zu schaffen, wird in diesem Kapitel der Forschungsprozess ausführlich dargestellt.

Im empirischen Teil der Arbeit werden in Kapitel 3 die Ergebnisse in Orientierung am Kodierparadigma der Grounded Theory Methodologie ausführlich vorgestellt. Nachdem mit der *Infiltration* die ursächliche Bedingung für den *Lernprozess mit Parkinsonsyndrom leben zu lernen* herausgestellt wird, umfasst Kapitel 3.1 die Darstellung der *Phasen des Lernens*. Daran anknüpfend beinhaltet Kapitel 3.2 die intervenierenden und kontextuellen Bedingungen, die auf den Lernprozess und die Handlungsstrategien einwirken. Diese Strategien sind Gegenstand von Kapitel 3.3, das *Ausprobieren* und Kapitel 3.4, das *Herantasten an Wissen*, bevor in Kapitel 3.5 mit *Ich selbst sein und bleiben können* die Konsequenzen des Lernprozesses erläutert werden. Die zur Illustration in diesen Kapiteln verwendeten Zitate aus dem erhobenen Datenmaterial sind kursiv kenntlich gemacht und in Anführungszeichen dargestellt.

[1] Um einen besseren Lesefluss zu gewährleisten, wird in der vorliegenden Arbeit auf die männliche Schreibweise zurückgegriffen. Insofern nicht eindeutig erwähnt, sind mit ihr stets beide Geschlechter gemeint.

In Kapitel 4 werden die Erkenntnisse zum Prozess der *Entwicklung der Infiltrationstoleranz Parkinsonbetroffener* vor dem Hintergrund bestehender Theorien zu chronischer Krankheit und zu Theorien des Lernens diskutiert. Die Diskussion leistet damit einen Beitrag zum bisher nicht ausreichend untersuchten Lernen im Kontext von chronischer Krankheit (Herzberg & Seltrecht 2011:76; Nittel & Seltrecht 2011:38) und insbesondere für das Verständnis wie theoretisches Wissen in ein – teils routinisiertes – Handeln der Betroffenen integriert werden kann (Borkman 1976:453; Haslbeck & Schaeffer 2009:190; Mazanderani, Locock & Powell 2012:6). Die Arbeit zeigt die Bedingungen für Lernprozesse und damit auch zur Entwicklung und Weiterentwicklung von Selbstmanagementkompetenz auf und erörtert diese unter Rückgriff auf Beiträge zu Selbstmanagement und Patientenedukation (Barlow, Wright, Sheasby, Turner & Hainsworth 2002; Bopp & Lubkin 2002; Haslbeck & Schaeffer 2007; Klug-Redman & Osterbrink 1996; Lorig & Holman 2003). Bevor dieses Kapitel mit einem Schlusswort schließt, werden praktische Implikationen für die professionelle Pflege formuliert. Die vorliegende Arbeit endet mit einer kurzen Zusammenfassung in Kapitel 5.

# 1

# Parkinsonsyndrome: relevante Literatur

Parkinsonsyndrome sind Erkrankungen des zentralen Nervensystems und haben einen progredienten Verlauf. Die Hauptursache des Parkinsonsyndroms ist der fortschreitende Mangel des Neurotransmitters Dopamin in der substania nigra, die schwarze Substanz im Mittelhirn. Warum es zu diesem Mangel kommt, ist in vielen Fällen unklar. Parkinsonsyndrome sind in erster Linie durch Bewegungsstörungen, aber auch durch autonome und kognitiv/psychiatrische Störungen gekennzeichnet. Im weiteren Verlauf erfahren Betroffene daher zunehmend Einschränkungen im Alltag, welche bis zur Pflegebedürftigkeit führen können. Neben der Hilfe durch Angehörige und der Behandlung durch Ärzte sind Betroffene dann verstärkt auf die Unterstützung von Pflegekräften angewiesen.

In den folgenden Unterkapiteln wird zusammenfassend der Stand der Literatur zur Ätiologie und den Symptomen der häufigsten Parkinsonsyndrome vorgestellt. Es werden die Auswirkungen auf die Lebenssituationen, wie sie in der Literatur zu finden sind beschrieben. Ebenso werden die Versorgungssituation und die Rolle der Pflege näher beleuchtet. Dabei wird kurz auf die Versorgung durch PDNS im Ausland und die Entwicklung der Parkinson Nurses in Deutschland eingegangen.

# 1.1 Prävalenz und Ätiologie

Unter dem Begriff des Parkinsonsyndroms lassen sich verschiedene Erkrankungen zusammenfassen. Das idiopathische[2] Parkinsonsyndrom, kurz iPS, wird synonym mit den Begriffen Parkinsonerkrankung, primäres Parkinsonsyndrom und Morbus Parkinson verwendet. Das iPS ist mit circa 75 % (Diener & Putzki 2008) aller Diagnosen die häufigste Form des Parkinsonsyndroms. Weitere Parkinsonsyndrome lassen sich in sekundäre oder symptomatische Parkinsonsyndrome, sowie atypische Parkinsonsyndrome unterteilen. Zu den letzteren zählen die Progressive Supranukleäre Blickparese, kurz PSP, oder auch unter Steele-Richardson-Olszewski-Syndrom, SRO abgekürzt bekannt, die Multisystematrophie vom Parkinsontyp, auch MSA-P bezeichnet, die Corticobasale Degeneration, die CBD und die Demenz vom Lewy Body Typ, DLB abgekürzt. Die sekundären Syndrome sind beispielsweise medikamentös oder vaskulär bedingte Parkinsonsyndrome. Auch genetisch bedingter Parkinsonismus ist bekannt. In der vorliegenden Arbeit war das Hauptaugenmerk auf das iPS gerichtet, welches heute nach dem Essentiellen Tremor als zweithäufigste Bewegungsstörung in der älteren Bevölkerung, der über 60Jährigen (Albin 2006:735), sowie als die häufigste neurodegenerative Erkrankung nach Morbus Alzheimer gilt (European Parkinson's Disease Association 2011).

### Verlauf und Lebenserwartung

Aufgrund der teils schwierigen Differentialdiagnose zwischen Morbus Parkinson und PSP, MSA und DLB kann es im Krankheitsverlauf zu einem Wechsel der Diagnose kommen, was für Betroffene und Familien häufig eine Herausforderung und Umstellung in der Bewältigungsarbeit bedeutet (Rohs 1996:60). Aufgrund dieser Schwierigkeit der Diagnosestellung wurden die häufigsten atypischen Parkinsonsyndrome daher im Literaturüberblick nicht ausgeschlossen. Da PSP erst nach einiger Zeit diagnostiziert werden kann, ist es umso bedeutsamer für Pflegekräfte auch die speziellen Probleme und Unterschiede zum iPS zu kennen und dementsprechend Angehörige und Patienten auch bei PSP dahingehend zu unterstützen, mit visuellen Störungen, Schluck- und Sprachproblemen, Gangstörungen und Sturzgefahren, mentalen und emotionalen Veränderungen

[2] idiopathisch=ohne bekannte Ursache

und autonomen Störungen wie Urininkontinenz umgehen zu können (ebd.:62), die im Gegensatz zum iPS bereits früh im Krankheitsverlauf auftreten können.

Auch bei Betroffenen mit MSA-P zeigen sich recht früh im Verlauf der Erkrankung autonome Störungen wie Urininkontinenz. Die Lebenserwartung beträgt 6-8 Jahre (Gilman 2006:831). Die Lebenserwartung der PSP Betroffenen liegt bei circa 10 Jahren (ebd.:833). Die therapeutischen Möglichkeiten bei MSA und PSP sind weitaus eingeschränkter als bei dem iPS, da Betroffene weniger gut auf L-Dopa ansprechen (ebd.). Die Lebenserwartung bei iPS Betroffenen ist kaum verkürzt, aber durch Komplikationen im weiteren Verlauf der Erkrankung, wie z. B. durch Aspirationspneumonien in Folge von Schluckstörungen, kommt es zu erhöhten Mortalitätsraten im Vergleich zu nicht Parkinson erkrankten Menschen (Hughes, Ross, Mindham & Spokes 2004). Der Verlauf der Erkrankung wird in der Medizin nach Hoehn und Yahr (1967) in fünf Stadien eingeteilt. Diese Krankheitsstadien beschreiben die Ausprägung der Symptome und die Beeinträchtigungen des Betroffenen. Für das Stadium I liegt das Merkmal einer einseitigen Symptomatik vor, während ein Betroffener im Stadium V die Attribute immobil oder bettlägerig aufweist. Die Zuordnung zu einem Stadium erlaubt keine Voraussage über die Krankheitsprogression und den Verlauf.

### Häufigkeiten

Die Zahl der Parkinsonbetroffenen wird für Amerika mit 800.000 bis 1 Million Betroffenen angegeben (Albin 2006:742). In Deutschland nimmt die Prävalenz der über 65Jährigen von 100-200 auf 1800 pro 100.000 Einwohner zu (Diener & Putzki 2008). Demnach müssten aufgrund der Bevölkerungszahlen des Statistischen Bundesamtes von rund 18.8 Millionen Menschen über 65 Jahren in Deutschland für das Jahr 2011 allein in dieser Altersgruppe etwa 300.000 Menschen betroffen sein. In Bezug auf alle Altersschichten wird die Zahl der Parkinsonbetroffenen demnach vermutlich über 350.000 Betroffenen liegen. Bis zum Jahre 2030 wird u. a. aufgrund der demografischen Entwicklung mit einer Verdopplung der Parkinsonbetroffenen gerechnet (Dorsey et al. 2007). Für die Anzahl der Parkinsonbetroffenen in Deutschland ist nach dieser Studie mit einer Erhöhung von etwa einem Viertel zu rechnen. Die Gesamtzahl der Betroffenen aller untersuchten Länder wächst aufgrund der demografischen Entwicklung voraussichtlich um das Doppelte bei den über 50 Jährigen. Dabei muss berücksichtigt werden, dass vor allem sich entwickelnde Länder von der längeren Lebenserwartung durch bessere Medizin profitieren werden und die Prävalenz in diesen Ländern dementsprechend deutlicher ansteigen wird (ebd.:384ff).

Die Prävalenz für MSA und PSP ist mit etwa 5 pro 100.000 Personen/Jahr deutlich geringer als bei iPS (Nath & Burn 2000:145; Vanacore 2005:1605). Schrag et al. (1999) vermuten aufgrund der häufigen Fehldiagnosen zwischen iPS zu PSP und MSA höhere Prävalenzraten als sie in ihrer Studie gefunden haben (Schrag, Ben-Shlomo & Quinn 1999:1771). Für PSP haben sie eine Prävalenz von 6.4/100000 und für MSA 4.4/100000 gefunden.

Am häufigsten erkranken Personen zwischen 50 und 60 Jahren an Morbus Parkinson (Diener & Putzki 2008). Von allen Diagnosen treffen rund 10 % allerdings auch jüngere Menschen zwischen 21 und 40 Jahren, die so genannten Young-Onset oder juvenilen Parkinsonpatienten, häufig mit YOPD abgekürzt (zit. n. Hutton in Reese 2007:295).

Zusammenfassend lässt sich festhalten, dass das idiopathische Parkinsonsyndrom die häufigste Form der Erkrankung mit einer prognostizierten Zunahme der Anzahl der Betroffenen ist. Parkinsonsyndrome betreffen vor allen Dingen Menschen zwischen 50 und 60 Jahren, können allerdings auch in jüngeren Altersgruppen auftreten. Mit einer kaum verkürzten Lebenserwartung und einer zunehmenden Abhängigkeit von Dritten im Krankheitsverlauf, bedeutet die Zunahme Parkinsonbetroffener einen Anstieg von Menschen mit langfristigem Versorgungsbedarf.

Welche Symptome mit welchen Besonderheiten im Verlauf den Versorgungsbedarf bestimmen können, zeigt das nächste Unterkapitel auf.

# 1.2

# Symptomatik und Verlauf

Die Parkinsonerkrankung ist durch die Kardinalsymptome Akinese oder Bradykinese, Rigor, Ruhetremor und posturaler Instabilität gekennzeichnet. Für die Diagnose des iPS muss auf jeden Fall Akinese und ein weiteres der Hauptsymptome vorliegen (Diener & Putzki 2008). Es können drei Subgruppen des iPS unterschieden werden, der Äquivalenztyp, bei dem alle Symptome gleich auftreten, der Akinetisch-Rigide Typ und der Tremordominante Typ. Die Kardinalsymptome zeigen sich je nach Ausprägung meist in einer für Parkinson typischen gebeugten Körperhaltung, in Gangstörungen, Störungen der Feinmotorik wie z. B. einer kleiner werdenden Schrift, der Mikrografie, in verminderter Mimik, dem Maskengesicht, in Sprach- und Sprechstörungen, wie Dysarthrie und Hypophonie, sowie in einer Verlangsamung des Denkens, der Bradyphrenie, welches kein Anzeichen einer kognitiven Leistungseinbuße darstellen muss. Einige dieser Symptome wurden erstmals von James Parkinson 1817 in seinem „Essay on the shaking palsy" beschrieben. Neben der irrtümlichen Beschreibung der Bewegungsarmut als Lähmung ging er zudem davon aus, dass die Erkrankung keinen Einfluss auf die kognitive Leistungsfähigkeit hat: „the senses and intellects being uninjured" (Parkinson 1817:1).

Heute ist bekannt, dass neben den motorischen Problemen im Verlauf auch autonome, kognitive und psychiatrische Probleme auftreten können. So zeigen sich beispielsweise

Stimmungsschwankungen und Depressionen, Halluzinationen und Wahn, Konzentrationsschwäche und Demenz oder autonome Störungen, wie orthostatische Hypotension, Darm- und Blasenprobleme, sexuelle Probleme, Temperaturregulationsstörungen, Schlafstörungen und Riechstörung (Snyder & Adler 2007; Leplow 2007).

Je nach Art des Parkinsonsyndroms zeigen sich die Symptome zu unterschiedlichen Zeitpunkten des Erkrankungsverlaufes. In Abbildung 1 sind die unterschiedlichen Gruppen der Symptome den häufigsten atypischen Parkinsonsyndromen im Vergleich zum iPS gegenübergestellt, wie sie im jeweiligen Verlauf auftreten.

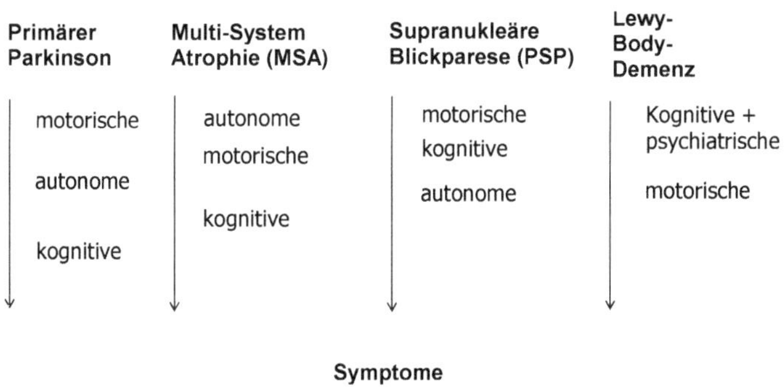


*Abb. 1: Parkinsonsyndrome und Symptomgruppen im Verlauf*

In den nachfolgenden Unterkapiteln werden die Symptomgruppen kurz näher beschrieben. Anhand dieser Beschreibungen werden die Beeinträchtigungen der Betroffenen in ihrer Variabilität und damit die Herausforderungen für das Bewältigungshandeln[3] der Betroffenen deutlich. Diese Symptomauswirkungen auf das Leben der Betroffenen werden dann in Kapitel 1.3 aus deren Sicht genauer betrachtet.

[3] Als Bewältigungshandeln werden hier die Strategien der Betroffenen innerhalb der Bewältigungsarbeit verstanden und steht daher in engem Bezug zum Konzept der Arbeit von Corbin & Strauss (1985, 2010) bzw. Strauss & Corbin (1988).

## 1.2.1
## Motorische Spätkomplikationen

Die zu Beginn der Therapie eintretende stabile Phase der Erkrankung wird als *Honeymoon* bezeichnet, da die Symptome durch wenige Medikamenteneinnahmen nahezu vollständig gelindert werden können. Zu diesem Zeitpunkt haben die neuronalen Zellen noch die Fähigkeit das eingenommene Dopamin zu speichern und über den physiologischen Weg freizugeben (Crabb 2000:274; Snyder & Adler 2007:187). Erst im weiteren Verlauf, wenn diese Speicherfähigkeit der Zellen verloren geht und der Untergang der dopaminergen Zellen voranschreitet, verschlechtern sich die Kardinalsymptome und motorische Spätkomplikationen können auftreten.

Die Formen von Spätkomplikationen hat Susan Calne bereits 1994 für die Pflege zusammengefasst (Calne 1994): So beschreibt sie Dyskinesien als unfreiwillige Bewegungen in Folge der Langzeit-L-Dopa Einnahme, das Wearing-Off Phänomen als Verschlechterung der Symptomatik bevor die nächste Medikamenteneinnahme fällig wird und Freezing als plötzliches Stoppen der Bewegung mit der Schwierigkeit diese wieder zu starten, z. B. an Türschwellen oder beim Aufstehen aus einem Stuhl. Dieses häufige Freezing Phänomen, welches als Einfrieren in der Bewegung oder Festkleben beschrieben wird, ist mit medikamentöser Therapie kaum zu beeinflussen (Macht, Kaussner, Möller, Stiasny-Kolster, Eggert, Krüger et al. 2007). Bewusstes Gehen und Tricks aus dem Bereich der Physiotherapie sind für Betroffene häufig die beste Hilfe. On-Off Fluktuationen beschreibt Calne (1994) mit schnellen und unvorhersehbaren Wechseln, teils unabhängig von der Medikamenteneinnahme, zwischen guter Beweglichkeit, der On-Phase und schlechter Beweglichkeit, der Off-Phase. Diese Phasen können wenige Minuten, Stunden oder Tage andauern (Dodel, Berger & Oertel 2001:1016). Während On-Off Fluktuationen die Lebensqualität erheblich beeinflussen, werden die Dyskinesien als unwillkürliche Überbewegungen von Armen, Beinen oder Mund von den Betroffenen weniger störend empfunden (Ebersbach 2002:717f; Marras, Lang, Krahn, Tomlinson & Naglie 2004:23). Wearing-Off Symptomatik und On-Off-Fluktuationen zeigen sich nicht nur in motorischer Symptomatik, sondern auch in nicht-motorischen Symptomen. So tritt zum Beispiel Angst und vermehrtes Schwitzen vor allem in Off-Phasen auf (Pursiainen, Haapaniemi, Korpelainen, Sotaniemi & Myllyla 2007; Richard, Frank, McDermott, Wang, Justus, LaDonna et al. 2004; Swinn, Schrag, Viswanathan, Bloem, Lees & Quinn 2003; Truong, Bhidayasiri & Wolters 2008).

Primäres Ziel der prospektiven Studie von Marras und Kollegen (2004) war die Erhebung des Einflusses von motorischen Komplikationen auf die Lebensqualität und deren Veränderung im Verlauf der Erkrankung (ebd.:23). Dabei zeigten sich bei 73 der 182 nach vier Jahren untersuchten Betroffenen mit iPS motorische Komplikationen: 78 % waren ein Viertel des Tages im Off und 18 % gaben an, sogar die Hälfte des Tages im Off zu sein. Nach vier Jahren gaben 44 Patienten Dyskinesien an; 75 % von ihnen hatten diese Überbewegungen mehr als ein Viertel des Tages. Dreiviertel der Betroffenen gaben diese Dyskinesien als nicht beeinträchtigend an. Die Dyskinesien korrelierten zunächst positiv mit der Lebensqualität. Nach drei bis vier Jahren nahm diese positive Korrelation aber ab. Eventuell nahm die Schwere der Überbewegungen zu oder aber andere Symptome und Komplikationen überlagerten die Dyskinesien. Die Autoren weisen selber auf unterschiedliche Ergebnisse im Vergleich zu anderen Studien hin, da verschiedene Lebensqualitätsinstrumente genutzt werden (Marras et al. 2004:26). Subjektive Deutungen von Symptomen seitens der Betroffenen können zwar mit standardisierten Instrumenten erfasst werden, jedoch nicht qualitativ in ihrer Bedeutung interpretiert werden. In direkten Konversationen mit Betroffenen zeigen sich zudem Missverständnisse, wenn Pflegekräfte oder Angehörige On-Off Fluktuationen nicht als solche einschätzen können (McCall 2003:31) oder Schwierigkeiten haben von den motorischen Komplikationen zu berichten, da sie zum Beispiel Dyskinesien als Tremor beschreiben (Crabb 2000:277).

Motorische Spätkomplikationen treten nicht nur in Folge des Behandlungsregimes der ersten Jahre auf, sondern können auch Resultat von Selbstmedikation der Betroffenen sein. Das so genannte „dopamine dysregulation syndrom", kurz DDS, bezeichnet die dadurch zustande kommenden Folgen wie Dyskinesien, Hypomanie, Stimmungsschwankungen, kognitive Beeinträchtigungen und Verhaltensänderungen (Calne, Lidstone & Kumar 2008).

Neben Bewegungsblockaden und Überbewegungen aufgrund von Wirkungsfluktuationen können Infektionskrankheiten, Traumata und gastrointestinale Krankheiten bei Parkinsonbetroffenen zu massiven Bewegungsstörungen und zur akinetischen Krise führen (Onofrj & Thomas 2005:1162; Scott 2006:32). Diese ist durch nahezu völlige Unbeweglichkeit, massive Schluckstörungen und meist auch durch Fieber gekennzeichnet. Aber auch die längere Nichteinnahme der dopaminergen Medikation durch geringe Compliance oder fehlender Adhärenz und/oder durch Unwissen der Betroffenen kann zu diesen verheerenden Folgen für die Betroffenen führen.

Die Spätkomplikationen und allen voran die Fluktuationen der Beweglichkeit schaffen im Alltag Schwierigkeiten, die bestanden werden müssen. Handlungen sind keine Ereignisse mehr, die einfach passieren, sondern setzen dann eine aufmerksame Auseinandersetzung mit ihnen voraus (Van Der Bruggen & Widdershoven 2005:292f). In der Literatur wird deutlich, dass neben einer medikamentösen Therapie auch Verhaltensmodifikationen Einfluss auf den Umgang mit Symptomen und auf Symptomauswirkungen haben (Ebersbach 2002).

## 1.2.2

## AUTONOME STÖRUNGEN

Im Laufe der Erkrankung können im Vergleich zu gleichaltrigen Gesunden autonome Störungen gehäuft auftreten (Hobson, Islam, Roberts, Adhiyman & Meara 2003:68f). Sie können je nach Zeitpunkt des Auftretens aber auch Indiz für andere Parkinsonsyndrome sein, wie beispielsweise MSA und damit zur Falsifizierung der Diagnose des iPS dienen (Abb. 1). Je nachdem welcher Bereich des autonomen Nervensystems betroffen ist, können sich Probleme im cardiovaskulären, urogenitalen, gastrointestinalen und thermoregulativen Bereich zeigen (Truong et al. 2008:217; Verbaan, Marinus, Visser, van Rooden, Stiggelbout & van Hilten 2007:338).

Die Orthostatische Hypotension, ein plötzlicher Blutdruckabfall, betrifft nach dem Übersichtsartikel von Ziemssen und Reichmann (2007) 20-50 % der Betroffenen. Nach Studienlage sind mehr MSA Erkrankte von orthostatischer Hypotension betroffen als Parkinsonpatienten (Truong et al. 2008:217).

Blasenstörungen und Urininkontinenz treten je nach Studie bei 27-83 % auf (Campos-Sousa, Quagliato, da Silva, de Carvalho jr., Ribeiro & de Carvalho 2003; Hobson et al. 2003; Ransmayr, Holliger, Schletterer, Heidler, Deibl, Poewe et al. 2008; Ziemssen & Reichmann 2007). Dabei sind die häufigsten Probleme Nykturie, die Häufigkeit der nächtlichen Harnentleerung gefolgt von Urininkontinenz. Während die Urininkontinenz bei dem iPS eher im späteren Verlauf auftreten kann, ist diese bei MSA und PSP auch in früheren Stadien zu finden.

Von den Parkinsonbetroffenen leiden zudem 70 % an einer verlangsamten Magen-Darm-Motilität (Ziemssen & Reichmann 2007), welche sich durch Völlegefühl, Sodbrennen und Übelkeit zeigen kann. In einer Untersuchung mit 416 Parkinsonbetroffenen hatten 27 % der Befragten weniger als jeden 2. Tag Stuhlgang (Krogh, Ostergaard, Sabroe & Laurberg 2008:62). In der Kontrollgruppe waren nur 5 % in dieser Gruppe. Weitere 23 % hatten jede Woche eine unkomplette Entleerung und 17 % brauchten wenigstens einmal pro Woche Hilfe bei der Stuhlausscheidung. Schluckstörungen haben einen hinzukommenden Einfluss auf die Nahrungsaufnahme und damit auch auf die Verdauung.

Weiter zeigen sich sexuelle Störungen, die teils auch auf Nebenwirkungen der Medikation zurückzuführen sind. Eine deutsche Studie unter 1008 männlichen und 330 weiblichen Parkinsonbetroffenen macht die verschiedenen sexuellen Probleme deutlich (Beier, Luders & Boxdorfer 2000:568). So leiden männliche Parkinsonbetroffene am häufigsten unter Erregungsstörung (49 %), sexueller Aversion (38 %) und Orgasmusstörung (30 %). Bei betroffenen Frauen zeigen sich die häufigsten Symptome in sexueller Aversion (26 %), Erregungsstörung (25 %), sexueller Appetenzstörung (24 %) und Orgasmusstörung (23 %).

Sowohl Frauen als auch Männer geben an, seit der Diagnose einen geringeren Austausch von Zärtlichkeiten, weniger Gespräche über Empfindungen und generelle Kommunikationsdefizite untereinander zu haben. Es liegen dem beispielsweise Ängste zugrunde, den Erwartungen des Partners nicht zu genügen (Beier et al. 2000:570). In der Untersuchung von Fleming äußerten die befragten Frauen ausnahmslos ein schlechtes Körperbild (Fleming, Tolson & Schartau 2004:518). In dieser qualitativen Studie benennen Betroffene mit Fatigue, Rigor, Unbeweglichkeit und Pflegebedürftigkeit weitere hindernde Einflüsse auf die Sexualität (Fleming et al. 2004:519).

Eine weitere Problematik stellt ein möglicher Gewichtsverlust bei der Parkinsonerkrankung dar. Zahlreiche Faktoren wie verminderte Schluckfähigkeit, geminderte Appetitlosigkeit, Demenz oder erhöhter Energiebedarf können verantwortlich sein. Für einen verminderten Appetit ist möglicherweise auch die Hyposomie, also Riechstörung ein Grund, welche häufig als ein frühes Krankheitszeichen gefunden wird und in allen Subtypen und unabhängig von einer medikamentösen Therapie auftaucht (Ziemssen & Reichmann 2007:325). In einer zweijährigen Studie von 26 Parkinsonbetroffenen haben im zweiten Jahr 19 Probanden an Körpergewicht verloren (Lorefalt, Ganowiak, Palhagen, Toss, Unosson & Granerus 2004:182). Trotz des Verlustes des Gewichts, hatten diese Betroffenen eine höhere Energiezufuhr und längere Ruhezeiten als diejenigen, die ihr Gewicht gehalten, oder gesteigert haben. Daraus schließen die Autoren eine gesteigerte Verstoffwechselung der Energie. Drei entscheidende Faktoren stellen nach den Autoren ein gesteigertes Risiko für Gewichtsverlust dar: Aktivität, Geschlecht und Alter. Ältere Frauen mit geminderter körperlicher Aktivität waren die meist gefährdeten Betroffen ihr Gewicht zu verlieren (ebd.:184).

Abschließend lässt sich festhalten, dass im weiteren Verlauf der Erkrankung das Alltagsmanagement durch auftretende autonome Störungen herausgefordert wird. Randomisierte Studien zum effektiven Management von autonomen Störungen bei Parkinson sind nach Truong et al. (2008) im Vergleich zum Bedarf an solch einem Management allerdings gering (ebd.:218) und so ist zu vermuten, dass Betroffene mit diesen Problemen häufig allein gelassen werden.

## 1.2.3

## Kognitive und psychiatrische Störungen

### Kognitive Beeinträchtigungen

Sowohl leichte kognitive Beeinträchtigungen als auch die Entwicklung schwerer Demenzen werden in der Literatur beschrieben und es zeigt sich, dass weniger das Alter bei Krankheitsbeginn, sondern das generelle Alter die Wahrscheinlichkeit einer Demenz vorhersagt (Aarsland, Kvaloy, Andersen, Larsen, Tang, Lolk et al. 2007). Dennoch liegt die Inzidenz von Demenz bei Parkinson zwischen 15-28 % pro Jahr (Ziemssen & Reichmann 2007) und ist 4-6 mal höher als in der gesunden Bevölkerung (Aarsland & Kurz 2010:21). Aarsland und Kollegen zeigen eine Punktprävalenz für Demenz bei Parkinson von 25-30 % bei den über 65Jährigen auf. Über einen Zeitraum von 10 Jahren steigt die Prävalenz auf 75 % (ebd.; Aarsland, Zaccai & Brayne 2005:1259). Aarsland und Kollegen konnten in einer Längsschnittstudie über 8 Jahre mit 129 Parkinsonbetroffenen, 34 Alzheimerpatienten und 1621 gesunden Kontrollen eine jährliche Verschlechterung des Mini-Mental-State bei Parkinson von 1 Punkt, sowie 2.3 Punkte bei Parkinson in Verbindung mit Demenz feststellen, was nach Interpretation der Autoren einem vergleichbaren Verlauf bei Alzheimerbetroffenen entspricht (Aarsland, Andersen, Larsen, Perry, Wentzel-Larsen, Lolk et al. 2004). Das Risiko einer Demenz steigt demnach mit der Krankheitsdauer des Parkinsonsyndroms.

Zu unterscheiden von Parkinson mit Demenz, kurz PD+D, ist die Demenz vom Lewy-Body-Typ, bei der sich innerhalb eines Jahres kognitive und motorische Defizite zeigen. Die häufigsten Begleitsymptome bei DLB sind mit 67.4 % Angst, gefolgt von Depression (61.9 %), Apathie (57.6 %), Agitation und Schlafstörungen (55.4 %) (Borroni, Agosti & Padovani 2008:103). Bei Parkinson mit Demenz entwickeln sich kognitive Störungen erst nach mehreren Jahren und zeigen sich in Störungen der Exekutivfunktionen wie die Unfähigkeit zu Planen und zielorientiert zu Handeln. MSA Patienten entwickeln ebenso wie PSP Betroffene kognitive Störungen, die ebenso die Exekutivfunktionen betreffen und mit den Störungen bei iPS vergleichbar sind (Brown, Lacomblez, Landwehrmeyer, Bak, Uttner, Dubois et al. 2010). PSP Betroffene weisen allerdings eine höhere Wahrscheinlichkeit auf, im Laufe ihrer Erkrankung kognitive Beeinträchtigungen aufzuzeigen als Menschen mit MSA (Brown et al. 2010; Diener & Putzki 2008).

Dass die Demenzproblematiken zu unterscheiden sind, zeigen auch die Differenzen der Erfassung kognitiver Beeinträchtigungen und Demenz je nach Testinstrument. Bei einer Untersuchung der kognitiven Leistung von 873 Parkinsonbetroffenen mit Hilfe des MMST, hatte dieser im Vergleich zu anderen Testverfahren die geringste Ausprägung von kognitiven Störungen erfasst (Riedel, Klotsche, Spottke, Deuschl, Forstl, Henn et al. 2008:255). Der PANDA-Test, das Parkinson Neuropsychometric Dementia Assessment, hingegen zeigte mit 43.6 % der Probanden unter 14 Punkten einen deutlich höheren Anteil der Untersuchten im Bereich einer dementiellen Erkrankung auf. Damit zeigen sich Unterschiede in der Art der kognitiven Beeinträchtigungen von Parkinsonbetroffenen im Vergleich beispielsweise zu Alzheimerbetroffenen, welche demnach entsprechend anders erfasst werden müssen. Da die Patienten dieser Studie über niedergelassene Neurologen kontaktiert wurden, muss davon ausgegangen werden, dass diejenigen, die in Altenpflegeheimen leben oder aufgrund ihrer Behinderungen und Pflegebedürftigkeit keinen Neurologen aufsuchen können, das Ergebnis dieser Studie mit der Anzahl der demenzbetroffenen Parkinsonerkrankten noch höher hätten ausfallen lassen (Riedel et al. 2008:262). Dies ist insbesondere zu berücksichtigen, da die größte Vorhersagekraft für eine Heimunterbringung neben höherem Lebensalter und mehreren Einschränkungen im Bereich der Aktivitäten des täglichen Lebens Demenzproblematiken sind (Aarsland, Larsen, Tandberg & Laake 2000:940; Truong et al. 2008:212f).

### Psychiatrische Beeinträchtigungen

Mehr als 60 % der Parkinsonpatienten berichten über neuropsychiatrische Symptome und Verhaltensänderungen, wie Depressionen, Angst und später auch Apathie und Erfahrungen mit Psychosen (Truong et al. 2008:217). Hinsichtlich der Häufigkeit von psychiatrischen Störungen sind die Ergebnisse einzelner Studien sehr unterschiedlich. In der Literatur gefundene Prävalenzdaten reichen von 3-90 % für depressive Syndrome bei Morbus Parkinson (Reijnders, Ehrt, Weber, Aarsland & Leentjens 2008:183; Truong et al. 2008; Ziemssen & Reichmann 2007). Neben mangelnder Unterscheidung zwischen milden und moderaten Depressionen, sowie depressiven Verstimmungen, sind die verwendeten Instrumente ein weiterer Grund für verschiedene Ergebnisse. Nach einem Review von Ziemssen und Reichmann (2007) treten bei 40-50 % aller Parkinsonbetroffenen milde Depressionen auf, die zwar zu Selbstmordäußerungen, aber nur selten zu Selbstmord führen. Diese Suizidgedanken treten zudem meist in Off-Phasen auf und stehen damit mit der dopaminergen Stimulation in Verbindungen. Aus medikamentöser Sicht können neben Antidepressiva auch Dopaminagonisten positiv auf Depression und Anhedonie wirken. Verhaltenstherapie und psychosoziale Unterstützung bleiben dennoch wichtige Therapiebestandteile bei Depression (Reese 2007). Depressionen sind im Vergleich zu älteren Menschen mit Parkinsonsyndrom in der Gruppe der YOPD mit 40 % schwerer und moderater Depressionen häufiger (Schrag, Hovris, Morley, Quinn & Jahanshahi 2003:1253f). Der Grund hierfür liegt möglicherweise eher in der Krankheitsbewältigung, da Behinderungen in der Young-Onset Gruppe eher zu Arbeitslosigkeit oder Frühberentung führen und gravierende Einschnitte im Leben jüngerer Betroffener bedeuten. Nach Calne und Kollegen leiden junge Betroffene mehr als ältere sowohl an reaktiven als auch endogenen Depressionen (Calne et al. 2008:144).

Die Depression bei Parkinson ist demnach sehr wahrscheinlich ein komplexes Zusammenspiel psychosozialer und neurobiologischer Faktoren und ein einflussreicher Faktor für die Lebensqualität Betroffener (Behari, Srivastava & Pandey 2005:225). Hinzukommend vermittelt das gewöhnliche Erscheinungsbild eines Betroffenen mit Bradykinese, Konzentrationsstörungen und schneller Ermüdung durchaus den Eindruck einer Depression (Weintraub & Stern 2005:845), obwohl eine solche nicht vorliegt. Eine Einschätzung muss daher sehr gründlich erfolgen. Untersuchungen zum Umgang mit Depressionen und Unterstützung der Parkinsonbetroffenen seitens der professionellen Pflege liegen nicht vor. Allerdings zeigt sich der Einfluss von Wissen seitens der Pflegenden über die Parkinsonsyndrome in patientenbezogenen outcomes wie Minderung der Depressivität etc. (Makoutonina, Iansek & Simpson 2010).

Neben Depressionen treten in wenigen Fällen Verhaltensänderungen auf, die der Gruppe der Zwangsstörungen oder Impuls-Kontrollstörungen zuzuordnen sind. Spielsucht, Esssucht, Kaufsucht und andere können meist als Nebenwirkungen von Dopaminagonisten in den Vordergrund treten (Truong et al. 2008), wobei sich die vorhandene Literatur meist auf Fallberichte und Expertenmeinungen stützt (Calne et al. 2008:146). Impulsiv-Kontrollstörungen haben meist eine Befriedigung zum Ziel, wie zum Beispiel einen Hauptgewinn zu bekommen oder sexuelle Befriedigung zu erlangen (Pontone, Williams, Bassett & Marsh 2006:1260). In einer indischen Vergleichsstudie konnte bei Parkinson jedoch kein gehäuftes Auftreten im Vergleich zu altersgleichen Personen mit anderen chronischen Erkrankungen gefunden werden (Harbishettar, Pal, Janardhan Reddy & Thennarasu 2005). Ein weiteres Symptom einer solchen Verhaltensänderung ist das so genannte Punding, welches ein stereotypes Verhalten, wie beispielsweise Putzen, Montieren/Demontieren oder Sortieren umfasst und ebenfalls eng mit der dopaminergen Medikation zusammenhängt (Calne et al. 2008:146). Betroffene mit der Symptomatik des Pundings erkennen oft dessen Sinnlosigkeit, aber machen trotzdem weiter. Sie vergessen zum Teil Essen, Hygiene, Medikation und Schlaf. Sie selbst sehen keine Problematik in ihrem Verhalten und können bzw. wollen nicht aufhören, reagieren sogar aggressiv, wenn interveniert wird (Miyasaki, Hassan, Lang & Voon 2007:1179).

Weitere Nebenwirkungen sind Halluzinationen. Sie können auch durch Flüssigkeitsmangel, Infektionen oder Schlafstörungen hervorgerufen werden (Ebersbach 2002; Pal, Thennarasu, Fleming, Schulzer, Brown & Calne 2004:164). Erste Anzeichen können vorbeihuschende Schatten sein. Nach einer Studie von Mosimann et al. (2006) finden sich vor allem bei Demenzbetroffenen, sowohl bei Parkinson mit Demenz, als auch bei der Demenz vom Lewy-Body-Typ, optische Halluzinationen (Mosimann, Rowan, Partington, Collerton, Littlewood, O'Brien et al. 2006). In komplexen Halluzinationen erscheinen nach dieser Untersuchung meist fremde Menschen oder Soldaten und Tiere. Weniger häufig sehen Betroffene Bekannte oder Familienmitglieder, Körperteile oder Verkehrsmittel. Neben der Einteilung in optische, akustische und haptische Halluzinationen lassen sich zwei Wahrnehmungstypen von Halluzinationen deklarieren: einfache, distanzierte Wahrnehmung und komplexe Wahrnehmung. Letztere zeigen vor allem an Demenz erkrankte Personen, indem sie sich nicht von Gesehenem oder Gehörtem distanzieren können (Weintraub & Stern 2005:846).

Halluzinationen können Vorboten von Psychosen sein und treten im weiteren Verlauf häufig als Folge von Infektionen, wie z. B. Harnwegsinfekte und Pneumonien, Dehydration, Überdosierung von L-Dopa oder der Einnahme von Anticholinergika auf (Truong et al. 2008:223). Halluzinationen, Wahn und Paranoia sind bei DLB insgesamt häufiger als bei Parkinsonbetroffenen (Aarsland, Ballard, Larsen & McKeith 2001; Borroni et al. 2008:103).

### Schlafstörungen

Schlafstörungen häufen sich bei 60-98 % der Parkinsonbetroffenen (Tandberg, Larsen & Karlsen 1998; Truong et al. 2008; Ziemssen & Reichmann 2007). Sie lassen sich in unterschiedliche Arten von Schlafstörungen einteilen und somit sind auch die unterschiedlichen Ergebnisse diverser Studien zu erklären. Schlafprobleme wie Durchschlafstörungen und Tagesmüdigkeit bei Parkinson können durch die Erkrankung selbst, den natürlichen Alterungsprozess, die Medikamente oder durch funktionale Einschränkungen wie Unbeweglichkeit, häufiger Toilettengang etc. bedingt sein. Um eine milde Tagesmüdigkeit handelt es sich nach Tandberg et al. (1999) um eine Schlafzeit von insgesamt zwischen 1 bis 2 Stunden täglich. Exzessive Tagesmüdigkeit, kurz EDS, ist charakterisiert durch mindestens dreimal tägliches Einschlafen mit einer Schlafzeit von mehr als 2 Stunden (Tandberg, Larsen, & Karlsen 1999:924). Die EDS trifft nach den Autoren auf 50 % der Patienten zu. REM-Schlafverhaltensstörungen zeigen sich durch Sprechen, Schreien und heftigen Bewegungen im Schlaf. Diese lebhaften Träume können dazu führen, dass Betroffene aus dem Bett fallen oder Partner verletzt werden. Eine weitere Störung des nächtlichen Schlafes kann durch das Restless Legs Syndrom, dem RLS hervorgerufen sein. Betroffene haben meist in den frühen Morgenstunden unruhige Beine, fühlen Kribbeln und Schmerzen und finden erst Beruhigung, wenn sie aufstehen und umherlaufen. An Schmerzen und Krämpfen leiden nach Tandberg et al. (1998) 43.5 % der Parkinsonbetroffenen in der Nacht (ebd.:896). Schmerzen sind meist Folge der Kardinalsymptome, vor allem des Rigors und können nur zum Teil durch die L-Dopa Therapie gelindert werden (Truong et al. 2008:223). Fatigue, als ein Gefühl von Müdigkeit und Antriebslosigkeit, wird von 33-58 % der Betroffenen beschrieben und findet nach Meinung der Autoren zu wenig Beachtung.

### 1.2.4 Zusammenfassung

Das Parkinsonsyndrom kann sich ganz unterschiedlich in seinen Symptomen und deren Ausprägung zeigen. Die Art der ersten Symptome kann bereits Hinweis sein, um welches Syndrom es sich handelt. Im Verlauf können immer wieder neue Symptome hinzutreten und dabei nicht nur Bewegungsstörungen umfassen, sondern auch kognitive und psychiatrische, sowie autonome Störungen einschließen. Die Literatur zeigt den Einfluss der Symptomatik auf die Lebensqualität der Betroffenen. Während beispielsweise sexuelle Störungen die Paarbeziehung belasten können, zeigen motorische und kognitive Probleme die Begrenztheit der eigenen Arbeitskraft auf und führen alsbald zu Frühberentung oder Arbeitslosigkeit. Wie diese breite Palette der Symptome die Lebens- und Versorgungssituation der Betroffenen beeinflussen ist aus den bisherigen Beschreibungen der Symptomatiken aber nur teilweise zu erkennen. Viele dieser Untersuchungen nutzen zur Darstellung dieser Auswirkungen auf das Leben der Betroffenen standardisierte und teils unterschiedliche Instrumente. Dabei bleibt die Symptomwirkung aus der Perspektive der Betroffenen häufig unklar. Im nachfolgenden Kapitel folgt daher eine Beschreibung der Lebens- und Versorgungssituationen, wie sie in der Literatur aus der Betroffenenperspektive und zusammenfassend bei Mai et al. (2010) zu finden sind (Mai, Höhmann & Schnepp 2010).

## 1.3 Die Situation Parkinsonbetroffener

Die Lebens- und Versorgungssituationen Parkinsonbetroffener zeichnen sich nicht nur durch die objektiv vorhandenen Symptome der Erkrankung und durch Nebenwirkungen der Therapien aus, sondern auch durch deren subjektive Wahrnehmung durch die Betroffenen. Welche Hinweise diesbezüglich in der Fachliteratur zu finden sind, um die Situationen der Betroffenen detailliert zu beschreiben, zeigen die nachfolgenden Ausführungen auf, indem sie primär die in der Literatur zu findende subjektive Sicht der Betroffenen und der Interaktionspartner beinhalten.

### Selbstverständnis der Parkinsonbetroffenen

Parkinsonbetroffene beschreiben sich selbst ungern als Patienten (Charlton & Barrow 2002). Caap-Ahlgren & Lannerheim (2002) schreiben in ihrem Artikel über Frauen mit Parkinson, dass diese sich eher behindert als krank sehen (ebd.:93). Nach Van der Bruggen und Kollege (2005) beschreiben Betroffene ihre körperliche Beschaffenheit als monoton und unerwartet skurril (Van der Bruggen & Widdershoven 2005:291f). Gerade junge Betroffene mit geringen Bewältigungsfähigkeiten suchen intensiv nach Gründen für ihre Erkrankung und werden von „miracle cures", also Alternativtherapien besonders angezogen (Calne et al. 2008:147), um ihren skurrilen und behinderten Körper in Ordnung zu bringen. Nach einer Untersuchung von Rajendran und Kollegen (2001) nutzen 40 % der Parkinsonbetroffenen, darunter vor allem jüngere Betroffene, wenigstens eine Alternativtherapie, wie z. B. Vitamine, Kräuter, Massagen und Akupunktur (Rajendran, Thompson & Reich 2001).

### Die Diagnosestellung

Eine Literaturrecherche von Reid (2003) zeigte, dass mit der Diagnose Gefühle wie Angst, Isolation, Schuld, Zorn, Ungerechtigkeit und Schock oder auch Sorglosigkeit seitens der Betroffenen verbunden sind (ebd.:33). Betroffene versuchen sich selber einen Zusammenhang zwischen Erkrankung und einem Ereignis herzustellen, um eine Begründung für die Erkrankung zu bekommen. Durch eine bedürfnisorientierte Edukation könnte nach Reid (2003) die Diagnose und deren Bedeutung von einer spezialisierten Pflegekraft erläutert werden und somit dieser Suche nach Gründen zumindest teils Antworten bieten. Das Erhalten von Informationen bei Diagnosestellung erleben nach Habermann (1996) jedoch viele als eine Art Schock. Sie können Informationen des Arztes nicht aufnehmen. Weitere Fragen ergeben sich erst durch eigene Erfahrungen (ebd.:403f). Sjöström und Kollegen (2002) fragten atypische Parkinsonbetroffene, was sie am meisten beschäftigt und deren Ergebnisse zeigen, dass sich Betroffene mehr Informationen zur Erkrankung, zur Prognose und ihrer Zukunft wünschen (Sjöström, Holmberg & Strang 2002:318).

Bereits vor der Diagnosestellung, merken die Betroffenen, dass *etwas anders ist*. Nach den Ergebnissen von Habermann (1996) kommt es jedoch durch Aussagen der Ärzte zur Verunsicherung hinsichtlich der selbst wahrgenommenen körperlichen Veränderung. Einige Betroffene berichten, Ärzte wurden erst richtig aufmerksam, nachdem sie schon schwerer betroffen waren. Diese Darstellung verdeutlicht die Schwierigkeit der Diagnosestellung und die missliche Lage der Betroffenen, wenn ihre Symptome von Gesundheitsprofessionen (noch) nicht als solche wahrgenommen werden. Mit der Diagnose haben Betroffene schließlich einen Namen für die wahrgenommenen Veränderungen. Eine Offenbarung der Diagnose gegenüber Partnern, Familie und Arbeitskollegen erfolgt dennoch zu individuellen Zeitpunkten (Haines, Chen, Anderson, Fishman, Shulman, Weiner et al. 2006:488). Es gibt keine demografischen, sozialen und krankheitsspezifischen Unterschiede im Offenbaren der Diagnose zwischen frühen und späten Bekennern. Nach den Autoren ist möglicherweise die Art und Weise der Diagnosestellung durch den Arzt ausschlaggebend, wie offen Betroffene mit der Diagnose umgehen.

### Verlust von Rollen

Für Betroffene stellt sich mit Diagnosestellung häufig die Frage: *Wie lange kann ich noch arbeiten?* Vor allem für jüngere Männer ist Arbeit für die Erhaltung der eigenen Identität sehr bedeutsam (Habermann 1996:407f). Aufhören zu arbeiten gestaltet sich für sie schwierig. Die Arbeit aufrechtzuerhalten ist häufig nur durch die Unterstützung von Kollegen und durch gute Symptomkontrolle möglich (Banks & Lawrence 2006). Viele Betroffene geben trotz ihrer Bemühungen je nach Erkrankungsalter zwischen 1.7 und 6.8 Jahren nach Diagnose ihre Arbeit frühzeitig auf (Banks & Lawrence 2006; Johnson, Davis, Kaltenboeck, Birnbaum, Tarrants & Siderowf 2011; Schrag & Banks 2006). Es treten neben Ängsten zur finanziellen Absicherung und durch einen zunehmenden Verlust an sozialen Rollen auch Ängste hinsichtlich der Aufrechterhaltung von Identität auf (Reese 2007:293). Gesundheitsberufe sollten über soziale Angelegenheiten Bescheid wissen (Calne et al. 2008:147), um Betroffenen und deren Angehörigen in solchen Situationen psychosoziale Unterstützungen anbieten zu können.

Durch körperliche und kognitive Einschränkungen kommt es auch im Alltag, im Bereich der Hobbys und der Freizeitaktivitäten zu Identitätsverlusten (Fleming et al. 2004:522). Vor allem das Autofahren wird von vielen Menschen als Maßstab für Unabhängigkeit gesehen (Habermann 1996:408f; Van der Bruggen & Widdershoven 2005:296). Es kommt nach Darstellung von Betroffenen immer mehr zu einer Verfremdung durch Isolation und Abhängigkeit, zu einer Bedrohung der Identität und zu einer Entwicklung vom Subjekt zum Objekt in der Gesellschaft (Van der Bruggen & Widdershoven 2005:297). Rollenverluste entstehen durch Übernahme von Aufgaben im Alltag durch die Partner oder die Kinder. Frauen geben den Verlust der Rolle als haushaltsführende Kraft als belastend an (Caap-Ahlgren & Lannerheim 2002:90). Zudem haben sie Einschränkungen in der Kommunikation mit dem sozialen Umfeld, ein beschämendes Selbstbild und äußern daher Gedanken der Realität zu entfliehen.

Mütter berichten von dem Gefühl, ihren Kindern nicht mehr alles geben zu können. Kinder bringen keine Freunde mit nach Hause, stattdessen unterstützen sie die betroffenen Mütter im Alltag (Fleming et al. 2004:520f). Die Situation pflegender Kinder in Deutschland wurde von Metzing et al. (2006) bereits umfassend untersucht und stellt eine besondere Herausforderung an eine familienorientierte Pflege dar (Metzing, Schnepp, Hübner & Büscher 2006). Die in der Parkinsonversorgung erfahrene Krankenschwester Susan Calne und Kollegen (2008) berichten in diesem Zusammenhang aus ihrer Praxis, dass die Kinder von Young-Onset Patienten über die Erkrankung des Elternteils informiert und aufgeklärt und in Entscheidungen mit einbezogen werden. Eltern wird entsprechend Unterstützung angeboten, das Gefühl zu erlangen für ihre Kinder trotz Krankheit da sein zu können (Calne et al. 2008:147).

### Belastung und Bewältigung der Betroffenen

Stress kann die Symptome, wie z. B. Tremor erheblich verschlechtern (Frazier 2000:57). Eine besondere Herausforderung für Betroffene stellt die Bewältigung von Stress durch eintretende Off-Phasen dar (Backer 2006:54f). Diese sind vor allem durch eine absehbare Verschlechterung der Symptome gegen Ende des Einnahmeintervalls der Medikamente, das sogenannte Wearing-Off gekennzeichnet. Ein emotionsorientiertes Coping in der Off-Phase zeigt sich effizienter, als ein problemorientiertes Coping, welches hier eher als Stressor die Symptomatik verstärken kann (Matson 2002:98).

Im Bereich der Kognition ist der Verlust der mentalen Energie mit Abstand das belastendste Symptom (Frazier 2000:57). *Abhängig sein* wird von den meisten Befragten im Bereich der psychosozialen Stressoren am häufigsten benannt. Macht und Kollegen (2005) beschreiben Stress, sexuelle und soziale Probleme als Muster psychologischer Probleme bei Parkinsonbetroffenen (ebd.:97). Als ungünstigstes Merkmal der Erkrankung wurden in einer Studie von Schenkman et al. (2002) die Funktionseinbußen im Alltag benannt sowie die mit ihnen verbundenen Lebensstiländerungen und erforderliche Abstriche bei Freizeitaktivitäten (Schenkman, Cutson, Zhu & Whetten-Goldstein 2002:793). Über die Zeit, so lässt sich dieser Studie entnehmen, werden die von den Betroffenen benannten Problematiken scheinbar nicht mehr als so gravierend empfunden. Rollen werden modifiziert und der Krankheit angepasst, so dass die Einschränkungen in den mittleren Krankheitsjahren weniger bewusst sind, bis die Erkrankung weiter fortschreitet und größere Einschnitte im alltäglichen Leben auftreten. Abudi et al. (1997) vermuten den Grund der gering benannten Einschränkung im alltäglichen Leben ebenfalls in den Bewältigungserfahrungen, die Betroffene im Laufe der Erkrankung sammeln (ebd:58). Ziel vieler Bewältigungsanstrengungen ist die Erhaltung eines intakten Selbst durch Aufrechterhaltung eines Gefühls von Kontinuität (Habermann 1999:202). Die Kontinuität bezieht sich auf das Leben vor der Diagnose und damit auf das Bewahren des eigenen Ichs. Kontinuität im Lebensentwurf wird durch eine begrenzte Planbarkeit aufgrund der Erkrankung erschwert. Zwei Wege im Umgang mit der unsicheren und nicht planbaren Zukunft hat Habermann aus ihren Daten exploriert. Die Interviewten sprechen von „best scenarios" und „worst scenarios" (ebd.:204). Erstere zentrieren sich auf die minimale oder langsame Krankheitsprogression und auf mögliche Verbesserungen der Behandlung, vor allem auf besser verträgliche Medikamente. Es geht um Erhalten und Stabilisieren der augenblicklichen Situation. Die „worst scenarios" beinhalten zum einen die Angst, körperlich nicht mehr in der Lage zu sein sich selber versorgen zu können und zum anderen die Angst vor dem Verlust der kognitiven Leistungsfähigkeit (ebd.).

### Belastung und Bewältigung der Angehörigen

Angehörige sind Teil der Lebens- und Versorgungssituation der Parkinsonbetroffenen. Daher bedarf es ebenso einer Betrachtung ihrer Lage. Die Belastungsfaktoren pflegender Angehöriger bilden ein komplexes System (O'Reilly, Finnan, Allwright, Smith

& Ben-Shlomo 1996), welches sowohl von körperlichen Beeinträchtigungen der Betroffenen, als auch durch deren kognitiven Defizite beeinflusst wird. Zudem kann diese Belastung parallel zu den Schwankungen der Symptomatik fluktuieren (Cifu, Carne, Brown, Pegg, Ong, Qutubuddin et al. 2006:505). Bei einem durchschnittlichen Krankheitsstadium von 2.8 nach Hoehn und Yahr (1967) und einer durchschnittlichen Krankheitsdauer von 10 Jahren, gaben viele befragte Angehörige einer Studie von Caap-Ahlgren und Kollegin (2002) einen Zeitaufwand von 20-30 Stunden pro Woche für die informelle Pflege an (Caap-Ahlgren & Dehlin 2002:374). Weitere Studien zeigen ähnliche Ergebnisse für den zeitlichen Umfang der Unterstützung im Alltag und in der Pflege (Martínez-Martin, Forjaz Joao, Frades-Payo, Rusinol, Fernández-García, Benito-Leòn et al. 2007; McRae, Fazio, Hartsock, Kelley, Urbanski & Russel 2008). Die Belastung der Angehörigen weist dabei keinen Zusammenhang mit der Krankheitsdauer auf (Martínez-Martin et al. 2007:927; McRae, Sherry & Roper 1999:73). In einer deutschen Studie zur Belastung pflegender Angehöriger konnten mit etwa 200 Minuten täglich ähnliche Zeiten für die Pflege aufgezeigt werden, allerdings gibt es keine Angaben zu Pflegestufen, H&Y Stufen oder UPDRS Scores (Müller & Woitalla 2010:1367). Zudem wurden die Teilnehmer dieser Studie – wie so häufig – über Selbsthilfegruppen rekrutiert und somit können womöglich nicht für alle Betroffenen gleichermaßen Aussagen getroffen werden. Studien zeigen als Folge ihrer Belastung bei Angehörigen von Parkinsonbetroffenen Schlafstörungen, Depressionen und Angst (Kristjanson, Aoun & Oldham 2006; Martínez-Martin et al. 2007:927; Pal et al. 2004:159). Das Vorkommen von Depressionen bei pflegenden Angehörigen wird nach Aarsland et al. (1999) insbesondere durch Depressionen und neuropsychiatrische Symptome der Betroffenen begünstigt (Aarsland, Larsen, Karlsen, Lim & Tandberg 1999:870).

Patienten benennen ihre Angehörigen als ihre im Gesundheitssystem notwendigen „Fürsprecher" (Schnepp 2006:65). Sie sind als wichtige Partner in der häuslichen Versorgung chronisch Kranker und in der Vermittlung zwischen Patient und professionellem Gesundheitssystem von Bedeutung. Dass sie daher auch Zielgruppe von Unterstützungsangeboten sein sollten (Edwards & Ruettiger 2002:182) und auf die Rücksichtnahme ihrer eigenen Gesundheit hingewiesen werden müssen (Habermann & Davis 2005:53), spiegelt sich auch in der Literatur zu Parkinsonsyndromen wider. Ehepartner nehmen nach einer Studie von Carter et al. (1998) trotz pflegerischer Herausforderungen in fortgeschrittenen Krankheitsstadien allerdings kaum Hilfe an (Carter, Stewart, Archbold, Inoue, Jaglin, Lannon et al. 1998:25). Gründe dafür liegen möglicherweise in Informationslücken über Hilfsangebote, denn Angehörige wissen teils nicht was sie wo erfragen können (Giles & Miyasaki 2009).

Schwierigkeiten für Angehörige ergeben sich nach Habermann (2000) durch Arbeitsunfähigkeit der Betroffenen, eingeschränkte Ausübung von Hobbys und durch Probleme bei einst ausgeübten Tätigkeiten (ebd.:1411). Diese werden aber im Vergleich zu der Herausforderung den Partner in seiner Anstrengung und Frustration zu sehen, als weniger belastend empfunden. Drei Copingstrategien konnte Habermann (2000) aus den Daten explorieren: „maintaining", das Aufrechterhalten des eigenen Lebens,

„seeing challenges as secondary", Herausforderungen als sekundär zu betrachten, sowie „encouraging", die Ermutigung des Partners aktiv zu sein und sich zu beteiligen (ebd.:1413). Ehepartner sehen sich nach dieser Studie nicht in die täglichen Herausforderungen des Betroffenen involviert, sondern in abrufbarer Nähe, wenn sie gebraucht werden. Sie nehmen ihre Partner als stark und nicht jammernd war.

### Unterstützung aus Sicht der Betroffenen

Nach einer schwedischen Studie erhalten Parkinsonbetroffene ihre Unterstützung in erster Linie durch Patientenorganisationen, Apotheken, Bücher und lokale Einrichtungen (Birgersson & Edberg 2004:623). Für die Betroffenen bedeutet Unterstützung zu bekommen, im Fokus von Angeboten zu stehen und zufrieden sein zu können. Dies beinhaltet die Erfahrungen mit Solidarität und Gemeinschaft, welche sie in erster Linie in Gruppen von ebenfalls betroffenen Menschen erfahren. Selbsthilfegruppenmitglieder profitieren vom Austausch und von Vergleichen miteinander wie beispielsweise hinsichtlich des Verlaufes und der Behandlung der Erkrankung (Charlton & Barrow 2002). Im Gegensatz zu Nichtmitgliedern würden Selbsthilfegruppenmitglieder ihre Erkrankung nicht nur wahrnehmen, sondern sie würden ihr Leben trotz Erkrankung gestalten. Aber auch in religiösen Gemeinschaften, in Freundschaften und in der Familie machen Betroffene diese Erfahrungen. Sie fühlen sich in diesen Beziehungsgefügen selbstsicher und respektiert (Birgersson & Edberg 2004:624f). Sicher fühlen sich Betroffene zudem in Kliniken mit einem speziellen „Parkinson Team".

Trotz Unterstützung von anderen, entwickeln viele Betroffene Gefühle wie Ärger und Ablehnung gegenüber einem Leben mit der Erkrankung (Habermann 1996:402) und zeigen damit einen kontinuierlichen Bedarf an Unterstützung im Umgang mit ihren Gefühlen auf. Angst und Wertlosigkeit in der Beziehung werden in einer Befragung von mehr als 3000 Parkinsonbetroffenen der Deutschen Parkinsonvereinigung, der Selbsthilfegruppe Parkinsonbetroffener, mit fast 20 % genannt (Macht et al. 2005:98). Nach einer weiteren Befragung von Mitgliedern der deutschen Selbsthilfevereinigung wünschen sich Betroffene hinsichtlich der krankheitsbedingten Probleme in der Sexualität mehr Informationsmaterial (Frauen 81 %, Männer 77 %), mehr Gespräche mit Ärzten (56 %, 70 %) und Psychologen (30 %, 32 %) (Beier et al. 2000:571). In vergleichbaren Häufigkeiten wünschen sich dies auch die Partner der Erkrankten. „Unternimmt ein Patient dennoch den Versuch, das für ihn belastende Problem anzusprechen, stößt er meist auf jene Unsicherheit, die er von sich selbst schon kennt – auch bei den sie betreuenden Ärzten, zumal diese in ihrer Aus- und Weiterbildung in der Regel nicht auf derartige Gespräche vorbereitet sind (...)" (ebd.:574). Hierin zeigt sich ein Mangel an Interventionen zur Unterstützung im Umgang mit Symptomen im alltäglichen Leben. Nach eigenen Angaben erhalten die Betroffenen zu wenig Unterstützung und Informationen von „beruflichen Helfern" bezüglich möglicher Änderungen der Sexualität durch die Erkrankung (~75 %) bzw. durch die Therapie (~90 %) (ebd.:570).

Das wahrgenommene Ausmaß an Unterstützung kann unterschiedlich sein. Ältere Menschen, über 55 Jahre, häufig berentet und ruhigere Lebensstile habend, sind durch die Erkrankung scheinbar weniger in ihrer Lebensqualität beeinflusst, als Jüngere (Behari et al. 2005:225). Für Young-Onset Betroffene ist es besonders schwierig passende Unterstützungsangebote zu finden. Stationäre Pflegeeinrichtungen sind meist auf die Altenpflege (McCall 2003:31) oder auf die Versorgung von Menschen mit geistiger Behinderung ausgerichtet.

Unzureichende Unterstützung zeigt sich nach Birgersson und Edberg (2004) im Gefühl im Schatten zu stehen und bedeutet für Betroffene sich in ihrer Situation nicht wahrgenommen, beschämt und gedemütigt zu fühlen (ebd.:626). Ihre Erfahrungen mit unzureichenden Informationen vor allem zu Beginn ihrer Erkrankung lässt sie Wünsche äußern, mehr und ausführlichere Informationen vom behandelnden Arzt zu bekommen. Ein großer Teil der Literatur ist für viele nur schwer zu verstehen. Betroffene fühlen sich beleidigt und vernachlässigt. Schmerzliche Erfahrungen machen sie diesbezüglich vor allem zu Beginn ihrer Erkrankung bei ersten Kontakten zum Gesundheitssystem. Parkinsonbetroffene fühlen sich missverstanden. Weiter erwähnen sie in dieser Studie, dass Pflegepersonal unzureichend oder gar keine Kenntnisse von motorischen Schwankungen der Krankheitssymptome besitzen (ebd.). Mangelnde Unterstützung wird mit unzureichender Kompetenz der Professionellen erklärt.

### Unterstützung aus Sicht der Angehörigen

Nach Birgersson & Edberg (2004) sehen Angehörige eine gute Unterstützung unter dem Aspekt Aufmerksamkeit zu bekommen (ebd.:625f). Sie benennen hier ebenfalls den Einfluss von Solidarität und Gemeinschaft mit Menschen in gleichen und ähnlichen Situationen. Angehörige sehen Information und Beratung durch das professionelle Gesundheitssystem als bedeutend an.

Eine nicht ausreichende Unterstützung der Angehörigen, zeigt sich nach dieser Studie in einem Gefühl der Vernachlässigung. Aufgrund geringer Informationen über die Erkrankung ihrer Partner fühlen sie sich zudem unsicher und unvorbereitet. Sie wissen beispielsweise nicht, dass auch stimmungs- und verhaltensbezogene Änderungen bei der Parkinsonerkrankung auftreten können. Sie vermissen Informationen darüber, wo sie Hilfe und Unterstützung bekommen, wenn diese erforderlich sind. Stattdessen fühlen sie sich allein und unbeachtet mit ihren Bedürfnissen. Dieses Gefühl der Isolation stellt sich auch bei stationären Aufenthalten ein, da Angehörige trotz täglicher Besuche bei ihrem erkrankten Partner, vom Krankenhauspersonal keine Informationen erhalten (Birgersson & Edberg 2004:626f). Angehörige von älteren Patienten berichten in einer Untersuchung von McRae et al. (1999) von mehr Unterstützung und mehr Gelegenheiten ihre Gefühle zu äußern, als Angehörige von jüngeren Patienten dies erwähnen (ebd.:72). Im Vergleich mit anderen Erkrankungen lassen sich keine Unterschiede in den Situationen der Angehörigen von Parkinsonbetroffenen finden (Thommessen, Aarsland, Braekhus, Oksengaard, Engedal & Laake 2002). Auch Habermann und Davis (2005) zeigen, dass sowohl Angehörige von Parkinsonbetroffenen als auch von Alzheimerbetroffenen Belange hinsichtlich Wissen und Fähigkeiten zu Pflege und Selbstpflege als die schwierigsten Aspekte bei der Pflege identifizieren. Neben der Unterstützung mittels krankheitsbezogener Informationen (ebd.:53) benötigen Angehörige Unterstützung im Neu-Verhandeln, dem „Renegotiating" der gemeinsamen Zeit (Habermann 2000:1412), im Erlernen und im Akzeptieren der neuen Rolle als pflegender und betreuender Partner (Glozman 2004:194). Denn durch unterschiedliche Bedürfnisse sind Beziehungen von chronisch Kranken und deren Partner häufig vor Herausforderungen gestellt.

Es lässt sich abschließend festhalten, dass die Bedürfnisse an Unterstützung im Umgang mit Symptomen und deren Folgen im alltäglichen Leben sowohl für Betroffene als auch für deren Angehörige in internationalen Studien beschrieben sind. Die wenigen deutschen Untersuchungen rekrutieren ihre Probanden meist über Selbsthilfegruppen und deren Ergebnisse sind somit nur teilweise auch auf andere Gruppen von Betroffenen übertragbar.

Es bleibt offen, wie Versorgungsstrukturen diesen in der Literatur beschriebenen Merkmalen der Situationen Parkinsonbetroffener gerecht werden und inwiefern eine Unterstützung der Betroffenen gezielt angestrebt wird. Welche Aspekte hinsichtlich der Versorgungs- und Unterstützungsmöglichkeiten insbesondere seitens der Pflege in der Literatur beschrieben sind, zeigt das anschließende Kapitel auf.

## 1.4 Die Versorgung von Menschen mit Parkinsonsyndrom

Die Lebenserwartung der Menschen mit einem primären Parkinsonsyndrom ist dank der breiten Möglichkeit an Therapien kaum verkürzt (Herlofson, Lie, Aarsland & Larsen 2004). Allerdings sind betroffene Menschen im Laufe der Krankheit aufgrund zunehmender körperlicher und kognitiver Beeinträchtigungen neben der ambulanten Facharztbetreuung auch auf teils häufige stationäre Akutaufenthalte und Rehabilitationsmaßnahmen ebenso angewiesen wie auf verschiedene übende Therapien und auf Leistungen ambulanter und stationärer Pflegeeinrichtungen. Somit kommen Parkinsonbetroffene Not gedrungen mit zahlreichen Versorgungsstrukturen des Gesundheitswesens in Kontakt. Nach Aussage des Reviews von Gerlach und Kollegen (2011) besuchen zwischen 16–45 % der Parkinsonbetroffenen im Jahr die Notaufnahme und zwischen 7–28 % der Erkrankten werden pro Jahr stationär aufgenommen (Gerlach, Winogrodzka & Weber 2011:198).

Die Literatur zeigt zwar Gründe für ungeplante Krankenhausaufenthalte auf, die unmittelbar mit der Erkrankung in Verbindung stehen (Gerlach et al. 2011:198f; Ghosh & Liddle 2011:126), ebenso werden aber auch *durch* Krankenhausaufenthalte erst entstehende Probleme für Parkinsonbetroffene beschrieben (Gerlach et al. 2011:198f). Diese werden in erster Linie durch unsachgemäßen Umgang mit der Parkinsonmedikation hervorgerufen (McCall 2003:31; Scott 2006:30). Häufig wird die Medikation nach Notfallaufnahme gestoppt, ausgelassen oder verändert, was negative Folgen für die Betroffenen mit sich bringt. Sprachstörungen und kognitive Einschränkungen führen ebenfalls zu Problemen während eines Krankenhausaufenthaltes, da die Fähigkeiten Bedürfnisse zu kommunizieren eingeschränkt sind.

Die häufigsten Gründe für stationäre Aufnahmen und Besuche in der Notaufnahme umfassen motorische und psychiatrische Probleme, autonome Dysfunktionen, sensorische Symptome, Schlafstörungen und Nebenwirkungen der Medikation oder indirekte Folgen wie beispielsweise Aspirationspneumonien (Gerlach et al. 2011:198), Verletzungen infolge von Stürzen (Cosentino, Martignoni, Michielotto, Calandrella, Riboldazzi, Pacchetti et al. 2005; Ghosh & Liddle 2011:126) oder mangelnde Adhärenz im Rahmen des Medikamentenregimes (Kulkarni, Balkrishnan, Anderson, Edin, Kirsch & Stacy 2008:361ff). Im Vergleich mit anderen Patienten, verbleiben Parkinsonbetroffene nach einer Notfalleinweisung im Durchschnitt länger in der Klinik (Woodford & Walker 2005:1107). Wie die nachfolgende Abbildung (Abb. 2) zeigt, ist die Anzahl der in Deutschland stationär aufgenommenen Parkinsonpatienten mit primären Parkinsonsyndrom im Vergleich zu Betroffenen mit sekundärem Parkinsonsyndrom in den letzten Jahren kontinuierlich gestiegen.

Auch im niedergelassenen Bereich zählt das Parkinsonsyndrom in den letzten Jahren in deutschen Praxen niedergelassener Nervenärzte zu den 10 häufigsten Diagnosen (ZI-ADT-Panel, Zentralinstitut für die kassenärztliche Versorgung in der Bundesrepublik Deutschland, abgerufen über www.gbe-bund.de). Wie oft Betroffene einen niedergelassenen Arzt aufsuchen, hat nach einer Untersuchung von de Boer und Kollegen (1999) eher mit der Art ihres Versichertenstatus und der Lebenssituation, ob allein lebend oder mit Angehörigen, zu tun, als mit der Schwere der Erkrankung (de Boer, Sprangers, Speelman & de Haes 1999:776). Nach dieser Untersuchung besuchen gesetzlich versicherte und allein lebende Betroffene weniger oft einen Facharzt.

Zudem haben Menschen mit Parkinsonsyndrom ein höheres Risiko früher in ein Setting der stationären Altenpflege wechseln zu müssen als gleichaltrige Personen, die nicht an einem Parkinsonsyndrom erkrankt sind (Vossius, Nilson & Larsen 2009:194ff). Gründe hierfür liegen neben zunehmenden motorischen Einschränkungen auch in psychiatrischen und kognitiven Störungen im weiteren Verlauf der Erkrankung und der damit verbundenen Pflegebedürftigkeit der Betroffenen (Aarsland et al. 2000:940; Riedel, Dodel, Deuschl, Förstl, Henn, Heuser et al. 2011:1017).

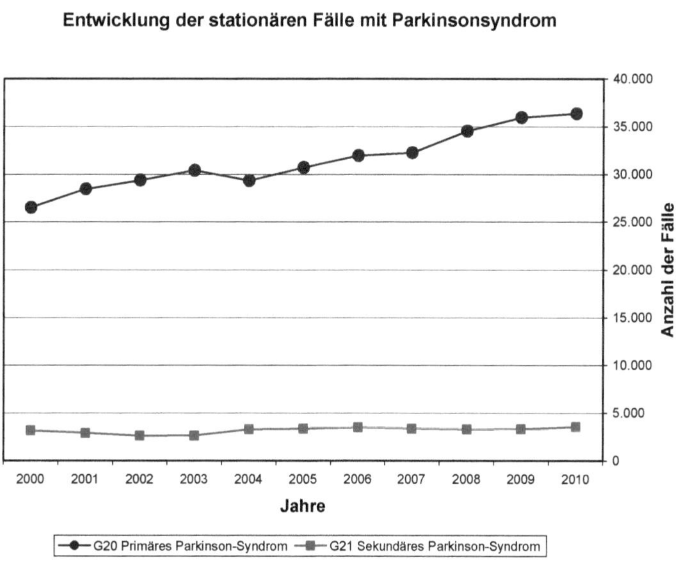


*Abb. 2: Anzahl Parkinsonpatienten in Krankenhäusern in Deutschland nach Jahren, Quelle: (Statistisches Bundesamt Deutschland, 2010)*

## Kosten

Die jährlichen Kosten der Parkinsonsyndrome in Europa werden auf 13.9 Billionen Euro geschätzt (European Parkinson's Disease Association 2011:5ff). Die Kosten für alternative Therapien und Hilfsmittel müssen häufig selber getragen werden, was zu einer finanziellen Mehrbelastung der Betroffenenhaushalte führt (McLaughlin, Hasson, Kernohan, Waldron, McLaughlin, Cochrane et al. 2011:181). In Deutschland belaufen sich die Kosten im Jahr pro Patient auf 20.095 Euro, davon fallen gut 35 % auf indirekte Kosten, beispielsweise aufgrund von Frühberentung oder aufgrund häuslicher Pflege durch Angehörige (Winter, Balzer-Geldsetzer, Spottke, Reese, Baum, Klotsche et al. 2010).

Für Deutschland stellten Dodel et al. im Jahr 1998 bereits eine Kostenrechnung für die Behandlung, also die direkten Kosten von Parkinsonbetroffenen mit umgerechnet 10.800 Euro im Jahr auf (Dodel, Singer, Kohne-Volland, Szucs, Rathay, Scholz et al. 1998). Mehr als doppelt so hohe Kosten fallen nach dieser Studie bei Patienten mit motorischen Fluktuationen an. Am höchsten sind die Kosten im H & Y Stadium V mit nahezu 5000 Euro im Quartal für die direkten Kosten. Im Vergleich liegen die jährlichen

Kosten eines Diabetesbetroffenen in Deutschland bei etwa 4000 – 5000 Euro (Hauner 2006; Köster, von Ferber, Ihle, Schubert & Hauner 2006).

## Rolle der Pflege in der Versorgung

In den ersten Jahren der Erkrankung beschränken sich Kontakte zu Gesundheitsprofessionen meist auf die Interaktionen von Patient und Arzt hinsichtlich der einzunehmenden Medikation (Habermann 1996:411). Insbesondere für Deutschland liegen keine Studien im Bereich der pflegerischen Versorgung von Parkinsonpatienten vor. Obgleich eine Studie von Riedel et al. (2011) jüngst für die Patienten der niedergelassenen Neurologen mit einer durchschnittlichen Krankheitsdauer von 5.5 Jahren einen Anteil der Betroffenen mit anerkannter Pflegestufe von 18.3 % ausweist. Würden alle Betroffenen berücksichtigt, die aufgrund von Schwerstpflegebedürftigkeit keine Arztpraxis mehr aufsuchen können oder in stationären Pflegeeinrichtungen leben und daher nicht an dieser Studie teilnehmen konnten, bedürften weit mehr als ein Fünftel aller Betroffenen bereits nach 5 Jahren pflegerische Unterstützung.

Pflegerische Interventionen bei Parkinsonsyndromen werden international von unterschiedlichen Autoren beschrieben und reichen von Besonderheiten bei den Maßnahmen innerhalb der alltäglichen Pflege über strukturierte Edukationsprogramme und deren Evaluation bis hin zu neuen Versorgungsmodellen, wobei gerade in den letztgenannten die Pflege nur einen Teilaspekt der Interventionen darstellt (Holloway 2006; Hurwitz et al. 2005; Lökk 2011; Szigeti 1988; Wensing, v.d.Eijk, Koetsenruijter, Bloem, Munneke & Faber 2011).

Der Artikel von Holloway (2006) beinhaltet beispielsweise den Bericht über eine Pilotstudie, die eine Intervention namens *Care Pathway framework* prüfte, welche die Integration des Betroffenen und der Angehörigen in das Geschehen im Gesundheitssystem zum Ziel hatte (Holloway 2006:65). Dabei sollte die Kommunikation zwischen Arzt, Betroffenen und auch dem Hausarzt verbessert werden. Über 12 Monate wurden 22 Betroffene begleitet. Drei Elemente des *Care Pathway framework* sind als sinnvoll sowohl von den Betroffenen, als auch seitens des Neurologen und der spezialisierten Pflege bezeichnet worden. Als nützlich empfanden die Betroffenen das Informationspaket mit Informationen zu lokalen Hilfsangeboten. Einige hätten sich dies bereits bei Diagnosestellung gewünscht. Ein Selbsteinschätzungsbogen zu Problemen und Bedürfnissen half Betroffenen zudem sich auf einen Besuch beim Arzt vorzubereiten. Auch intime Aspekte konnten in diesem Bogen angegeben werden, bei denen eine mündliche Äußerung aus Scham zurückgehalten worden wäre. Nach jeder Konsultation haben auch Betroffene eine Kopie des Besprochenen und der Behandlungsstrategie bekommen. Somit fühlten sich viele als Teil des Geschehens und zeigten sich zufrieden mit der Transparenz ihrer Versorgung.

Die Bewertungen der jeweiligen Einheiten eines speziellen Edukationsprogramms für Betroffene und Angehörige, welches in verschiedenen europäischen Ländern evaluiert wurde, erfolgte durch die Teilnehmer meist positiv (Macht, Gerlich, Ellgring, Schradi,

Rusinol, Crespo et al. 2007:249f). Hinsichtlich psychosozialer Aspekte und im Bereich der Stimmung und Depression haben sich keine signifikanten Veränderungen gezeigt. Emotionale und soziale Funktionen, Partnerschaft, und Leistungsfähigkeit haben sich nach dem Programm im Vergleich zu den Daten vor dem Programm aber signifikant gebessert. In beiden exemplarisch erwähnten Interventionen bringen spezialisierte Pflegekräfte ihre Kompetenzen ein, dennoch sind dies keine von der Pflege geleiteten Maßnahmen.

Calne und Kumar (2003) erläutern Aufgaben des pflegerischen Managements bei Betroffenen mit Parkinson in den fortgeschrittenen Stadien und benennen wesentliche Punkte für pflegerische Interventionen in der ganz alltäglichen Pflegepraxis von Parkinsonbetroffenen. Dazu gehören beispielsweise das generelle Prinzip, die Medikamenteneinnahme bei kognitiv Beeinträchtigten oder bei vorliegenden Schluckstörungen zu überwachen, das Vorliegen einer orthostatischen Hypotension zu berücksichtigen und mit Strategien zur Vorbeugung von Schwindel und Ohnmacht entgegen zu wirken oder Ausscheidungsprobleme, Sexualitätsstörungen sowie Anzeichen von Psychosen, Verwirrtheit, Halluzination und Demenz wahrzunehmen (ebd.:242f).

Einen weiteren wichtigen Aspekt in der Pflege von Betroffenen im fortgeschrittenen Erkrankungsverlauf erwähnen verschiedene Autoren mit der palliativen Pflege von Parkinsonbetroffenen (Bunting-Perry 2006; Calne & Kumar 2003:242f; Thomas & MacMahon 2004:24). Auch wenn es sich um „end of life" Versorgung handelt, ist sie nach Thomas und MacMahon aber nicht mit der palliativen Versorgung von unmittelbar Sterbenden gleichzusetzen (ebd.:24). Nach den Autoren dauert die palliative Phase Parkinsonbetroffener durchschnittlich 2.2 Jahre. Als eine Situation mit palliativer Versorgung definieren die Autoren eine Krankheitsphase mit Intoleranz der dopaminergen Medikation, nicht operablen Zustand des Betroffenen und durch fortgeschrittene Komorbidität gekennzeichnet. Die Autoren beschreiben verschiedene Aspekte der palliativen Versorgung von Parkinsonbetroffenen: verschiedene Formen von Schmerz, Halluzinationen und die damit verbundene möglicherweise notwendige Reduktion der dopaminergen Medikation und dadurch die Zunahme der Kardinalsymptome, Ernährungsprobleme, Dekubitusrisiko, Verstopfung und ethische Aspekte wie Betreuungs- und Patientenverfügung. Letztere sind besonders bei der Pflege in den letzten Stadien der Erkrankung von Bedeutung, obgleich Bunting-Perry (2006) dies bereits im moderaten Stadium als unbedingt von der professionellen Pflege zu beachten beschreibt.

Thomas und MacMahon (2004) stellen einen Verlaufspfad mit Stadien der Erkrankung vor, der für Pflegekräfte als Orientierung dienen soll. Demnach haben die Autoren bereits 1998 vier Stadien mit einem je anderen Fokus in der Versorgung beschrieben: 1) Diagnose, 2) Erhaltung, 3) Komplexität und 4) palliative Versorgung. Jedes dieser Stadien ist durch Zielbestimmung, Assessment, Durchführung und Evaluation prozesshaft dynamisiert (Thomas & MacMahon 2004:23). Ein weiteres Modell zur Pflege von Parkinsonbetroffenen wird von Bunting-Perry vorgestellt (Bunting-Perry 2006:107). Dieses „Parkinson's Disease Model of Care" – PDMC – teilt den Verlauf der Erkrankung in drei Stadien: das frühe, das moderate und das fortgeschrittene Stadium. Diese Unterteilung soll ebenfalls Pflegekräften helfen, den Patienten und dessen Familie bei der Integration der jeweiligen Einschränkungen in den Alltag zu unterstützen. Auch Schipper et al. (2005) benennen Verlaufsphasen des Parkinsonsyndroms für die Pflege, wenn auch für die deutsche Gesundheitsversorgung und Pflegelandschaft typischerweise ohne Hinweise auf Aufgaben der Pflege im Rahmen von Diagnose und Palliativversorgung (Schipper, Gross, Knobel-Lorenz, Franke & Roales-Welsch 2005). Einen Überblick über diese verschiedenen Stadieneinteilungen gibt zusammengefasst die nächste Abbildung wieder (Abb. 3).

| | | |
|---|---|---|
| Frühes Stadium | Selbständig mit Hilfe | Diagnose<br>Erhaltung |
| Moderates Stadium | Unterstützung erforderlich | Komplexität |
| Fortgeschrittenes Stadium | Weitgehend von Pflege abhängig | Palliative Care |
| *(Bunting-Perry 2006)* | *(Schipper et al. 2005)* | *(Thomas & MacMahon 2004)* |

*Abb. 3: Stadieneinteilung des Parkinsonsyndroms zur Orientierung für die professionelle Pflege*

Der Vorsorge kommt als „Eckstein" der palliativen Pflege große Bedeutung in dem Modell von Bunting-Perry (2006) zu. In erster Linie geht es um die gemeinsame Bestimmung eines Bevollmächtigten, beispielsweise im Sinne einer Betreuungsverfügung oder einer Vorsorgevollmacht (ebd.:108). Während im frühen Krankheitsstadium die Betroffenen vollends entscheiden und bestimmen können, so wird im moderaten Stadium der Erkrankung die Bestimmung eines Vertreters für einen umfassenden Versorgungsplan im Sinne eines „Advanced Care Plan", dem ACP und dessen Einbindung in das Versorgungsgeschehen angestrebt (ebd.:110). Im fortgeschrittenen Stadium der Erkrankung kommt dem ACP eine entscheidende Rolle zu, da es zu Schmerzen, Bewusstseinsstörungen, Demenz und unterschiedlichen autonomen Störungen kommen kann, in Folge dessen medizinische und pflegerische Maßnahmen erforderlich werden können.

### Spezielle Symptome als Herausforderungen für die pflegerische Versorgung

Neuropsychiatrische Symptome haben vor allem im späteren Verlauf der Erkrankung eine hohe Relevanz in der Behandlung und der Pflege der Parkinsonbetroffenen (Coumarassamy & Saravanan 2002:253f). In der Kombination von geistigen und verhaltensbezogenen Störungen, wie Demenz oder Halluzinationen und motorischen Schwankungen der Symptomatik, die im weiteren Verlauf der Erkrankung auftreten, sehen auch Thomas und MacMahon (2002) als die größte Herausforderung im Umgang mit Betroffenen (ebd.:25).

Aufgrund der Einschränkungen im Bereich der Kommunikation durch mögliche Dysarthrie, Hypophonie, Bradykinese und Mikrographie, ist es vor allen Dingen eine besondere Herausforderung für Betroffene und Professionelle durch verbale und/oder nonverbale Kommunikation in Beziehung zu bleiben. Es ist daher eine Voraussetzung, diese Symptomatiken zu kennen, um Patienten richtig einzuschätzen, zu verstehen und eine Kommunikation miteinander zu ermöglichen – oder wie es Bridget McCall von der britischen Parkinson's Disease Society bezeichnet, *die Sprache des Parkinsonsyndroms zu verstehen*: „understanding the language of Parkinson's disease" (McCall 1998:32f).

Obgleich deutschsprachige Fachartikel zur Pflege von Menschen mit Parkinsonsyndrom sehr rar sind, zeigt die Anzahl deutschsprachiger Fachbücher für beruflich Pflegende (Ebersbach 2010; Steffens 2007; van Seggelen 2001) einen mit englischsprachiger Literatur vergleichbaren Bestand (Bunting-Perry & Vernon 2007; Swinn 2005), in denen der Umgang mit der vielfältigen Symptomatik ausführlich dargelegt wird.

### Spezialisierte Pflege in der Versorgung – Parkinson's Disease Nurse Specialists

Anfang der 90er Jahre wurde auf eine Initiative der Parkinson's Disease Society und der Pharmaindustrie in Großbritannien die erste Stelle einer Parkinson's Disease Nurse Specialist geschaffen. Einige Jahre danach wurde die Ausbildung standardisiert an verschiedenen Universitäten angeboten (Roy & Redfern 1998:49). Einzelne Studien haben sich seither mit der Evaluation der Interventionen durch PDNS beschäftigt (Axelrod et al. 2010; Hurwitz et al. 2005; Jarman et al. 2002; Reynolds et al. 2000). Peter Hagell (2007) hat in seiner Literaturrecherche festgestellt, dass viele Studien zu Effekten von PDNS Trends im Wohlbefinden der Interventionsgruppen erkennen lassen. In den Beobachtungsstudien konnten nach Hagell signifikante Besserungen im Bereich von Schmerzempfinden und körperlicher Mobilität gefunden werden (ebd.:504).

Die PDNSs haben ihre Basis meist an einem Krankenhaus und arbeiten aber großteils in der Gemeinde. In der Studie von Jarman et al. (2002) haben die Pflegenden Tagebuch geführt und es wurde daraus deutlich, dass sie im Durchschnitt 13.7 Patienten in der Woche zu Hause besuchen. Einige Jahre später führten Axelrod et al. (2010) eine Befragung von 89 PDNS zu ihren Aufgaben und deren Verteilung durch. Die befragten

Pflegeexperten geben einen Patientenstamm zwischen 20 und 1800 Parkinsonbetroffenen (mean=526) an (ebd.:3576). Nach dieser Erhebung führen 94 % der Befragten Hausbesuche durch und fahren in ländlichen Regionen bis zu 1200 Meilen pro Monat. Hausbesuche benennen 88.5 % der Betroffenen hilfreicher als Telefongespräche (Hagell 2007:505).

Nach Hagell (2007) finden sich bei Jahanshahi et al. (1994) Ergebnisse, nach denen 96.2 % der befragten Betroffenen den Kontakt zu nurse practitioners als wichtige Priorität in der Vorsorgung sehen (ebd.:505). Mittels fünf vorher definierter Aspekte wurden von den Teilnehmern dieser Studie die Bedeutung einer spezialisierten Pflegekraft in diese Reihenfolge gesetzt: 1. Möglichkeit mit jemandem über die Erkrankung und die Probleme zu sprechen, 2. zu wissen, jemanden kontaktieren zu können, 3. weiterleiten an andere Professionelle, 4. praktische Probleme zu lösen, 5. Informationen über die Erkrankung und Behandlung zu erhalten. In einer anderen Studie fühlen sich viele Befragte zu Beginn der Erkrankung isoliert und mit ihren Gefühlen alleingelassen (Fleming et al. 2004:522) und erwähnen in diesem Zusammenhang die positiven Erfahrungen mit der PDNS, die in solchen Situationen Unterstützung leistet

Bei Reynolds et al. (2000) zeigt sich durch Beobachtung während der Evaluationsstudie, dass die PDNS im Durchschnitt 20.5 Minuten pro Besuch mit dem Betroffenen verbrachte, während die Konsultationen der Neurologen im Durchschnitt 10 Minuten dauerten. Inhaltlich unterschieden sich die beobachteten Interaktionen nicht, jedoch hatte die PDNS mit einem pflegerischen Assessment, mit Erklärungen und Tipps im Umgang mit den Einschränkungen, mit Vermittlung an andere Stellen, sowie mit Literaturtipps und Patientenbroschüren einen anderen Fokus als die Neurologen, deren Schwerpunkt durch ein medizinisches Assessment, die Diagnosestellung und Erklärungen zur Behandlung gekennzeichnet war (ebd.:347). Neurologen überweisen in dieser Studie Patienten zu PDNS aufgrund von pflegerischen Fragestellungen, zur Edukation, Information über die Erkrankung und die Behandlung, bei komplexen Familien- und Kommunikationsproblemen, sowie bei Problemen der Koordination verschiedener Versorgungsangebote oder auf Wunsch des Patienten selbst.

Axelrod et al. (2010) zeigen auf, dass diese Aufgaben nur dann mit entsprechender Qualität erfüllt werden können, wenn die PDNS die Zeit für Tätigkeiten wie Beratung und Information zur Verfügung hat (ebd.:3577). So wünschen sich die befragten PDNS dieser Studie eher Entlastung in anderen Bereichen, wie zum Beispiel hinsichtlich administrativer Tätigkeiten. Vor allen Dingen betonen die Autoren aber die teils sehr hohe Anzahl an Betroffenen, die einzelne PDNS betreuen (mean=526), durch welche die Arbeit der PDNS immer mehr reaktiv statt proaktiv wird und sie selbst es daher zunehmend mehr als Krisenmanagement beschreiben (ebd.:3578). Die Entwicklung zeigt demnach auf, das eine einst als die spezifischste und wichtigste Aufgabe der PDNS beschriebene Aufgabe wie das „counselling" (MacMahon 1999) im Alltag kaum mehr Zeit findet. Gleichsam zeigt dies einen wachsenden Bedarf an spezialisierten Pflegekräften, deren Anzahl 2006 in Großbritannien bei etwa 210 PDNS lag (Morgan & Moran 2008:314).

Als den Dreh- und Angelpunkt des multidisziplinären Teams beschreibt Michael Suddes (1999:33), selbst als Parkinson's Disease Nurse Specialist tätig, die Rolle der spezialisierten Pflege. Alison Dick (1998) sieht eine ihrer Kernaufgaben als PDNS vor allem in der Sicherstellung, Überprüfung und Koordination der Überleitung vom Krankenhaus in den ambulanten Bereich (ebd.:42). Thomas und MacMahon (2002) beschreiben die Rolle der Parkinson's Disease Nurse Specialist als Schlüsselfigur in der Organisation der Versorgung eines Patienten durch ein multiprofessionelles Team (ebd.:28). Sie ist Schnittstelle zwischen den Sektoren, mit Fokus auf Diseasemanagement und Edukation von Betroffenen, Angehörigen und Professionellen. Spezialisierte Pflegekräfte haben nach Hayes (1999) nicht nur die Aufgabe das alltägliche Leben der Patienten durch direkte Hilfe zu verbessern, sondern auch andere Pflegekräfte dahingehend fortzubilden eine gute Versorgung leisten zu können.

Die Pflege bei Parkinsonbetroffenen zielt auf Verminderung von Einschränkungen, Stressbewältigung, auf die Unterstützung von pflegenden Angehörigen und auf Bereitstellung von individueller Therapie für die Betroffenen, um deren normales Leben möglichst aufrechtzuerhalten und Komplikationen zu vermeiden (Backer 2000:15; Bunce 1998:38; Edwards & Ruettiger 2002:185). Die Ergebnisse der Befragung von Axelrod und Kollegen (2010) erweitert diese Hauptaufgaben daher nicht nur um die Überwachung des Medikamentenregimes und die Verschreibung der Medikation, sondern vor allem um die Durchführung eines Pflegeassessments und einer genauen Pflegeplanung. So können sich die Pflegemaßnahmen an den individuellen Bedürfnissen der Betroffenen orientieren und gezielte Beratung und Information im Rahmen der Diagnose, der Behandlungsmöglichkeiten und den Vorsorgemöglichkeiten beinhalten (Cronenwett 1997:1072; Hurwitz et al. 2005; Noble 1998/1999:44).

### Spezialisierte Pflege in Deutschland

Im Bericht des Sachverständigenrates des Gesundheitswesens 2007 (SVR) werden auch für Deutschland erweiterte Berufsrollen in der Pflege diskutiert, welche vereinzelt in Modellprojekten erprobt werden, wie z. B. AGnES oder die Family Health Nurse (Sachverständigenrat 2007:148f). Seit 2006 wird in Deutschland ein Curriculum zur Fortbildung von Pflegekräften zu Parkinson Nurses umgesetzt, welches in Kooperation verschiedener Fachkliniken und Fachzentren, sowie der Parkinsongesellschaft, dem Kompetenznetz Parkinson und der Deutschen Parkinsonvereinigung als Interessenvertretung der Betroffenen zusammen von Ärzten und Pflegenden entwickelt wurde (Ebersbach 2006). Eine Evaluation der Arbeit dieser Parkinson Nurses steht jedoch weiterhin aus. Eine Übertragbarkeit von Aufgaben aus anderen Gesundheitssystemen, von Pflegenden mit anderen Ausbildungen ist nur teilweise möglich.

Nur zwei deutsche Artikel zu pflegerischen Aufgaben in der Versorgung von Parkinsonbetroffenen konnten neben einer Literaturrecherche von Waldenberger (2007) und einer Erlebensbeschreibung von Busse (2006) gefunden werden (Ebersbach 2002; Schipper et al. 2005). Diese beiden Artikel sind jeweils federführend von Ärzten verfasst wurden. Von Busse (2006) benennt aufgrund ihrer qualitativen Untersuchung zwar einige Empfehlungen für die Pflegepraxis, allerdings ohne diese theoretisch zu verankern. Im Vergleich zu den international beschriebenen Aufgaben spezialisierter Pflegekräfte sind vor allem Beschreibungen im Sinne des „counselling" in den deutschen Artikeln nicht zu finden. Lediglich der Artikel von Schipper et al. (2005) benennt Pflegeberatung als wichtigen Aspekt bei der Überleitung vom stationären in den häuslichen Bereich. Obgleich Beratung auch als Aufgabe der Pflege im Gesundheits- und Krankenpflegegesetz von 2004 benannt ist, steht eine Formulierung der Inhalte dieser Beratung bei Parkinsonbetroffenen allerdings noch aus. Weitere Studien untersuchen nur einzelne Merkmale, wie Sexualitätsstörungen oder psychosoziale Auswirkungen der Erkrankung und rekrutieren ihre Probanden meist über die aktiven Mitglieder von Selbsthilfegruppen (Beier et al. 2000; Macht et al. 2005).

## 1.5 Schlussfolgerung

Die Befunde der Literaturrecherche zeigen unterschiedliche Herausforderungen Parkinsonbetroffener im Umgang mit der Erkrankung, je nach Krankheitsstadium, Art der Symptomatik und individueller Lebenssituation. Mögliche inhaltliche Schwerpunkte einer Unterstützung der Bewältigung der Lebenssituation mit Parkinsonsyndrom werden in der Literatur zwar zahlreich beschrieben, doch wird deutlich, dass das Versorgungssystem aufgrund fehlender zeitlicher Ressourcen und unklaren Zuständigkeiten eher reaktiv handelt, wenn Betroffene Kontakt zu Professionellen aufnehmen oder aufgrund ihres Gesundheitszustandes aufnehmen müssen. Inwiefern sich im Erkrankungsverlauf das Krankheitserleben und damit auch die Bedürfnisse der Betroffenen verändern, unter welchen Umständen die Bewältigung der Erkrankung auch im weiteren Verlauf bestmöglich gelingt, bleibt mit Blick in die Literatur unklar, da häufig nur einzelne Phasen der Erkrankung oder bestimmte Problematiken, wie Frühberentung oder motorische Spätkomplikationen untersucht werden.

Neben einem Unterstützungsbedarf der Betroffenen im Umgang mit dem Parkinsonsyndrom zeigt die Literatur, dass auch die Gesundheitsprofessionen einen Bedarf an Aufklärung und Schulung im Umgang mit Parkinsonbetroffenen benötigen, da es in anderen Fachabteilungen aufgrund von Unwissen zu Versorgungslücken kommt. Es zeigen sich in den Studien teils unterschiedliche Perspektiven von Betroffenen und Gesundheitsprofessionen, wenn Betroffene und Experten Symptome und Einschränkungen als unterschiedlich starke Einschnitte in den Lebensalltag der Betroffenen beschreiben.

Pflegekräfte mit spezialisiertem Wissen sind zur eher proaktiven Begleitung der Parkinsonerkrankten u. a. in Großbritannien tätig. Sie betreuen ausgehend von einem Krankenhaus die Betroffenen einer Region, führen Hausbesuche durch und haben im Durchschnitt mehr Zeit für die Betroffenen als Ärzte. PDNS handeln zudem als Multiplikatoren, indem sie andere Pflegende im Umgang mit Parkinsonbetroffenen schulen und anleiten. Für Deutschland existieren keine Konzepte und keine Instanzen zur ständigen Begleitung Parkinsonbetroffener durch professionelle Gesundheitsakteure im Erkrankungsverlauf.

Da nur einzelne deutsche Untersuchungen Aussagen zur Lebens- und Versorgungssituation Parkinsonbetroffener machen, kann aufgrund der internationalen Studienergebnisse nur vermutet werden, mit welchen Herausforderungen Menschen mit Parkinsonsyndrom auch in Deutschland mit der Bewältigung des Erkrankungsverlaufes konfrontiert sind. Wie Betroffene diese Herausforderungen in Abhängigkeit von Interaktionen mit Gesundheitsakteuren wahrnehmen, welche Konsequenzen sich für den Umgang mit der Erkrankung und die Versorgungssituation ergeben, und sich das Handeln der Betroffenen im Verlauf der Erkrankung entwickelt, bleibt mit Blick in die Literatur unklar.

# 2

# Ziel der Studie und Methode

In den nachfolgenden Ausführungen werden zunächst das Problem beschrieben und daraus die Forschungsfragen abgleitet. Daran anschließend werden die Methodologie und der Forschungsprozess ausführlich dargelegt.

## 2.1

## Problemstellung und Forschungsfragen

Die Literaturrecherche zeigt kaum Erkenntnisse über die Lebens- und Versorgungssituation Parkinsonbetroffener in Deutschland auf. Wie Menschen mit anderen chronischen Erkrankungen oder bestimmten Herausforderungen aufgrund chronischer Krankheit ihr Erleben beschreiben, wie sie handeln und ihre Lebenssituationen bewältigen, ist mit Blick in die Literatur in den letzten Jahren auch in Deutschland zunehmend Gegenstand pflegewissenschaftlicher Untersuchungen (Moers et al. 1999). Einerseits stehen Menschen mit bestimmten Diagnosen im Mittelpunkt von Studien, wie zum Beispiel Multiple Sklerose-Betroffene (Hellige 2002) oder bestimmte Herausforderungen chronisch Kranker, wie das Medikamentenmanagement (Haslbeck 2008, 2010; Haslbeck & Schaeffer 2009) sind Gegenstand von Untersuchungen. Anderseits zeigen vor allem internationale Modelle und Theorien zu chronischen Krankheitsverläufen Gemeinsamkeiten im Erleben Betroffener auf und ermöglichen den Gesundheitsprofessionen ihr Handeln am Erleben chronisch kranker Menschen auszurichten. Zu den neuerlichen und in Deutschland häufig zitierten Bezugsrahmen in pflegewissenschaftlicher Literatur zählen etwa Modelle von Morse und Johnson (1993), Paterson (2001), sowie vor allen Dingen das Trajektkonzept, die Krankheitsverlaufskurve von Corbin und Strauss (1998, 2010; Strauss & Corbin 1988) oder die Verlaufskurve nach Schütze (1999). Schaeffer und Moers (2008, 2009) stellen ein Phasenmodell zum Verlauf des Bewältigungshandelns eines durch Krankheit irritierten Lebens vor, welches sich zu den Theorien chronischer Krankheit in der Tradition des Trajektkonzeptes und der Copingforschung hinzugesellt.

Paterson (2001) konzeptualisiert zwei Phasen für das Erleben chronisch Kranker im Verlauf, eine gesundheits- und eine krankheitsbezogene Phase, welche sich in Abhängigkeit von soziokulturellen und psychologischen Faktoren immer wieder abwechseln können und somit weniger einen Verlauf des Erlebens darstellen (Paterson 2001). Morse & Johnson (1993) beschreiben einen vierphasigen Verlauf des Krankheitserlebens: 1) Unsicherheit, 2) Ausbruch und Zerstörung, 3) zurück zum Selbst finden oder „Zurückgewinn der eigenen Identität" (Hellige 2002:69) und 4) Wohlbefinden wiedererlangen (Morse & Johnson 1993:317ff). Corbin und Strauss (1998, 2010; Strauss & Corbin 1988) stellen in ihrem Verlaufskurvenkonzept letztlich neun Phasen vor, die einen jeweiligen Fokus im Bewältigungshandeln[4] innehaben und eine entsprechende Unterstützung durch Professionelle erfordern: Vorstadium, Diagnosephase, stabile und instabile Phasen, akute Phasen, Krisen, Restabilisierung, Abwärtsentwicklung und Sterbephase. Anhand von sechs Phasen des Bewältigungshandelns stellen Schaeffer und Moers (2008, 2009) das Bewältigungshandeln und das Krankheitsmanagement, sowie die sich veränderte Patientenrolle vom passiven über den „normalen" zum leidenden Patienten dar. Die Abbildung 4 stellt diese Phasenverläufe und das Konzept der Verlaufskurve nach Schütze (1999) zusammenfassend dar, da sie in der Betrachtung der Lebens- und Versorgungssituation Parkinsonbetroffener als heuristische Konzepte zu meinen Vorannahmen gehören und die Fragen an das erhobene Datenmaterial beeinflussen.

Mit Blick auf die verschiedenen Phasen bzw. Verlaufskurven wird deutlich, das je nach Verortung des Betroffenen in einer Phase andere Bewältigungsschwerpunkte auf Seiten der Betroffenen und Unterstützungsmöglichkeiten durch Professionelle herausgestellt werden können. Die Anwendung der Erkenntnisse eines solchen Verlaufsmodells für Parkinsonbetroffene ist aufgrund unzureichenden Wissens über deren Krankheitsverlauf und deren Sicht auf ihre Lebens- und Versorgungssituation und damit über ihre Bedarfe und Bedürfnisse allerdings begrenzt.

In Anlehnung an Corbin und Strauss (1985, 2010) wird durch die Betrachtung der Literatur auch bei Menschen mit Parkinsonsyndrom deutlich, dass neben der Unterstützung in der Bewältigung krankheitsbezogener Aspekte auch Unterstützung bei den

[4] Der Begriff Bewältigungs*handeln* umfasst eher aktives, intentionales, d. h. bewusstes und zielgerichtetes tätig werden, während Bewältigungs*verhalten*, das nicht-intentionale, unbewusste Bewältigen meint (Schaeffer 2009:23). Eine gänzlich passive Betroffenenrolle im Verlaufskurvenkonzept wird von Schütze (1999) in seinen Ausarbeitungen der Betrachtung von „Erleidensprozesse[n]" (Schütze 1999:212) formuliert. Nach Corbin et al. (2009) ist der Mensch aktiv, selbst wenn sich diese Aktivität in den „verbliebenen vegetativen Grundfunktionen erschöpft" (ebd.:60). Corbin et al. (2009) stellen damit den Unterschied im Verstehen der Verlaufskurve nach Strauss (1993) und des Verlaufskurvenprozesses nach Schütze (1999) heraus.

| Verlaufskurvenmodell | Illness-Constellation-Model | Shifting Perspectives Model | Bewältigungshandeln im Verlauf | Verlaufskurven des Erleidens |
|---|---|---|---|---|
| Vorphase<br>Diagnosphase<br>stabile Phase<br>instabile Phase<br>akute Phase<br>Krise<br>Restabilisierung<br>Abwärtsentwicklung<br>Sterbephase | Unsicherheit<br>Ausbruch und Zerstörung<br>zurück zum Selbst finden<br>Wohlbefinden wiedererlangen | Wohlbefinden im Vordergrund<br>Krankheit im Vordergrund | Vorphase<br>Diagnosephase<br>Restabilisierung<br>Leben im Auf und Ab<br>Beginn d. Abwärtsentwicklung<br>endgültiges Abwärts und Sterben | Verlaufskurvenpotential<br>Grenzüberschreitung<br>Aufbaus eines labilen Gleichgewichts<br>Entstabilisierung<br>Zusammenbruch des Alltags<br>theoretische Verarbeitung<br>Bearbeitung und Kontrolle der Verlaufskurve |
| *Corbin/Strauss (1998, 2010); Strauss/Corbin (1988); Corbin, Hildenbrand & Schaeffer (2009)* | *Morse/Johnson (1993)* | *Paterson (2001)* | *Schaeffer/Moers (2008/2009)* | *Schütze (1999)* |

*Abb. 4: Modelle zu chronischer Krankheit*

Bewältigungsanstrengungen, die sich auf die Biografie und den Alltag der Betroffenen, sowie auf die Steuerung und Koordination von Hilfen beziehen, notwendig ist. Aus den vorangegangenen Kapiteln geht hervor, dass Betroffene und deren Angehörige neben medizinischer und pflegerischer Unterstützung auch psychosoziale Begleitung benötigen, um die Erkrankung in ihr Leben integrieren zu können. Dabei geht es auch um das Überwinden existentieller Krisen und um den Kampf im täglichen Leben, wie es nach dem Pflegemodell chronisch Kranker von Grypdonck (2005) beschrieben ist. Aus ihrer Erfahrung mit Multiple Sklerose-Betroffenen und Parkinsonbetroffenen betont sie die Notwendigkeit einer spezifischen Unterstützung in einer schwer vorhersagbaren Zukunft der Betroffenen. Ebenso wie in den Vorstellungen Grypdoncks (2005) zur „tractory nurse", übernehmen PDNS neben psychosozialer Begleitung und Unterstützung des Therapiemanagements der Betroffenen auch Aufgaben in der Koordination der Pflege und anderer Leistungserbringer in der Versorgung der Parkinsonerkrankten.

Ausgehend von einer möglichen Begleitung der Betroffenen durch spezialisierte Pflegende, muss es im Sinne des Trajektkonzepts um den Aufbau eines gemeinsamen Handlungsstrangs aller Beteiligten gehen, der die Perspektiven der Betroffenen *und* der Leistungserbringer sinnvoll koordiniert (Höhmann 2002). Wie Betroffene ihre Situationen im deutschen Gesundheitswesen selber einschätzen und wie die Situationen von Gesundheitsprofessionen wahrgenommen werden, kann aus der vorhandenen Fachliteratur jedoch kaum herausgelesen werden. Wie Abudi et al. (1997) es trefflich beschreiben, können die Bedürfnisse der Betroffenen und damit auch ihre Situation nur erkannt werden, wenn Pflegende auf das Individuum eingehen und die Probleme der Einzelnen in deren eigenen Beschreibung wahrnehmen und stereotypes Handeln damit vermeiden (ebd.:59). Nach der Analyse der Literatur bleibt also das Problem bestehen, aus Unkenntnis über die Perspektive der Parkinsonbetroffenen auf ihre Lebens- und Versorgungssituation in Deutschland keine erforderlichen und sinnvollen Unterstützungsmaßnahmen durch Pflegende benennen zu können. Daher ist es unabdingbar die Perspektiven der Parkinsonbetroffenen auf ihre Lebens- und Versorgungssituation zu erheben und im Kontext der Perspektiven der Hauptinteraktionspartner, der Angehörigen, Pflegeexperten und Ärzte, zu betrachten. Besonderes Interesse gilt hierbei dem Erleben der Betroffenen, da dies im Kontext der deutschen Gesundheitsversorgung bisher nicht im Fokus von Untersuchungen stand. Kenntnisse über das Erleben Parkinsonbetroffener können wertvolle Informationen für das Verständnis der Lebens- und Versorgungssituation liefern, anhand derer sowohl die bestehenden Versorgungsangebote als auch zukünftige Modelle diskutiert werden können und an denen das Handeln der Gesundheitsprofessionen zum Vorteil aller Beteiligter, jedoch insbesondere der Betroffenen selbst, ausgerichtet werden kann.

Die vorliegende Untersuchung hat zum Ziel einen empirisch fundierten Einblick in das Erleben der Menschen mit Parkinsonsyndrom in Deutschland zu geben. Die Ergebnisse sollen einen Beitrag zur Diskussion von bestehenden und zukünftigen pflegerischen Interventionen und Versorgungsmodellen von Parkinsonbetroffenen in Deutschland leisten. Ziel ist es, Pflegenden Kenntnisse über das Erleben und Handeln der Betroffenen im Krankheitsverlauf und Anknüpfungspunkte für professionelle Interventionen zur Verfügung zu stellen.

Daher ergeben sich für die vorliegende Untersuchung folgende Fragestellungen:

> ***Wie erleben und gestalten Menschen mit Parkinsonsyndrom ihre Lebens- und Versorgungssituationen in Deutschland?***
>
> ***Welche Perspektiven haben Angehörige, Pflegende und Ärzte auf die Lebens- und Versorgungssituationen in Deutschland?***

Bei der Beantwortung der Fragestellungen gilt das Interesse primär den Beschreibungen der Betroffenen. Die Aussagen der Angehörigen, Pflegenden und Ärzte dienen als Kontextmaterial für die Phänomene, die sich aus den Daten der Parkinsonbetroffenen entwickeln lassen.

Wie sich an die Forschungsmethodologie und das konkrete Vorgehen zur Beantwortung der Fragen angenähert wurde, zeigen die nachfolgenden Darstellungen methodischer und methodologischer Überlegungen.

# 2.2 Methodologie

Aufgrund des Interesses an den subjektiven Sichtweisen der Betroffenen auf ihre Lebens- und Versorgungssituation, sowie der Perspektiven der Interaktionspartner, habe ich mich für die Beantwortung der Forschungsfragen für ein qualitatives Forschungsdesign entschieden. Mittels qualitativer Forschungsmethoden kann „die Patientenperspektive zum Krankheitserleben und Bewältigungshandeln" (Moers, Schaeffer & Schnepp 2011:351) als Voraussetzung für die Theorieentwicklung und für die Gestaltung passgenauer Interventionen exploriert werden.

In folgenden Abschnitten werden zunächst Merkmale qualitativer Forschung dargestellt und darauf aufbauend die dieser Arbeit zugrunde liegende Methodologie näher beschrieben. Bevor die Methodik am Vorgehen der Untersuchung selbst näher erläutert wird, werden ethische Überlegungen angeführt.

## 2.2.1 Qualitative Forschung

Mit qualitativer Forschung ist es möglich, einen in der Forschungsliteratur bisher wenig beleuchteten Bereich näher zu betrachten und relevante Aspekte zur Beantwortung von Fragen zu entdecken. Vor allem in Hinblick auf Forschungsfragen, die sich mit sozialen Situationen, Interaktionen und sozialen Phänomenen beschäftigen, sind qualitative Forschungsmethoden die erste Wahl. Mit ihnen ist es möglich, „menschliches Erleben aus der Perspektive der Betroffenen wahrnehmen und verstehen" zu können (Mayer 2003:66).

Qualitative Forschung ist dadurch gekennzeichnet, dass sie sich offen, also nicht theoriegeleitet an ein Untersuchungsfeld nähert und die Wirklichkeit der Betroffenen als subjektive Wahrheit erfasst. Diese Wirklichkeit, und mit ihr die subjektiven Bedeutungen von Handlungen und objektiven Bedingungen, unterliegt als das gemeinsame Produkt der Handelnden einer Dynamik (Flick, von Kardorff & Steinke 2007:22; Strübing 2004:39). Methoden der qualitativen Forschung erlauben es, diese sich wandelnde soziale Wirklichkeit zu erfassen und zu rekonstruieren.

Qualitative Untersuchungen können folglich an konkreten praktischen Problemstellungen anknüpfen, die unmittelbar mit Interaktionen und subjektiven Deutungen verwoben sind. Das heißt, mit dem Ziel subjektive Wirklichkeit verstehbar zu machen, geht es mit der qualitativen Forschung um die Erklärung von Erleben und Verhalten und darum, „für praktische Anwendungen brauchbar zu sein (d. h. Vorhersage und Erklärung sollten dazu taugen, den Praktiker Situationen verstehen und in Ansätzen kontrollieren zu lassen (Glaser & Strauss 2010:21). Genau dies ist das Ziel der vorliegenden Untersuchung, die pflegerische Praxis in der Unterstützung und der Versorgung von Menschen mit Parkinsonsyndromen und deren Angehörigen an deren Wirklichkeit ausrichten und das eigene Tun entsprechend dadurch leiten und spezifizieren zu können.

Im folgenden Abschnitt wir die zur Beantwortung der Forschungsfragen zugrunde liegende Grounded Theory Methodologie und deren wissenschaftstheoretischen Verankerung im Pragmatismus und des symbolischen Interaktionismus kurz erläutert.

## 2.2.2
## Grounded Theory Methodologie

Aufgrund einer in der Literatur teilweise sehr unterschiedlichen Verwendung der Begriffe Methode und Methodologie, sei darauf hingewiesen, dass im Folgenden die Begrifflichkeit der Grounded Theory Methodologie (GTM) im Sinne ihrer wissenschaftstheoretischen Verankerung und aufgrund ihrer Vielzahl an einzelnen Methoden oder Arbeitsschritte verwendet wird (Mey & Mruck 2009; Strauss & Corbin 1996:8; Truschkat, Kaiser & Reinartz 2005). „Grounded Theory ist keine Theorie, sondern eine Methodologie, um in den Daten schlummernde Theorien zu entdecken" (Legewie, Schervier-Legewie & Barbara 2007:73). Sie selbst stellt allerdings das Ergebnis der Untersuchung dar, nämlich eine gegenstandsbezogene, in den Daten verankerte Theorie. Die gegenstandsbezogene Theorie ist eine Theorie mittlerer Reichweite (Glaser & Strauss 2010:50), die sich auf ein bestimmtes empirisches Untersuchungsfeld bezieht.

Die GTM wurde in den 1960er Jahren von Glaser und Strauss im Rahmen ihrer Forschungsarbeiten mit Sterbenden im Krankenhaus entwickelt (Glaser & Strauss 1965). In den darauf folgenden Jahren entwickelte Strauss seine Auffassung von der GTM – vor allem später in Zusammenarbeit mit Juliet Corbin – weiter (Strauss & Corbin 1996). Heute spricht man von der zweiten Generation von Grounded Theory Forscherinnen, zu der u. a. Corbin und Morse zählen, die sich wiederum durch einzelne Elemente in ihrem Vorgehen unterscheiden (Morse 2009).

In der vorliegenden Arbeit wurde sich für die GTM nach Strauss und Corbin (1996) entschieden. Das Verwenden von Literatur wird als „der entscheidende Unterschied" zwischen Glaser und Strauss und Corbin betrachtet (Truschkat et al. 2005:Abs14) und wird in der Literatur zur GTM kontrovers und insbesondere in Deutschland eher zu Gunsten von Strauss diskutiert (Kelle 1994, Lamnek 2010; Strübing 2004). Strauss und Corbin befürworten die Verwendung von Literatur, geben aber explizite Empfehlungen für deren Handhabe (1996:33ff). So verweisen sie darauf zu achten, dass die Kategorien und deren Beziehungen unbedingt den primären Daten entspringen müssen. In der vorliegenden Arbeit wurden daher im Forschungsprozess weitgehend invivo Kodes verwendet, also Kodenamen, die direkt den Transkripten entnommen wurden und die Formulierung der Informanten beinhalten.

Für eine offene Herangehensweise an den Untersuchungsgegenstand muss sich der Forscher demnach über sein Vorwissen und seine Vorannahmen bewusst werden und dieses Hintergrundwissen transparent machen (Truschkat et al. 2005). Somit wurden die Ergebnisse der Literaturrecherche bereits vor Beginn der Feldphasen veröffentlicht (Mai et al. 2010). Mein Vorwissen und die damit verbundenen Vorannahmen wurden zudem im ersten Kapitel dieser Arbeit offen dargelegt. Der Einfluss von Wissen und persönlichen Erfahrungen wurde während des gesamten Forschungsprozesses in Form von Memos niedergeschrieben.

Für die Bedeutung von Wissen für die GTM konstatiert Kelle: „Theoretische Aussagen ‚emergieren' nicht aus dem Datenmaterial, sie wachsen dem Forscher oder der Forscherin nicht von selber zu, wenn er oder sie möglichst unbelastet von theoretischen Vorannahmen die empirische Welt betrachtet" (Kelle 1994:19f). Strauss und Corbin führten daher das Kodierparadigma ein, um dieses Missverständnis der gänzlich von selbst emergierenden Konzepte zu beheben (Kelle 2003:10). Insbesondere Handlungs- und Interaktionsmuster können durch das Kodierparadigma mit Blick auf den situativen Kontext hin exploriert werden, indem die aus den Daten generierten Kodes in Beziehung zu einander gesetzt werden. Auf Grundlage bereits bestehender Erkenntnisse werden sie zu neuen Hypothesen transformiert und am Material geprüft[5] (Strauss & Corbin 1996:89f). Dieses Vorgehen beschreibt das Konzept der Abduktion (Kelle 1994:22; Strübing 2004:54). Dementsprechend formuliert Strübing (2004) trefflich, dass „empirisches Forschen weder auf theoretisches Vorwissen noch auf kreative und riskante Neuschöpfungen von Konzepten verzichten kann" (ebd.:60). So unverzichtbar

[5] Nach Glaser gehören die Hypothesengenerierung und deren Verifikation in die quantitative Forschung, wie Anselm Strauss in einem Memo festhält (Corbin 1998:125ff). Obgleich Glaser und Strauss zu Beginn der Entwicklung der GTM gemeinsam vom unweigerlichen Auftreten von Hypothesen im Verlauf der Forschung gesprochen haben, die den Forscher im weiteren Vorgehen leiten können (Glaser & Strauss 1965:6), so sieht Glaser die Aufgabe der GTM Hypothesen „vorzuschlagen", nicht jedoch ihre Überprüfung (Kelle 1994:336). Nach Ansicht von Strauss sieht Glaser die GTM lediglich als induktive Forschung und nicht als ein Wechselspiel von Induktion und Deduktion, wie sie nach dem Vorgehen von Corbin und Strauss verstanden werden kann. Zu weiteren Unterschieden und zum Streit zwischen Glaser und Strauss sei an dieser Stelle auf Beiträge u. a. von Kelle (1994), Mey & Mruck (2011), Strübing (2004) und Walter & Myrick (2006) hingewiesen.

die Kreativität des Forschers für die Entwicklung einer Grounded Theory auch ist, so ist es von methodischer Dringlichkeit den kreativen Prozess jederzeit an den Daten zu überprüfen (Strauss & Corbin 1996:12).

Das Kodierparadigma von Strauss und Corbin (1996) dient in der vorliegenden Arbeit als Richtschnur im axialen Kodieren bis hin zur Exploration der Kernkategorie. Durch das in Beziehungsetzen der einzelnen Kategorien können in deren Beziehung zu einander die Interaktionen zwischen Betroffenen, Angehörigen, Medizinern und Pflegekräften und deren Bedeutung für die Lebens- und Versorgungssituationen der Betroffenen interpretiert werden. Gemäß dem amerikanischen Pragmatismus zeigt sich die Wahrheit in der Interaktion (Strauss 1993:3f). Entsprechend ist „soziales Handeln" im vom Pragmatismus beeinflussten Symbolischen Interaktionismus „immer selbst interpretierte Reaktion auf das (ebenfalls subjektiv interpretierte) Handeln anderer, der Interaktionspartner. In sozialen Handlungen gehen also subjektive Deutungen der Handelnden über ihre Situation ein. Diese Deutungen werden aus vergangenen und gegenwärtigen Erlebnissen der Akteure gespeist" (Witterstätter 1996:30). Realität als Produkt von Interaktionen ist demnach stetigem Wandel unterzogen und ist nur mittels eines bestimmten Sets an Bedingungen reproduzierbar.

Das vorliegende Interesse galt den Situationen von Parkinsonbetroffenen, ihren Handlungen und Interaktionen vor allem mit Pflegenden und Ärzten. Weil das Handeln eines jeden einzelnen von „strukturbildenden Prozessen" (Denzin 2007:138) wie Alter, Geschlecht, Wohnsituation und dem sozialen Umfeld gerahmt ist, ist die Grounded Theory nach Strauss und Corbin mit ihrem Kodierparadigma die dieser Arbeit zu Grunde gelegte Methodologie. Mit Hilfe des Kodierparadigmas können diese Bedingungen, welche Einfluss auf das Handeln haben, systematisch entdeckt und interpretiert werden.

### 2.2.3 Ethische Überlegungen

Die Notwendigkeit ethisches Verhalten eines Forschers in einer Untersuchung zu überprüfen, ergibt sich aus geschichtlichen Ereignissen, die gezeigt haben, dass es nicht selbstverständlich ist die Würde des Menschen und das Recht auf Selbstbestimmung zu achten (Polit, Beck & Hungler 2004:95f). Zur Wahrung dieser Aspekte wurden daher in den vergangenen Jahrzehnten Richtlinien, so genannte Ethik-Kodizes zum ethischen Verhalten in medizinischen und pflegerischen Studien verfasst, wie z. B. die Deklaration von Helsinki (1964) und der Ethik-Kodex der American Nurses Association (1975) (Polit et al. 2004:97).

Für die vorliegende Untersuchung wurde vor Beginn der Datenerhebung seitens der Ethikkomission der Universität Witten/Herdecke ein ethisches Clearing erteilt. Das Vorgehen in der vorliegenden Studie wurde an den acht Prinzipien der Forschungsethik nach Schnell und Heinritz (2006) ausgerichtet (ebd:21ff).

Alle potentiellen Probanden wurden schriftlich und mündlich über die Studie aufgeklärt und stimmten durch eine schriftliche Einverständniserklärung, dem *informed consent*, der Teilnahme an dem Interview, der Tonbandaufzeichnung, der pseudonymisierten Datenauswertung und wissenschaftlichen Publikationen zu. Die Teilnehmer wurden insbesondere darüber aufgeklärt, dass einzelne Aussagen zwar anonymisiert, aber im eigentlichen Wortlaut eventuell veröffentlicht werden. Es wurde ihnen zugesichert, dass neben dem eigenen Namen und Wohnort, auch Namen, Orte und Einrichtungen innerhalb ihrer Erzählungen in den Transkripten mit Pseudonymen benannt werden.

In Anlehnung an Morse (1998) werden Strategien zur zusätzlichen Anonymisierung umgesetzt. So werden anstelle eines einzelnen Parameters in der Samplingdarstellung Gruppenparameter wie beispielsweise Alter <50 Jahren und >50 Jahren zur Darstellung verwendet (Morse 1998:302). Diese zusätzlichen Maßnahmen zur Anonymisierung der Teilnehmer resultieren aus der kleinen Zielpopulation. Vor allem Selbsthilfegruppenmitglieder kennen sich untereinander und könnten sich anhand bestimmter Kriterien durchaus erkennen.

Gleiche Maßnahmen wurden sowohl zum Schutze der Identität der ärztlichen als auch der pflegerischen Informanten eingehalten. Insbesondere war dies für die Pflegeexperten geboten, die aus den ersten Jahren der Fortbildung zur Parkinson Nurse rekrutiert wurden und sich teilweise untereinander kennen. Die jährliche Teilnehmerzahl umfasst in der Regel 16 Pflegekräfte, die sich über die Jahre zu einem informellen Netzwerk zusammengeschlossen haben. Auch hier ist es von Bedeutung die einzelnen Pflegeexperten zu gruppieren, um Rückschlüsse auf ihre Person zu vermeiden. Diese Entscheidung wurde auch unter dem Aspekt getroffen, das Einrichtungen meist nur eine Pflegekraft zu dieser Fortbildung entsenden und entsprechend auch seitens der Arbeitgeber Interviewaussagen anhand der Darstellung des Samplings auf ihren Mitarbeiter zurückgeführt werden könnten.

Für die Darstellung der Interviewpassagen wird zudem darauf verzichtet anzugeben, um welchen Informanten es sich handelt. Da es sich mit diesen Zitaten um Illustrationen handelt, die als exemplarisch zu sehen sind, werden nur die Gruppen, also ob Betroffener oder Pflegeexperte, angegeben. Wenn ergänzende Angaben dennoch für ein besseres Verständnis von Bedeutung sind, so werden sie im Text erwähnt.

Allen Betroffenen war es möglich bei Bedarf ein Gespräch mit einer Psychologin vermittelt zu bekommen, welche sich im Vorfeld der Untersuchung für diese Begleitung bereit erklärte und durch ihre tägliche Arbeit mit Parkinsonbetroffenen über die entsprechende Voraussetzung verfügt. Zudem hatten die Betroffenen die Möglichkeit, eine ihnen vertraute Person am Interview beiwohnen zu lassen. Zwei männliche Teilnehmer baten ihre Partnerinnen zum Interview dazu und eine Teilnehmerin hatte während des Gesprächs Besuch einer Freundin. Sowohl alle Informanten als auch die Gatekeeper erhielten zudem die Kontaktdaten des Forschers und somit war auch nach dem Interview die Möglichkeit gegeben, den Kontakt für einen erneuten Austausch aufzunehmen oder die Einwilligung zur Untersuchung wieder zurück zu nehmen.

Das Interview konnte jederzeit durch die Informanten abgebrochen werden. Der Interviewer verfügte über langjährige Erfahrungen im Umgang mit Parkinsonbetroffenen, was ihn dazu befähigte krankheitsbedingte Veränderungen in Konzentration und Aufmerksamkeit zu erkennen und dem Interviewpartner Pausen oder gar den Abbruch des Interviews anzubieten.

Alle Interviews wurden möglichst in der für die Informanten zum Zeitpunkt des Interviews gewohnten Umgebung geführt, um die aktuelle Situation der Betroffenen mit zu erfassen, eine sichere und vertraute Atmosphäre zu schaffen und eine Reisetätigkeit der Teilnehmenden abzuwenden. Die Teilnehmenden konnten den genauen Interviewort und den Zeitpunkt des Gespräches selbst bestimmen.

Die Informanten des sekundären Datensatzes (Kap. 2.3.2) wurden ebenfalls schriftlich und mündlich über die Verwendung der Gesprächsaufzeichnungen aufgeklärt und erteilten eine schriftliche Einwilligung zur weiteren Nutzung der Daten.

## 2.3 Der Forschungsprozess

Corbin (2002) betont, dass es an der Philosophie, der Ausbildung und des persönlichen Hintergrunds ist, wie ein Forscher die Grounded Theory Methodologie letztendlich gebraucht (Corbin 2002:59). Dennoch müssen einige Grundprinzipien, oder wie Anselm Strauss sie nennt, „essentials" bei der Anwendung der GTM berücksichtigt werden. Dazu zählt er „die Art des Kodierens", das „theoretische Sampling" und „die Vergleiche, die zwischen den Phänomenen und Kontexten gezogen werden und aus denen erst die theoretischen Konzepte erwachsen" (Legewie et al. 2007:75). Um eine möglichst große Transparenz im Vorgehen in der vorliegenden Dissertation zu schaffen, werden im Folgenden die bedeutendsten Bestandteile der Grounded Theory Methodologie anhand des Forschungsprozesses dieser Studie offen dargelegt.

## 2.3.1

## Theoretisches Vorwissen und theoretische Sensibilität

Mein Vorwissen setzt sich aus Berufs- und Lebenserfahrungen und bereits gelesener Literatur zum Forschungsthema zusammen. Für die Anwendung dieses Wissens im Rahmen der GTM muss allerdings die Frage beantwortet werden, wozu es zu welchem Zeitpunkt der Forschung dient. Zielt es auf die Sensibilisierung für das Forschungsfeld, der Exploration und Verifikation von Hypothesen oder der Sensibilisierung für die eigenen Daten? Geht es um Literatur zu formalen Theorien oder um deskriptive Forschungsergebnisse, anhand derer die eigenen Ergebnisse diskutiert werden? Der Umgang mit meinem Vorwissen wird im Folgenden kurz näher erläutert.

### Vorwissen und Berufserfahrungen

Wie bereits eingangs kurz erwähnt, verfüge ich aufgrund einer langjährigen Berufstätigkeit in der Versorgung Parkinsonbetroffener über vielfältige Erfahrungen im Umgang mit Menschen mit Parkinsonsyndrom und insbesondere in der Beratung und Schulung von Betroffenen und Angehörigen. Diese Erfahrungen, das Wissen aus der alltäglichen Arbeit und aus der anfänglichen Literaturrecherche erleichterten den Feldzugang, insbesondere im Rahmen der Kontaktaufnahme mit Pflegexperten und Selbsthilfegruppen. Gleichsam waren mit dieser Professionalität Erwartungen seitens der Interviewpartner verknüpft, die nur schwerlich durch das Interview an sich erfüllt werden konnten. So erwarteten Betroffene z. B. die Unterstützung in der Öffentlichkeitsarbeit von Selbsthilfegruppen und Pflegeexperten die Schaffung rechtlicher Grundlagen eines erweiterten Berufsfeldes. Im weiteren Vorgehen habe ich die eigene Berufserfahrung im Erstkontakt mit Informanten nicht mehr detailliert erwähnt und die Gespräche gestalteten sich in Folge dessen offener.

Mein Vorwissen ermöglichte mir die Deutung vieler Interviewaussagen, da Betroffene im Verlauf ihrer Krankheit teils einen Fachterminus anwenden und Abkürzungen nutzen. Die Gefahr bestand allerdings darin, dass ich weniger nachfragte und zu viel hineindeutete. Nach jedem Gespräch habe ich unmittelbar Gedächtnisprotokolle angefertigt und zeitnah die Tonaufnahmen transkribiert. Sind hier Lücken zwischen Interpretation im Protokoll und dem tatsächlich Gesagten aufgefallen, so wurden hieraus theoretische Memos für weitere Interviews gefertigt.

### Theoretische Sensibilität und die Verwendung von Literatur im weiteren Verlauf

Die zu Beginn durchgeführte Literaturrecherche diente der Sensibilisierung für das Feld und der Feststellung, dass nur unzureichend empirische Erkenntnisse als Grundlagen für pflegerische Interventionen vorhanden sind. Im weiteren Vorgehen erhöhte Literatur meine theoretische Sensibilität, um in den Daten Neues zu erkennen (Mey & Mruck 2009:107; Strauss & Corbin 1996:23). Sie dient als „Quelle der Inspiration" für die Analyse der Daten (Strübing 2004:58). Heath (2006) benennt dies im Gegensatz zur induktiven Sensibilität die *deduktive Sensibilität* (ebd.:521). Insbesondere im weiteren Verlauf der Forschung, wenn Kategorien und Konzepte immer abstrakter werden, wurden zunehmend heuristische Konzepte[6] aus der Literatur zur Erhöhung der theoretischen Sensibilität für die Daten genutzt, um „empirisch gegebenes Material *in theoretischen Begriffen* zu reflektieren" (Kelle 2003:7). Nach Kelle bedeutet *„Theoretische Sensibilität"* die Verfügbarkeit eben dieser Konzepte (ebd.:9), um die Daten entsprechend sensibel analysieren zu können. Daher wurde im Rahmen des axialen Kodierens in der Mitte des Forschungsprozesses Literatur gelesen, welche sich mit Konzepten beschäftigt, die den bereits gefundenen Konzepten als Vergleichsmaterial dienen konnten (Chenitz 1986:44). Dieses Vorgehen sensibilisierte mich für weitere Fragen. Theorien zum Erleben chronisch Kranker wurden ebenso als heuristische Konzepte im Verlauf der Analyse herangezogen, wie autobiografische Literatur. Zudem wurden zur Nachvollziehbarkeit theoretische Memos angefertigt, die die Bedeutung des Wissens für die weitere analytische Arbeit transparent machen. Der nachstehende Auszug präsentiert ein Beispiel eines solchen Memos:

Memo vom 28.08.2011 „Lerntheoretische Konzepte"

> *Durch eine kurze Schreibpause konnte ich etwas Abstand zu den Daten gewinnen. In dieser Zeit recherchierte ich nach heuristischen Konzepten zum Lernen. Ich stieß unter anderem auf die kognitive Lerntheorie nach Bandura und auf das transformale Lernen nach Mezirow. Beide Theorien beinhalten teils gleiche oder ähnliche Konzepte, wie ich sie aus meinem Material exploriert habe. Ich sollte sie daher diskutieren. Unter dessen sollte ich auch das Thema Patientenedukation im Rahmen von Lerntheorien betrachten (Klug-Redman). Eine Studie von Kessler et al. 2009 mit stroke Patienten beschreibt die Bedeutung von „knowledge" für den Bewältigungsprozess genau wie ich, betrachtet jedoch deklaratives und prozedurales Wissen nicht getrennt. Hier sollte ich noch mal detaillierter weitersuchen und mein Verständnis von Wissen im Lernprozess der Parkinsonbetroffenen mit den Definitionen in der Lernpsychologie prüfen und diskutieren.*

Die Grounded Theory Methodologie nach Corbin und Strauss ist sowohl deduktiv als auch induktiv, denn nicht nur durch die Daten selbst, sondern auch durch Verwendung von Literatur können Kodes und Hypothesen konzeptionell bestärkt, spezifiziert oder verifiziert werden (Corbin 2002:63; Strauss & Corbin 1996:89f und 145).

[6] Kelle nennt sie „Konzepte mittlerer Reichweite" (Kelle 1994:345) und spricht damit auch die Reichweite der zu entdeckenden Grounded Theory an

Schließlich dient die herangezogene Literatur der Diskussion der Bedeutung der Ergebnisse (Chenitz 1986:44; Mey & Mruck 2009:108). Letzteres wird entsprechend dem Aufbau dieser Arbeit in Kapitel 4 deutlich.

## 2.3.2

## Sampling

### Interviewteilnehmer

In der vorliegenden Studie wurden zunächst jeweils eine jüngere und eine ältere Betroffene, sowie ein betroffener Mann interviewt. Zudem wurde jeweils ein Gespräch mit einem Arzt, einer Pflegekraft und einer Angehörigen geführt. Diese Ersterhebung diente einer ersten Sensibilisierung für das Feld. Auf Grundlage der Daten dieser breiten Variation von Teilnehmern wurden nach dem offenen Kodieren in der II. Feldphase weitere Interviews geführt. Die Datenerhebung erstreckte sich aufgrund des iterativen Vorgehens mit sich abwechselnder Datenerhebung und Datenanalyse nach der GTM von September 2008 bis Februar 2011 (Abb. 5 Verlauf des Forschungsprozesses).

Die Interviewteilnehmer wurden über verschiedene Schlüsselpersonen in Einrichtungen rekrutiert. Diese „Gatekeeper" haben den Kontakt mit Betroffenen hergestellt. Als Gatekeeper dienten Mitarbeiter einer Fachklinik, von Pflegeheimen, eines Sanitätshauses, eines ambulanten Pflegedienstes sowie Selbsthilfegruppen. Einschlusskriterium war die Diagnose eines Parkinsonsyndroms, das heißt nicht nur Morbus Parkinson. Diese Entscheidung begründet sich mitunter durch das Ergebnis der Literaturrecherche, dass „the need for and approach to treatment would be the same for all affected patients" (Lökk 2011:36). Alle Betroffenen sollten daher von den an den Merkmalen der Lebens- und Versorgungssituation explorierten Anknüpfungspunkten für eine verbesserte Versorgung profitieren können. Niedergelassene Neurologen und Pflegekräfte wurden zudem über persönliche Kontakte rekrutiert.

Neben den rekrutierten Interviewpartnern wurde im Rahmen des theoretischen Samplings auf einen sekundären Datensatz zurückgegriffen. Dieser Datensatz umfasst sechs Interviews mit Parkinsonbetroffenen aus dem Jahr 2007, die ebenfalls von mir persönlich geführt und transkribiert wurden. Diese Interviews wurden unter Einwilligung der Betroffenen für Fortbildungsveranstaltungen und wissenschaftliche Untersuchungen geführt. Ziel dieser geführten Interviews war es, Einblicke in die Alltagssituationen der Betroffenen zu erlangen. Diese sekundären Daten wurden mit in die vorliegende Arbeit aufgenommen, da die Teilnehmer in ihrer Symptomatik alle sehr unterschiedlich waren und die Vermutung bestand, dass sie einige bis dahin kodierten Kategorien in ihren Eigenschaften und Dimensionen ergänzen können. Zudem wurde dieser Datensatz zu

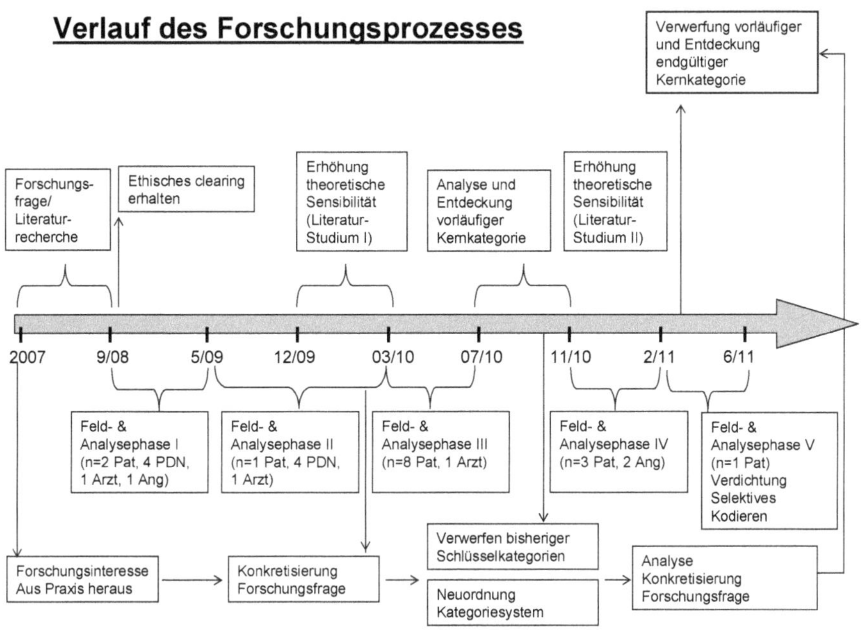


*Abb. 5: Verlauf des Forschungsprozesses*

einem Zeitpunkt eingeschlossen, zu dem Fragen in der Analyse aufkamen, wie sich Betroffene in der Gesellschaft sehen und wie sie ihren Alltag „normal" gestalten können. Aufgrund der Ausrichtung der Interviews auf das Alltagserleben der Betroffenen, wurden wichtige Aspekte zu diesen Fragen in der Analyse erwartet. Die sekundären Daten wurden in den Feldphasen II und III aufgenommen.

Außer des transkribierten Interviews einer Interviewteilnehmerin wurde ergänzend ein von ihr selbst verfasster Text über ihre Erkrankung, den Beginn der Krankheit und persönliche Veränderungen als Datenquelle in die Untersuchung mit aufgenommen. Diesen Text gab die Probandin unmittelbar vor dem Interview zu lesen und wurde aufgrund der eindrücklichen Beschreibung neuer und bereits bekannter Aspekte in das Sampling aufgenommen. Die Probandin stimmte einer Analyse dieses Textes zu. Dieser Text wurde als Datenquelle wie die Transkripte der Interviews analysiert. Die Tabelle 1 zeigt das gesamte Sampling (Tab. 1).

Die Interviewnummer und die laufenden Nummern der Probanden wurden in der chronologischen Reihenfolge der geführten Interviews vergeben. Die horizontalen Markierungen in Tabelle 1 zeigen nochmals die Feldphasen an. Die kursiven Interviewnummern in der zweiten Spalte zeigen Gespräche mit mehreren Interviewteilnehmern gleichzeitig. Ein Gespräch wurde mit zwei Pflegeexperten geführt und zwei Interviews jeweils mit einem Betroffenen und dessen Partnerin. Die Entscheidung ein gemeinsames Interview mit zwei Pflegexperten zu führen zielte auf einen sich entwickelten Dialog zwischen den Interviewpartnern, in dessen Rahmen sie sich gegenseitig Themen vorgeben. Beide Pflegende unterschieden sich in persönlichen und beruflichen Hintergründen: stationäre vs. ambulantes Setting, Alter, Region, Erfahrungen mit Parkinsonbetroffenen. Die erwartete gegenseitige Stimulation zeigte sich in der Praxis und spiegelt sich im Transkript durch weitgehende Zurückhaltung des Interviewers wider.

| Sample | | | | | | | | |
|---|---|---|---|---|---|---|---|---|
| I-Nr. | Lfd-NR | ID | Geschlecht | Alter in Jahren | Kh-Dauer in Jahren | stat/amb | allein lebend | bei Diagnose Kinder unter 18 |
| 1 | 1 | Pat1 | w | <=60 | >=0 | stat | nein | ja |
| 2 | 2 | PDN1 | w | | | | | |
| 3 | 3 | PDN2 | m | | | | | |
| 4 | 4 | PDN3 | w | | | | | |
| 5 | 5 | PDN4 | m | | | | | |
| 6 | 6 | ANG1 | w | <=60 | | stat | nein | ja |
| 7 | 7 | Pat2 | w | >61 | >=10 | | nein | nein |
| 8 | 8 | Arzt1 | w | | | | | |
| 9 | 9 | Pat6 | m | <=60 | <10 | stat. | nein | |
| 10 | 10 | Arzt2 | m | | | | | |
| 11 | 11 | PDN5 | w | | | | | |
| 12 | 12 | PDN6 | w | | | | | |
| 12 | 13 | PDN7 | w | | | | | |
| 13 | 14 | PDN8 | m | | | | | |
| 14 | 15 | Arzt3 | m | | | | | |
| 15 | 16 | Pat3 | m | >61 | <10 | amb. | ja | nein |
| 16 | 17 | Pat4 | w | <=60 | <10 | amb. | ja | nein |
| 17 | 18 | Pat5 | w | <=60 | >=10 | amb. | nein | ja |
| 18 | 19 | Pat7 | m | <=60 | <10 | stat | nein | |
| 19 | 20 | Pat8 | m | <=60 | | stat | nein | |
| 20 | 21 | Pat9 | w | >61 | | stat | ja | |
| 21 | 22 | Pat10 | m | >61 | | stat | | |
| 22 | 23 | Pat11 | m | <=60 | <10 | stat | nein | |
| 23 | 24 | Pat12 | w | >61 | >=10 | amb. | ja | nein |
| 24 | 25 | Pat13 | m | >61 | >=10 | amb. | nein | nein |
| 24 | 26 | Ang13 | w | >61 | | amb. | nein | nein |
| 25 | 27 | Pat14 | m | >61 | >=10 | amb. | nein | nein |
| 25 | 28 | Ang14 | w | >61 | | amb. | nein | nein |
| 26 | 29 | Pat15 | m | >61 | >=10 | stat. | ja | nein |

*Tab. 1: Sample*

### Theoretisches Sampling

Die Daten der Pflegeexperten, Ärzte und Angehörigen werden als Kontextmaterial in Bezug auf die Kategorien der Daten der Betroffenen untersucht und zeigen eine große Varianz der Gesprächspartner auf. Ein theoretisches Sampling wurde jedoch nur für die Parkinsonbetroffenen durchgeführt. Theoretisches Sampling bedeutet, dass die Konzepte und Kategorien aus der Analyse „die weitere Datenerhebung leiten" (Corbin 2002:60) und die Fragen an die Daten mitbestimmen. Ebenso wenig, wie es um einen starr festgelegten Interviewleitfaden geht, gibt es keine vorher festgelegte Anzahl von Interviewteilnehmern. Vielmehr ergibt sich das Sampling, also die Stichprobe aus den bereits erhobenen Daten. Damit stützt sich die Datenerhebung zum einen auf bereits gewonnene Erkenntnisse. Die Daten können entsprechend zielgerichtet erhoben werden. Zum anderen vermeidet man eine Menge an Daten, die transkribiert und analysiert möglicherweise keine neuen Erkenntnisse liefern kann. Neben der eigenen unnötigen Arbeit der Transkription, mutet man auch den Interviewpartnern einen Aufwand zu, der nicht von Nöten gewesen wäre. Somit enthält dieses Vorgehen zudem eine ethische Komponente, indem die Informanten nicht ohne nachzuweisenden Grund zu bestimmten, möglicherweise sie belastende Themen interviewt werden.

Anhand des Aufbrechens der Daten im offenen Kodieren und durch die Suche nach bestimmten Ausprägungen einzelner Konzepte, werden bereits erste Wege in Richtung des theoretischen Samplings eingeschlagen. Diese Dimensionalisierung ist eine wichtige Voraussetzung für die Strategie des theoretischen Samplings (Mey & Mruck 2007:29). Neben eher objektiven Kriterien wie Alter, Geschlecht und Pflegebedürftigkeit wurden somit weitere, aus der Analyse hervortretende Kriterien zur Bestimmung eines Samplings herangezogen (Tab. 2). Zudem haben insbesondere zu Beginn der Forschung Vorannahmen die Auswahl der Interviewpartner teils mitbestimmt. Da beispielsweise die augenblickliche Situation eines Menschen vermutlich immer auch Einfluss auf die Rekonstruktion seiner Gesamtsituation hat, wurde von Anfang an auf eine breite Variation von Situationen der Interviewpartner geachtet. So konnten Menschen mit Parkinsonsyndrom interviewt werden, die zum Zeitpunkt des Interviews in stationärer Behandlung waren oder an einer Rehabilitationsmaßnahme teilnahmen. Weitere Gespräche konnten mit Betroffenen in ihrer gewohnten Umgebung zuhause, in eher stabilen Phasen oder an einem „neuen" Wohnort im Pflegeheim geführt werden.

Die aus der Datenanalyse herangezogenen theoretischen Auswahlkriterien, umfassten zum Beispiel die geografische Wohnsituation. So ließen die Analysen vermuten, dass der Wohnort in einer Stadt oder auf dem Land, Einfluss auf die Lebens- und Versorgungssituation hat. Weitere Kriterien sind Zugehörigkeit zu einer Selbsthilfegruppe oder der Familienstand, aber auch Konzepte und Kategorien, die Ereignisse oder Verhaltensweisen umfassen, wie z. B. Kriegserfahrungen. Durch das stringente Verfolgen der Strategie des theoretischen Samplings konnten die Beziehungen zwischen den Kategorien und damit auch die Hypothesen verfeinert und abgesichert werden. Die Tabelle 2 zeigt die Merkmale der Betroffenen und die Kategorien anhand derer Vergleiche das weitere Sampling leiteten. Kategorien, die für die weitere Analyse und die Formulierung der Theorie ausgeschlossen wurden und nicht für das theoretische Sampling in Betracht kamen, sind in dieser Abbildung nicht aufgeführt. Dazu zählt beispielsweise die Kategorie *Qualität der Paarbeziehung*, die zwar scheinbar Einfluss auf das Leben mit der Krankheit hat, aber die vorliegenden Daten diesbezüglich keine dichte Beschreibung zulassen und dieser Aspekt die Forschungsfrage auch nur teilweise tangiert.

| Samplingstrategie - Betroffene | | | | | | | | | | | | | | | |
|---|---|---|---|---|---|---|---|---|---|---|---|---|---|---|---|
| **Merkmale/Patienten** | 1 | 2 | 3 | 4 | 5 | 6 | 7 | 8 | 9 | 10 | 11 | 12 | 13 | 14 | 15 |
| Geschlecht | | | | | | | | | | | | | | | |
| m | | | x | | | x | x | x | | x | x | | x | x | x |
| w | x | x | | x | x | | | | x | | | x | | | |
| Alter bei Diagnose | | | | | | | | | | | | | | | |
| 30-50 | x | | | | x | x | x | x | | | x | | | | |
| 51-65 | | x | | x | | | | | x | | | x | | (x) | |
| über 66 | | | x | | | | | | | x | | | x | | x |
| Diagnosestellung Zufall | | | x | | | x | | | | | x | | | (x) | |
| Alter bei Interview | | | | | | | | | | | | | | | |
| 40-50 | | | | | x | | x | | | | | | | | |
| 51-65 | x | | | x | | x | | x | | | x | | | | |
| über 66 | | x | x | | | | | | x | x | | x | x | x | x |
| Dauer Diagnosephase | | ? | | | | | | | | | | | | | |
| < 1/2 J. | x | | x | | | x | | x | x | | x | | x | | x |
| 1/2-2 J. | | | | x | | | x | | | | | x | | | |
| über 2 J. | | | | | x | | | | | x | | | | ? | |
| Krankheitsdauer gesamt | | | | | | | | | | | | | | | |
| < 2 J. | | | x | x | | | | | | | | | | | |
| 2-10 J. | | x | | | | x | | x | | x | x | | | | |
| über 10 J. | x | | | | x | | x | | x | | | x | x | x | x |
| andere Erkrankungen | | | x | | | x | | | | x | | x | x | x | |
| Demenz | | | | | | | | | | | | | x | x | |
| Dsykinesien (Überbewegungen) | x | | | | x | | | | x | | | x | | | |
| On-Off-Fluktuationen | x | | | | x | | | | x | | | | | | |
| Erfahrungen Nebenwirkungen (Spielsucht, Hypersexualität,...) | x | | | | | x | | | | | | | | | |
| Erfahrungen besonderer Therapien (Pumpen, Tiefe Hirnstimulation,...) | | | | x | x | x | x | | | | | x | | | |
| existenzielle Erfahrungen | | | | | | | | | | | | | | | |
| Tod des Partners | | | | | | | | | | | | x | x | | x |
| Krebserkrankung | | | x | | | | | | | | | x | | | |
| Kriege, Heimatverlust | | | | | | | | | | | | | x | x | x |

*Tab. 2: theoretisches Sampling*

Fortsetzung Tabelle 2

**Samplingstrategie - Betroffene**

| **Merkmale/Patienten** | | 1 | 2 | 3 | 4 | 5 | 6 | 7 | 8 | 9 | 10 | 11 | 12 | 13 | 14 | 15 |
|---|---|---|---|---|---|---|---|---|---|---|---|---|---|---|---|---|
| | Scheidung, u. a. | x | | | | x | | | | | | | | | | |
| Familienstand | allein | | | x | x | | | | | x | x | | | | | |
| | verwitwet | | | | | | | | | | | | x | x | | x |
| | Partnerschaft | x | x | | | x | x | x | x | | | x | | x | x | |
| | Kinder | x | x | | x | x | | | | x | | x | | | x | x |
| Interviewort | stationär | x | x | | | | x | x | x | x | x | x | | | | |
| | zuhause | | | x | x | x | | | | | | | x | x | x | |
| | Pflegeheim | | | | | | | | | | | | | | | x |
| SHG-Mitglied | | x | | | x | x | | x | | | | | (x) | | | |
| | andere Gruppen | | | | | | x | | | | | | x | x | x | |
| Pflegestufe | I | | x | | | | | | | | | | x | | | |
| | II | | x | | | | | | | | | | x | | | |
| Angabe von Veränderungen in | | | | | | | | | | | | | | | | |
| | Beruf | x | | | x | x | x | x | | | | x | | | | |
| | Alltag | x | x | x | x | x | x | | | x | x | | | x | x | x |
| | Freizeit | x | | | x | | x | | x | | | | | x | | x |
| weitere Kategorien | | | | | | | | | | | | | | | | |
| | Herantasten an Wissen | x | | | x | x | x | x | x | | | | | x | x | |
| | Aktiv sein | x | | | x | | | x | x | | x | x | | x | x | x |
| | sich nicht verstecken | x | x | | x | x | x | | x | | | x | | | | |
| | sich kümmern (müssen) | x | | | x | x | x | x | | | | | | x | x | |
| | Vorwissen haben | x | | | | | | | x | x | | | | | | |
| | Ausprobieren | x | | | x | x | | | x | x | | | | x | x | x |
| | die Infiltration, unbek. Feind bekämpfen | x | x | x | x | x | x | x | x | x | x | x | x | x | x | x |
| | psychische Seite bedienen | x | | | x | | x | | | | | x | | x | x | x |
| | abhängig sein, hilflos | x | x | x | | | x | | | | x | | | x | x | |
| | hoffen | | | | x | x | x | x | | | | x | | | | x |
| | städtisches Wohnen | | | | x | | x | | | | | | x | x | x | |
| | sozialer Rückhalt/soz. Netz | | x | | x | | | | x | | | x | x | x | x | x |

*Tab. 2: theoretisches Sampling*

Die letzte Datenerhebung diente der Bestätigung und der Abrundung der gesamten Forschungsarbeit. Es sollten keine neuen Details ausgearbeitet, wohl aber bestehende Kategorien abgesichert werden. Im Rahmen des theoretischen Samplings wurde ein letzter Interviewpartner gesucht, der in einem Pflegeheim lebt, um zu untersuchen, inwiefern die bisherigen Erkenntnisse auch hier zutreffend sind oder welche Unterschiede bestehen. Die Analyse zeigte keine neuen, sondern bestätigte die bestehenden

Konzepte. Beispielsweise konnten der Einfluss von Alter und die Erfahrung kritischer Lebensereignisse in ihrer Bedeutung für das Handeln der Betroffenen bestätigt werden. Somit konnte eine Sättigung der Schlüsselkategorien erreicht werden und jede weitere Datenerhebung hätte die Gefahr bedeutet, sich in den Daten zu verlieren, Zeit zu verschwenden und Informanten unnötig zu belasten (Glaser & Strauss 1965:7). Über die Kernkategorie können nun die prozessualen Beziehungen zwischen allen Kategorien erklärt werden (Strauss & Corbin 1996:159). „The core category best explains how a problem is processed" (Chenitz & Swanson 1986:8). Sättigung bedeutet dabei jedoch nicht, dass weitere Variationen von Konzepten auszuschließen sind. Vielmehr ist sich der Forscher bewusst, dass weitere Variationen von Konzepten durch die gefundenen Kategorien abstrakteren Niveaus repräsentiert werden. Es können demnach mögliche Indikatoren im Feld vorliegen, die aber analytisch dasselbe meinen wie die bereits explorierten Kategorien (Strauss 1994:55).

### 2.3.3

### Datenerhebung und Datenaufbereitung

Die Interviews wurden als Problemzentrierte Interviews (Lamnek 2010:332ff; Witzel 2000) geführt, da diese trotz eines Leitfadens die Teilnehmer zu freien Ausführungen auffordern. Aufgrund der ersten Literatursichtungen und der Vorannahmen wurde für eine anfängliche Ausrichtung der ersten Gespräche ein Interviewleitfaden erstellt (Strauss & Corbin 1996:152). Mit narrativen Anteilen der Interviews konnten neue Themen exploriert und Fragen für die weiteren Erhebungen formuliert werden.

Mit der ersten Frage wurden die Interviewteilnehmer aufgefordert über den Beginn ihrer Erkrankung und den Verlauf zu berichten. Erst in einer zweiten Phase des Interviews wurde anknüpfend nachgefragt (Hopf 2007; Lamnek 2010). Die Fragen des Leitfadens wurden zwar meist als Erzählaufforderungen formuliert, allerdings wurden Dialoge zwischen Interviewer und Probanden nicht unterbunden. Somit gibt es neben längeren Erzählphasen auch kurze Dialogphasen innerhalb der Transkripte.

Im weiteren Verlauf der Studie wurde der Leitfaden angepasst und diente weiter als Orientierung während der Gespräche. Insbesondere zwischen den Feldphasen II und IV wurde der Interviewleitfaden um Fragen erweitert, welche sich aus dem Kodierparadigma ergaben. So zeigten Vergleiche einzelner Kategorien, dass einige Eigenschaften in ihren Dimensionen mit den vorhandenen Daten nicht ausreichend erklärt werden konnten. Beispielsweise wurde in weiteren Interviews explizit gefragt, an *wen* sich Betroffene mit ihren *Fragen* wenden oder *was* sie als *Erfolg einer Behandlung* sehen.

Wie bereits erwähnt, wurden die Orte für die Interviews von den Informanten gewählt und fanden entweder in der häuslichen Umgebung oder in stationären Settings statt. Die Dauer der Interviews lag zwischen etwa 10 Minuten und 2 Stunden. Die kurzen Interviews sind in erster Linie dem sekundären Datensatz entnommen.

### Transkriptionsregeln

Aus Gründen der besseren Lesbarkeit und aus Gründen des Datenschutzes wurden die Interviews weitgehend ins Hochdeutsche transkribiert. Dialekte blieben daher nicht erhalten. Umgangssprachliche Formulierungen wurden berücksichtigt, sofern sie im Sinnzusammenhang von Bedeutung sind. Die Regeln der Transkription wurden in Anlehnung an Hoffmann-Riem (1984 in Kuckartz 2007:47) und Dresing und Pehl

| Zeichencode | Bedeutung |
|---|---|
| .. | kurze Pause (bis 2 Sekunden) |
| ... | mittlere Pause (3-4 Sekunden) |
| .... | lange Pause (5 und mehr Sekunden) |
| [...] | Auslassungen in der Transkription |
| (Name)<br>(Stadt)<br>(Fachklinik) | anonymisierte Eigennamen (bei Wiederholungen mit Buchstaben gekennzeichnet, um zu erkennen, dass es sich um die selbe Stadt handelt (Stadt-K)) |
| /ehm/ | Planungspause |
| -<br>Das ist-, früher war das...<br>Ich bin selbstkri-, oder sagen wir anders,... | Gedankenabbruch/Wortabbruch |
| ((Ereignis)) | nicht-sprachliche Handlungen, z. B. ((zeigt auf ein Bild)) |
| ((lachend))<br>((erregt))<br>((verärgert)) | Begleiterscheinungen des Sprechens (die Charakterisierung steht vor den entsprechenden Stellen) |
| <u>sicher</u> | auffällige Betonung, auch Lautstärke |
| s i c h e r | gedehntes Sprechen |
| (?) | unverständlich |
| (so schrecklich?) | nicht mehr genau verständlich, vermuteter Wortlaut |
| //mmh//; //echt?// | Zwischenbemerkungen des Gesprächspartners |
| mhmh | nicht-sprachliche Verneinung |

*Tab. 3: Transkriptionsregeln*

(2011:15ff) recht einfach gehalten (Tab. 3). Die Tonaufzeichnungen wurden alle vom Interviewer selbst transkribiert. Während der Transkription wurden bereits Memos verfasst. Dies ermöglichte den iterativen Prozess von Datenerhebung und Datenanalyse einzuhalten. So konnte bei unmittelbar aufeinander folgenden Interviewterminen, wenn aufgrund des hohen zeitlichen Aufwandes Transkripte noch nicht kodiert waren, zumindest auf die Memos zurückgegriffen werden, welche einen Einfluss auf die weitere Strategie des Nachfragens hatten. Für die Transkription zeigte sich mein Vorwissen von Vorteil, da es mir ermöglichte, Fachbegriffe, Fremdwörter und krankheitsbedingt undeutlicher Aussprache schwer verständliche Passagen dennoch zu verstehen. Undeutliche Passagen konnten zudem mit Mitgliedern der Peergruppen[7] gemeinsam besprochen werden.

Alle Transkripte wurden mittels einer Software zur qualitativen Datenanalyse verwaltet und analysiert.

## 2.3.4

## Datenanalyse

Für die Datenanalyse werden nach Strauss und Corbin (1996) drei Arten des Kodierens unterschieden. Im Prinzip bauen diese Kodierarten aufeinander auf, können sich jedoch auch immer wieder vermischen. Insbesondere das offene und axiale Kodieren können wiederholt ineinander übergehen und sind nicht immer trennscharf als Analyseschritte zu unterscheiden. Zu unterschiedlichen Zeitpunkten des Forschungsprozesses wird das jeweilige Kodieren mit einem je anderen Fokus verfolgt. Innerhalb dieses Kodierprozesses wurden immer wieder Memos angefertigt, um den Prozess nachvollziehbar zu halten. Bevor auf die einzelnen Kodierschritte näher eingegangen wird, erläutern die nachfolgenden Ausführungen die in allen Schritten genutzten Hilfen des Memoschreibens und der Diagrammerstellung.

### Memos und Diagramme

Memos anzufertigen begleitet den gesamten Forschungsprozess (Strauss & Corbin 1996:170). Sie stellen ein maßgeblich unterstützendes Instrument für den Forscher dar. Corbin (1986a) unterscheidet verschiedene Arten von Memos und betont, dass

[7] Als Peergruppen sind Gruppen aus Wissenschaftlern zu verstehen, die gemeinsam Daten interpretieren und methodisches Vorgehen reflektieren. Die Bedeutung von Peergroups wird in Kapitel 2.3.6 näher ausgeführt.

sie *von* dem Forscher *für* den Forscher sind und es keine richtige oder falsche Art von Memoschreiben gibt (ebd.:108ff). Sie beschreibt Codememos, Kategoriememos, vergleichende Memos, Abstufungsmemos, Hypothesenmemos und Storyline Memos zur Identifizierung der Kernkategorie. Ohne die Memos alle entsprechend zu benennen, wurden in der vorliegenden Arbeit Memos mit dieser Vielfalt verfasst. Jedes Memo hat einen eindeutigen Titel und das Verfassungsdatum erhalten. Wurden im weiteren Verlauf zum selben Thema Gedanken festgehalten, so sind diese in das bereits bestehende Memo mit neuem Datum aufgenommen worden. So konnten Entwicklungen innerhalb einer Kategorie oder Hypothese deutlich gemacht werden. Bereits direkt nach der Datenerhebung wurden Memos angefertigt, um den subjektiven Eindruck vom Interview festzuhalten. Es wurden weiter Gedanken zum vergebenen Kode oder der benannten Kategorie protokolliert. Während des Kodierens und der Analyse wurden zudem theoretische Memos angefertigt, die erste theoretische Erkenntnisse beinhalten. In methodischen Memos wurden Aspekte zum weiteren Vorgehen gesammelt.

Ausführliche, mehrseitige Memos wurden im Rahmen der Identifizierung der Kernkategorie angefertigt, indem alle Kategorien in eine Geschichte integriert wurden. Ebenso umfangreich wurden Memos während und nach gemeinsamen Interpretationen in den Peergroups angefertigt. Zusätzlich wurden durchgeführte Wortanalysen (Strauss & Corbin 1996:61f) zur Sensibilisierung für Bedeutungen und Variationen von invivo Kodes und zur Validierung der eigenen Interpretationen in den Peergroups per Memo festgehalten.

Die angefertigten Diagramme dienen zur Darstellung von Beziehungen zwischen den Kategorien und Konzepten. Diese wurden nicht nur im Rahmen des Kodierparadigmas visualisiert, sondern auch eigene Darstellungen und „mindmaps" wurden genutzt. Diese Diagramme sind nahezu alle in den Peergroups vorgestellt und kritisch diskutiert worden. Die in Abbildung 6 dargestellte Bedingungsmatrix (Corbin, Hildenbrand & Schaeffer 2009:58f; Strauss &Corbin 1996:132ff) zeigt die Einfluss nehmenden Bedingungen für die Handlungen der Betroffenen.

Mit dieser Abbildung wird mit einem Blick deutlich, welche persönlichen und strukturellen Bedingungen auf das Handeln der Betroffenen einwirken können. Sie können sich gegenseitig beeinflussen und jeder Betroffene durchläuft einen Pfad durch diese Matrix mit unterschiedlichen intervenierenden Bedingungen.

Das jeweilige Ziel des Kodierens und die praktische Anwendung in der vorliegenden Arbeit werden im Folgenden unter Zuhilfenahme von Memobeispielen kurz erläutert.

### Offenes Kodieren

Zunächst wurden im offenen Kodieren die Interviewtranskripte Zeile für Zeile und im weiteren Verlauf teils Absatz für Absatz kodiert. Die Kleinteiligkeit der Kodierungen richtet sich ganz nach der Fragestellung und nach dem Verlauf des Forschungsprozesses, dient aber insbesondere zu Beginn der Forschung dem „Aufbrechen" der Daten

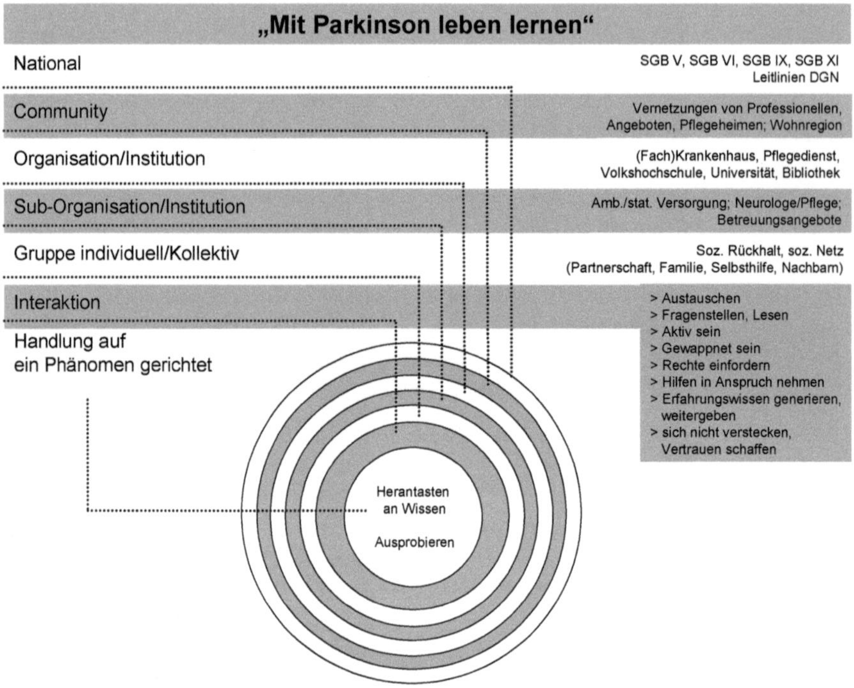


*Abb. 6: Matrix der Bedingungen für das Lernen*

(Kelle 1994:324; Strauss & Corbin 1996:45). Beim offenen Kodieren wurden möglichst invivo Kodes verwendet. Diese sind Begriffe für oder Beschreibungen von Ereignissen, Situationen, Emotionen, usw., die direkt den Daten entspringen. Dabei wurden gleiche oder ähnliche Kodes zu ersten Kategorien zusammengefasst. In der vorliegenden Untersuchung wurde sich weitgehend an die invivo Kodes gehalten, um möglichst nah an den Daten zu bleiben. Dies ermöglichte zudem die Wahrung des Überblicks über zwischenzeitlich etwa 2000 offene Kodes, welche im Rahmen der Analyse teils immer wieder neu zusammengesetzt wurden.

Nachfolgendes Beispiel zeigt zwei Textsegmente zweier Transkripte A und B, die beide mit dem Kode „Fragenstellen“ in der Kategorie „Wissen aneignen“ kodiert wurden.

Beispiel: Kode „Fragenstellen“; Kategorie „Wissen aneignen“

A: *„Und /ehm/ die Hilfe, die es da gibt, einfach fragen. Ich muss auch immer wieder neu fragen.“*

B: *„Gefragt. Immer gefragt, ja was ist denn das? Wieso?“*

Im offenen Kodieren wurden zu Beginn kleine Passagen wie im obigen Beispiel kodiert und analysiert. Die Interpretationen und Memos enthalten entsprechend Fragen, die an den Text gestellt werden. Um bei dem oben genannten Beispiel zu bleiben, interessierte mich beispielsweise an *wen* Betroffene *welche* Fragen stellen. Weiterhin sollten die Daten Auskunft darüber geben, ab *wann* welche Fragen *wozu* gestellt werden und *warum* vielleicht manche Betroffene keine Fragen stellen. Was fördert das Fragenstellen und was kann es behindern.

In der Überleitung zum axialen Kodieren kann bei Betrachtung dieser Zitate gleichzeitig festgestellt werden, dass beide Aussagen durch das Wort „immer" die dauerhafte Anforderung an diese Strategie des Fragenstellens bestätigen, um Wissen und damit Hilfe zu bekommen. Mit „immer" wird eine Dimension der Dauer und Häufigkeit als Eigenschaften der Kategorie „Fragenstellen" herausgestellt, die das Wissen aneignen als Prozess verdeutlicht. Diese ersten Gedanken zu kodierten Textsegmenten wurden im Rahmen des offenen Kodierens in tabellarischer Memoform festgehalten und in weiteren Analysen in Textform überführt.

Alle Kategorien wurden auf ihre Merkmalsausprägungen und deren Dimensionen hin überprüft, das heißt die theoretisch möglichen Ausprägungen eines Merkmals wurden anhand der tatsächlichen Vorkommnisse in den Daten verglichen. Die gefundenen Kategorien samt ihrer Ausprägungen repräsentieren Ereignisse an sich oder deren Bedeutung für die Informanten (Corbin 2002:60).

### Axiales Kodieren

Im axialen Kodieren werden die Kodes mit Hilfe des Kodierparadigmas in Beziehung gesetzt. Gleiche oder ähnliche Kodes werden aufgrund des ständigen Vergleichens zu abstrakteren Kategorien zusammengefasst und mittels des Kodierparadigmas nach Strauss und Corbin (1996:76) um eine Achse herum angeordnet. Mittels dieses Verfahrens werden Subkategorien um eine „Achsenkategorie" arrangiert, um nach ihrer Bedeutung für das Phänomen zu fragen. Subkategorien können dabei als ursächliche Bedingungen für das Phänomen, als Bedingungen, die auf die Handlungs- und Interaktionsstrategien einwirken, als Konsequenzen der Strategien und als Kontext des Phänomens interpretiert werden. Konsequenzen eines Kodierparadigmas können Bedingungen eines anderen Kodierparadigmas, mit einer anderen Achsenkategorie sein. Dadurch lassen sich prozessuale Verläufe der Kategorien aufdecken.

Nicht zuletzt dient die Entdeckung von Ähnlichkeiten oder Unterschieden der Formulierung von Hypothesen, die dann wiederum am Material überprüft werden. Dabei geht es darum, die Sensibilität des Forschers für die Vielzahl an Möglichkeiten in den Daten zu schärfen (Corbin 2002:65). Somit stellt das Kodierparadigma einen wichtigen vorbereitenden Schritt für das theoretische Sampling dar.

Mit Hilfe der Abstraktion der Kategorien wurde deren Integration in das Kodierparadigma eingeleitet (Corbin 1986b:98), das heißt, im Verlauf der Entwicklung von

Konzepten wurde das Abstraktionsniveau sukzessive angehoben, indem Kategorien zu Konzepten zusammengefasst und im Zuge dessen invivo Kodes möglicherweise durch abstraktere Kodes ersetzt wurden. Somit wurde im Laufe der Analyse aus verschiedenen Kategorien die Kategorie *Herantasten an Wissen* und integriert alle Strategien zur Aneignung von Wissen. Zudem verdeutlicht sie durch den invivo Kode *Herantasten* die Entwicklung dieser Strategie.

Für die Verwendung des Kodierparadigmas wurden die Schlüsselkategorien, also Kategorien, die zum Zeitpunkt der Analyse als zentral erkannt wurden, in den Mittelpunkt gestellt und um deren Achse mit dem Versuch der Integration die anderen Kategorien angeordnet. Die nachfolgende Abbildung (Abb. 7) zeigt beispielhaft die Anwendung des Kodierparadigmas im axialen Kodieren mit der Schlüsselkategorie *Herantasten an Wissen*.

Um Kategorien mit einander zu verbinden, müssen sie ein einheitliches Abstraktionsniveau aufweisen (Corbin 1986b:98). Nach Überprüfung der einheitlichen Niveaus

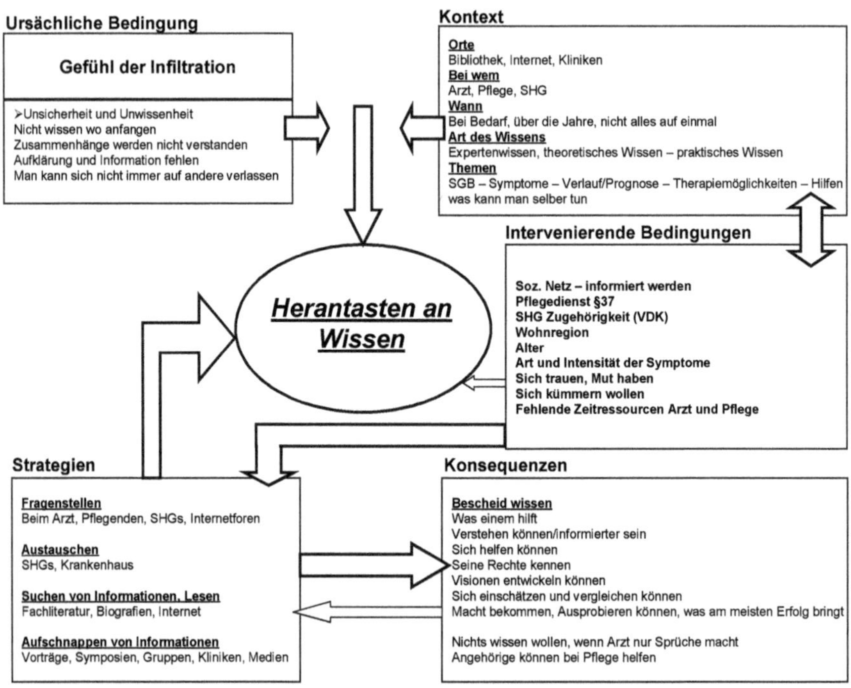


*Abb. 7: Beispiel Kodierparadigma einer Schlüsselkategorie*

der Kategorien wurden die Beziehungen der Schlüsselkategorien, beziehungsweise die Kategorien selbst entweder verworfen, beibehalten oder angepasst. Diese „neue" Zusammensetzung der Konzepte ist für die zu entdeckende Theorie von großer Bedeutung. Denn durch diese Konzeptbildung wird das bloße Beschreiben des Datenmaterials überwunden (Corbin 2002:62f). Konzepte und Theorien können mittels deskriptiver Analyse allein nicht erreicht werden, sondern werden durch den Forscher erst konstruiert (Corbin 2009:39). Um für ein Konzept unterschiedliche Indikatoren zu entdecken, wurde mit Hilfe des ständigen Vergleichens nach ähnlichen oder gegensätzlichen Vorkommnissen gesucht. Dafür decken die im Rahmen des axialen Kodierens formulierten *„idealtypischen Handlungsmodelle"* (Kelle 1994:330) bestimmte Sets von Bedingungen auf. Diese Bedingungen sind dann wieder in die Analyse der Daten eingeflossen (Corbin 1998:124). Vergleiche von Datensegmenten dienten also nicht nur um Konzepte zu bilden, sondern auch um sie zu verifizieren oder zu modifizieren. Die nachfolgende Darstellung (Abb. 8) zeigt ein einfaches Beispiel in reduzierter Form, wie Kategorien mittels ihrer Eigenschaften und deren dimensionalen Ausprägungen miteinander verknüpft wurden und dabei erste theoretische Erkenntnisse erkennen lassen.

**Beispiel:**

**Verknüpfung von Kategorien anhand ihrer Eigenschaften und deren Dimensionalisierung**

Kategorien: Diagnosephase, Diagnose, Bereitschaft sich zu kümmern, sozialer Rückhalt, Alter, ex. Erfahrungen

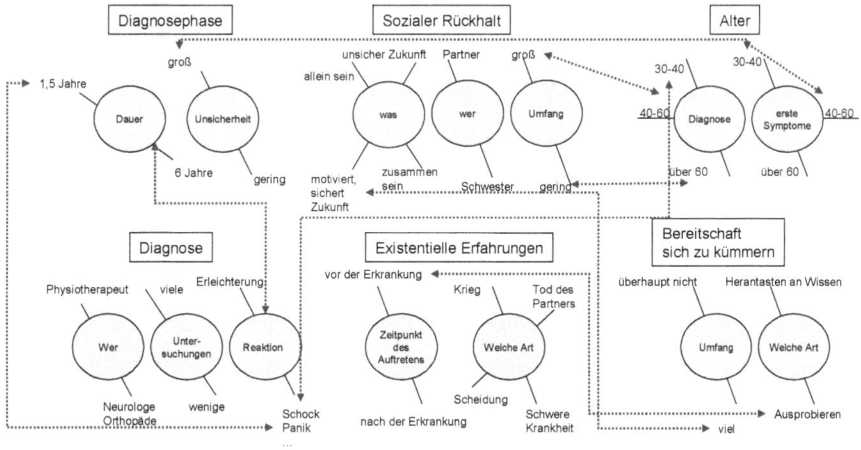


*Abb. 8: Dimensionalisierung von Eigenschaften*

Aufgrund unterschiedlicher persönlicher Voraussetzungen und individueller Erfahrung in Forschungsmethodik ist nicht gewährleistet, dass alle Forscher mit demselben Datenmaterial zu den gleichen Ergebnissen kommen würden (Glaser & Strauss 2010:117). Umso bedeutsamer ist die detaillierte Darstellung des analytischen Vorgehens. Durch möglichst viele Vergleiche wird eine erhöhte Glaubwürdigkeit der entwickelten Kategorien und Hypothesen erreicht (Glaser & Strauss 1993:96ff). Die Auswahl der Vergleichsgruppen wird durch die sich entwickelnde Theorie bestimmt. Das heißt, erst nachdem bereits wichtige Kategorien entdeckt sind und Hypothesen bestehen, werden diese an unterschiedlichen Kontexten überprüft, bzw. neue Hypothesen generiert. Dabei geht es ebenso um strukturelle Bedingungen (Glaser & Strauss 1965:7), wie um persönliche Bedingungen der Betroffenen, die die Hypothesen und ihre Bedeutsamkeit minimieren oder erweitern. Dadurch zeigen sich gleichzeitig Grenzen der emergierenden Theorie und der Forscher entscheidet Kategorien zu reduzieren, um „mehr Zeit für das ständige Vergleichen" (Glaser & Strauss 2010:125) aufzubringen und die Schlüsselkategorien entsprechend verdichten zu können. Aus diesem Grund blieb beispielsweise in der vorliegenden Arbeit die Kategorie *Selbstverständnis der Parkinson Nurses* zu Gunsten der Erkenntnisse zum Erleben Betroffener unberücksichtigt.

Die Vergleichsgruppen zeigen, zu welchen Bedingungen oder nach welchen Regeln bestimmte Aspekte auftreten. Der Forscher sucht hierbei gezielt nach negativen Fällen, um zu sehen, wie wahrscheinlich ein bestimmtes Auftreten einer Kategorie, eines Konzeptes oder eines Merkmals ist (Glaser & Strauss 1965:7). Dies wurde in der vorliegenden Arbeit insbesondere mit der Kategorie *sich kümmern müssen* gemacht, aus der im weiteren Verlauf die Schlüsselkategorie *Bereitschaft, sich zu kümmern* wurde. Immer wieder tauchten Kodes auf, die in diese Kategorie *sich kümmern müssen* integriert wurden. Es stellte sich die Frage: Was ist bei denjenigen anders, die sich nicht kümmern? Es zeigte sich durch das Vergleichen, dass es Betroffene sind, die andere kritische Lebensereignisse durchlebt haben oder ein soziales Netz haben, oder sich erst am Beginn des Krankheitsverlaufes befinden. Nachfolgender Auszug aus einem Memo zeichnet einen Teil der Entwicklung dieser Kategorie beispielhaft nach.

> <u>26.06.2011</u> – *Warum aus „sich selber kümmern müssen" „Bereitschaft, sich selbst zu kümmern" wird*
>
> *Pat3 hat viele Fragen, … sagt aber auch, er kümmere sich nicht drum. Das heißt, er ist nicht bereit dafür. Die Äußerungen der anderen Pat können auch so gelesen werden, im Sinne, du musst dich schon selber drum kümmern, also schon bereit sein, etwas zu investieren. Wie mit dem Bewegen, es ist anstrengend, aber wenn du es nicht tust, wirst du noch eingeschränkter… Gleichzeitig wollen Betroffene scheinbar auch Anerkennung wenn sie sich selbst kümmern und bemühen, denn es ist dann auch ihr Verdienst, dass es ihnen gut geht und sie sich in einer stabilen Krankheitsverlaufphase befinden. Es ist nicht allein der Verdienst der Gesundheitsprofessionen. (…) Bereit sein, sich selbst zu kümmern hat auch etwas mit der Motivation durch andere zu tun, was erklärt, warum Menschen mit größerem sozialen Rückhalt aktiver sind.*

Bei den Vergleichsgruppen geht es um maximale Ähnlichkeit und maximale Verschiedenheit. Daher wurden nicht nur *Kümmerer* und *Nicht-Kümmerer* verglichen, sondern auch *Kümmerer* und *Kümmerer*. Ebenfalls traten Bedingungen zum Vorschein, die wiederum als Vergleichsbedingungen herangezogen wurden (Alter, andere existentielle Erfahrungen). Durch viele Ähnlichkeiten der Informanten in Bezug auf diese Kategorie, konnte sie als wichtig und brauchbar und damit als eine weitere Schlüsselkategorie beibehalten werden (Glaser & Strauss 2010:73). Auf diesem Wege wurden weitere Kategorien mit ihrer Bedeutung herausgearbeitet.

### Selektives Kodieren

Der letzte Schritt des Kodierens findet gegen Ende des Forschungsprozesses statt. Corry Bosch (1998) betont im Gespräch mit Wilfried Schnepp und Martin Moers, dass es in der Grounded Theory durchaus mehrere zentrale Kategorien möglich sind, es aber darauf ankommt, zu gegebenem Zeitpunkt eine Kategorie auszuwählen und diese weiter auszuarbeiten (Bosch 1998:XX). Ziel dieser weiteren Ausarbeitung, des selektiven Kodierens ist eine Gegenstandsbezogene Theorie zu formulieren. Das Material und die bisherigen Kodierungen werden selektiv kodiert, indem das gefundene zentrale Phänomen, alle Schlüsselkategorien integrieren kann (Corbin 1986b:94). Aus den idealtypischen Handlungsmodellen soll nun ein „theoretisches Modell begrenzter Reichweite über das *typische Handeln typischer Akteure im Untersuchungsfeld"* (Kelle 1994:331) expliziert werden. Dafür wurden alle Kategorien in ihrer Verbindung zum Phänomen am Material überprüft, verworfen, ergänzt oder reduziert. „Unter Reduktion verstehen wir, dass der Forscher Einheitlichkeiten entdecken kann, die seinem originalen Set an Kategorien oder deren Eigenschaften zugrunde liegen, was es ihm ermöglicht, die Theorie mit wenigeren, aber abstrakteren Konzepten zu formulieren" (Glaser & Strauss 2010:124). Zu diesem Zeitpunkt kommt es entweder zur Sättigung des Materials oder aber zur Überprüfung des Modells müssen erneut Daten erhoben werden. Deren Kodierung erfolgt dann in der Regel nicht mehr line-by-line, da die Aufmerksamkeit ohnehin auf eine bestimmte Eigenschaft oder ein bestimmtes Konzept fokussiert ist. Doch wie wurde nun in der vorliegenden Arbeit die Kernkategorie ausgewählt?

Im Verlauf der axialen Analyse wurden bereits Kategorien als mögliche Kernkategorien (*Routine entwickeln,* dann *Wissen aneignen*) wahrgenommen. Zwar konnten nahezu alle Kategorien jeweils integriert werden. Allerdings war es schwierig die Konzepte des aktiven und passiven Hoffens, sowie das Konzept der Suche zu integrieren. Ebenso tauchte die Frage auf, wie die zwei Arten von Wissen, nämlich theoretisch und praktisch, zu diesen möglichen Kernkategorien stehen würden. Der nachfolgende Ausschnitt eines Memos beschreibt diesen analytischen Schritt.

Memo 22.06.2011

*(...) Festzuhalten bleibt, dass es vielmehr um das Wissen und Erfahrungen generieren an sich geht, um handlungsfähig zu werden. Routinen sind dann eher als Konsequenz zu sehen, ob nun neue oder erhaltene Routinen. Es dreht sich um durchstehen, das Hadern hinter sich lassen, die Krankheit annehmen, d. h. mit Wissen, Kompetenz, Kontrolle und Routine der Infiltration davon kommen. Womöglich muss ich eine neue Kategorie als Kernkategorie formulieren, da keine bestehende alle anderen Kategorien integrieren kann. Es liegt nahe, dass es sich um einen Prozess des Lernens handelt, denn es geht um Wissen. Betroffene beschreiben das Lernenmüssen und dass sie zu bestimmten Zeitpunkten „damit leben konnten". Das heißt, damit leben lernen ist nie abgeschlossen und liegt in der Progredienz der Erkrankung begründet. Kann ich alles unter dem Aspekt des Lernens subsumieren? Überprüfe alles Kodes zum Thema lernen und fertige eine Kodierparadigma an.*

Insbesondere kommen während des axialen und des selektiven Kodierens unweigerlich Hypothesen auf, die nicht nur beschrieben, sondern auch geprüft werden. Vor allem die Beziehungen zwischen den Kategorien und Konzepten sind teils als Hypothesen formuliert, die „die Richtung der Beziehung, nicht aber deren Stärke oder Größenordnung anzeigen müssen" (Glaser & Strauss 2010:78). Ähnlich wie im offenen Kodieren kommt dem Memoschreiben erneut eine große Bedeutung zu, mit Hilfe dessen Beziehungen und Vermutungen festgehalten werden und die weitere Datenerhebung und Analyse leiten. Das ständige Vergleichen gilt hierbei als eine wichtige Methode, eine dichte Beschreibung über Hypothesen, und die Beziehungen zwischen Kategorien und Konzepten zu erlangen. Trotz der Darlegung des Forschungsprozesses in den vorangegangenen Abschnitten bedarf es für eine Nachvollziehbarkeit der Forschungsergebnisse einen Blick auf die Gütekriterien qualitativer Forschung und deren Einhaltung in der vorliegenden Arbeit.

## 2.3.5 Gütekriterien

Da es sich in der qualitativen Forschung um die Erfassung subjektiver Wirklichkeiten handelt, die vom Forscher interpretiert werden, stellt sich die Frage, wie die wissenschaftliche Güte der Ergebnisse überprüfbar ist. Die Datenanalyse qualitativer Forschung ist für Dritte häufig nur schwer nachprüfbar und die Gütekriterien der quantitativen Forschung, wie Objektivität, Reliabilität und Validität, stellen hier nur bedingt eine Möglichkeit zur Aussage über Güte des wissenschaftlichen Vorgehens in der qualitativen Forschung dar. Sie können nicht ohne weiteres auf die qualitative Forschung übertragen werden, da sie für andere Methoden und Vorgehensweisen entwickelt wurden und teils dem Prinzip der Offenheit einer qualitativen Forschung widersprechen (Mayer, Brandenburg & Panfil 2007:115; Steinke 2007:322). So werden in der qualitativen Forschung beispielsweise keine Hypothesen geprüft, sondern auf Grund des offenen Herangehens an das Untersuchungsfeld erst neue Erkenntnisse mittels der Perspektive der Informanten entdeckt, welche dann zur Hypothesengenerierung und -prüfung führen können. Dennoch braucht qualitative Forschung Gütekriterien, um eine willkürlich werdende Forschung zu unterbinden (ebd.:320ff) und den Stand der qualitativen Forschung in der wissenschaftlichen Diskussion zu stärken. Die nachfolgenden Ausführungen zeigen die Kriterien und die Wege ihrer Einhaltung auf, mit derer in der vorliegenden Arbeit wissenschaftliche Güte erreicht wird.

Für die qualitative Forschung ist es nahezu unmöglich dem Kriterium der „intersubjektiven Überprüfbarkeit" (Steinke 1999:208) gerecht zu werden, daher sollten qualitative Untersuchungen dem Anspruch *„intersubjektiv nachvollziehbar"* zu sein entsprechen. (ebd. 1999; 2007:324f). Intersubjektiv bedeutet, dass aufgrund bestimmter Merkmale auch andere Personen das Vorgehen und die Interpretationen nachvollziehen können. Diesem Anspruch wird die vorliegende Arbeit gerecht, da eine ausführliche *„Dokumentation des Forschungsprozesses"* inklusive der Vorannahmen, der Darlegung der Datengewinnung, der Transkriptionsregeln und der Datenauswertung in den vorangegangenen Kapiteln vorliegt (ebd.).

Weiter dienen die *„Interpretationen in Gruppen"* der Herstellung von intersubjektiver Nachvollziehbarkeit (Steinke 2007:326) und Glaubwürdigkeit (Guba & Lincoln in Mayer et al. 2007:117; Polit et al. 2004:303; Steinke 1999:47) und bilden damit ein weiteres wichtiges Instrument in der Herstellung von Güte in der qualitativen Forschung. In der vorliegenden Untersuchung wurden drei unterschiedliche Peergroups genutzt. Eine erste Gruppe verschiedener Experten aus der Pflege leistete im Rahmen eines Doktorandenkollegs eine „argumentative Validierung" (Bortz, Döring & Bortz-Döring 2009:328; Truschkat et al. 2005), indem der Forschungsprozess mit seinen Zwischenergebnissen regelmäßig diskutiert und kritisch hinterfragt wurde. Diese Treffen konnten vierteljährlich wahrgenommen werden. Eine weitere, fachlich und methodisch homogene Peergroup diente den intensiven Interpretationsprüfungen aus pflegefachlicher und pflegewissenschaftlicher Sicht, sowie der Nachvollziehbarkeit von methodischen Entscheidungen im weiteren Vorgehen. Eine heterogene Gruppe bestehend aus Erziehungs-, Politik- und Sozialwissenschaftlern konnte in regelmäßigen Abständen für die Überprüfung der Interpretationen außerhalb eines pflegewissenschaftlichen Verständnisses erfolgen. Insbesondere durch diese Gruppe konnten Konzepte und Analysen in weiten Vergleichen und anderen Erfahrungsräumen diskutiert werden. Auch konnte in dieser Gruppe durch unterschiedliche Ansätze qualitativer Forschung das eigene Standing im Feld aber auch in der Wissenschaft vidiert und gefestigt werden (Truschkat et al. 2005:Abs25). Die beiden letztgenannten Gruppen waren jeweils monatlich im Austausch, was eine enge Begleitung der Analysen ermöglichte.

Die mit den Peergruppen erreichte Intersubjektivität und die Loslösung von den eigenen Vorannahmen führen zu großer *Wahrscheinlichkeit* der Interpretationen und somit zu einem starken „Indiz für Validität" (Bortz et al. 2009:335). Eine Form der kommunikativen Validierung (ebd.:328) mit den Interviewpartnern erfolgte im Rahmen des iterativen Prozesse der GTM, indem empirisch verankerte Hypothesen wieder mit ins Feld genommen wurden. Zur Verifikation dient weiter der im Rahmen der „theoretischen Evaluierung" erfolgte Rückgriff auf Konzepte und Forschungsarbeiten aus angrenzenden Gebieten und verwandten Kontexten (Morse & Field 1996:138). Ausführlich zeigt dies das Kapitel Diskussion dieser Arbeit auf.

Trotz größter Bestrebung eine intersubjektive Nachvollziehbarkeit zu garantieren und der Regelgeleitetheit der jeweiligen Methode, insbesondere bei *„Anwendung kodifizierter Verfahren"* (Steinke 2007:326), wie der Grounded Theory Methodologie, kann qualitative Forschung niemals objektiv werden. Der „intersubjektive Konsens" der Interpretationsgruppen kann zwar als Objektivität der qualitativen Forschung gesehen werden, beschreibt aber eher die Validität der Daten und Interpretationen (Bortz et al. 2009:237f). Ebenso wenig wie die Objektivität kann die Reliabilität als Gütekriterium auf die qualitative Forschung angewendet werden. Die Reliabilität als Gütekriterium der quantitativen Forschung beschreibt die Zuverlässigkeit einer Datenerhebung und damit die Wiederholbarkeit der Erhebung mit demselben Ergebnis. Für die qualitative Forschung kann dies kein Gütekriterium sein, da die Daten aus Deutungen einer subjektiven Wirklichkeit in Alltagssituationen entspringen. Lediglich durch die „Variation der Untersuchungsbedingungen" möglichst viele Ausprägungen abzubilden, besteht die Möglichkeit im Sinne einer Sättigung der Daten einer Reliabilität am nächsten zu kommen (ebd.:327), was durch die Strategie des theoretischen Samplings bereits beschrieben wurde.

Steinke (1999) beschreibt mit dem Kriterium „Indikation des Forschungsprozesses" die Angemessenheit der Datenerhebung und -analyse, sowie die Begründung „methodischer Entscheidungen" (ebd.:213ff) während des Forschungsprozesses. Mit der Darlegung der Wahl der Methode, des Vorgehens, insbesondere des theoretischen Samplings und den Vergleichskonzeptionen, welche die weitere Datenerhebung leiteten sowie mit der intensiven Arbeit mit den Peergruppen kann dieses Kriterium erfüllt werden.

Mittels dem permanenten Memoschreibens und dem Austausch in den Peergruppen wurde zudem die Beziehung zwischen mir und den Informanten reflektiert und an einem „intimen Ort" (Breuer, Mey & Mruck 2011:438), dem Forschungstagebuch festgehalten. Die Selbstreflexion im Tagebuch zeigte sich nicht nur in Bezug zu Informanten mit Parkinsonsyndrom hilfreich, die teils Erwartungen an mich als Experten formulierten, sondern auch hinsichtlich der Begegnung mit Pflegeexperten als erforderlich, da diese mir im Rahmen ihrer Rollenfindung bestimmte Attribute zuwiesen, deren ich mir zunächst bewusst werden musste. Aufgrund von Reflexion konnten bestimmte Haltungen eingenommen und gegenüber dem Informanten begründet werden, die Erwartungen dann zurückstellten und einerseits die Offenheit des Forschers in der Interviewsituation ermöglichten und andererseits die Glaubwürdigkeit der Teilnehmer erhöhten, indem Bedingungen für sozial erwünschte Formulierungen reduziert wurden.

# Empirische Ergebnisse

Der Ergebnisteil dieser Arbeit ist in zwei Kapitel unterteilt. Kapitel 3 gliedert sich in fünf Unterkapitel, deren Inhalte in ihrer Grundform an das Kodierparadigma nach Corbin und Strauss angelehnt sind. Dieser Darstellung der Ergebnisse folgt in Kapitel 4 die Diskussion der Erkenntnisse und die Erläuterung deren Praxisrelevanz.

Mit Kapitel 3.1 werden die ursächliche Bedingung für das Phänomen „mit der Erkrankung leben lernen", die Infiltration des Ichs der Parkinsonbetroffenen sowie die Phasen des Lernprozesses erläutert. Daran anknüpfend werden in Kapitel 3.2 der Kontext einerseits und die intervenierenden Bedingungen andererseits thematisiert. Dieses Unterkapitel ist von großer Bedeutung, um zu verstehen, in welchen Formen die Strategien bezogen auf das Phänomen Anwendung finden. Die Strategien *Ausprobieren* und *Herantasten an Wissen* werden in Kapitel 3.3 und 3.4 ausführlich betrachtet. Anschließend werden in Kapitel 3.5 mit *Ich selbst sein und bleiben können* die Konsequenzen der Handlungen und deren Bedeutung für die Lebenssituationen der Betroffenen vorgestellt.

In Kapitel 4 werden mit Hilfe zusammenfassender Thesen der Lernprozess und seine Bedeutung für die Entwicklung von Selbstmanagementkompetenz vor dem Hintergrund von Theorien zu chronischer Krankheit, Lerntheorien und dem Einfluss von Routinen diskutiert. Das Kapitel schließt mit einem Fazit für die pflegerische Versorgung Parkinsonbetroffener und für zukünftigen Forschungsbedarf.

Die nachfolgenden Interpretationen werden durch einzelne Datenpassagen illustriert. Die in Klammern gesetzte Kodierung eines Zitates bezeichnet das Ursprungstranskript. Zur besseren Gewährung von Anonymität wird nur die Gruppe der Informanten erwähnt. Die Daten der Angehörigen, Pflegeexperten und Ärzte werden zur Verdeutlichung des Einflusses von Interaktionen und der Konzepte unmittelbar in deren Zusammenhang positioniert und entsprechend gekennzeichnet.

# 3

# Parkinson: mit der Infiltration leben lernen müssen

Der Beginn der Erkrankung wird von Betroffenen *„unheimlich"*, *„merkwürdig"* und *„seltsam"* erlebt. Sie merken Veränderungen, können sie aber zunächst nicht einordnen. Eine Betroffene bezeichnet ihre Erkrankungssituation als eine *„Infiltration"*. Um mit der Erkrankung und dem Gefühl der Infiltration leben zu lernen, wollen Betroffene informierter sein, Zusammenhänge der Erkrankung verstehen. Nur mit Wissen haben sie die Möglichkeit die Therapie und den Verlauf durch eigene Handlungsfähigkeit mitzubestimmen. Durch dieses angeeignete Wissen und durch eigene Erfahrungen können sie in ihrem Alltag Dinge ausprobieren, um diesen optimal gestalten zu können. Eher bewusst oder eher unbewusst setzen Betroffene Strategien ein, um Informationen zu erhalten und sich Wissen anzueignen. Beginnen diese Handlungen meist zögerlich, so nehmen sie im Verlauf der Krankheit zu und werden aktiver und bewusster durchgeführt. Diese Strategien lassen sich unter *Herantasten an Wissen* zusammenfassen. Zudem versuchen Betroffene ihr erworbenes Wissen und ihre erworbenen Erfahrungen im Alltag anzuwenden. Diese Strategien lassen sich unter der Kategorie des *Ausprobierens* subsumieren. Durch die Progredienz der Erkrankung stehen diese beiden Strategien immer wieder in einer wechselseitigen Beziehung zu einander, mit dem Ziel mit der Erkrankung bestmöglich leben zu lernen. Daraus ergibt sich ein Prozess des Lernens, welcher aufgrund der fortschreitenden Erkrankung nie abgeschlossen sein wird.

Dem Gefühl der Infiltration begegnen sie im Laufe des Lernprozesses mit *„gewappnet sein"*, sie wissen, was kommt oder kommen kann. Dies führt zum Gefühl, *selbst sein und bleiben zu können*. Betroffene und/oder deren Angehörige übernehmen immer mehr Verantwortung, um Kontrolle über die eigene Lebens- und Versorgungssituationen übernehmen und ausüben zu können.

Besonderen Einfluss auf die Handlungsstrategien der Betroffenen haben verschiedene persönliche und strukturelle Bedingungen, wie z. B. Erfahrungen kritischer Lebensereignisse, sozialer Rückhalt oder die Wohnregion. Diese Faktoren können sich fördernd oder hemmend in Bezug auf bestimmte Handlungsstrategien und deren Folgen auswirken.

Das Phänomen des Lernens ist in kontextuelle Bedingungen eingebettet. Neben der Art und Intensität der Symptome und dem Krankheitsstadium verändert sich vor allem aufgrund verstärkter psychisch/kognitiver Symptome im Laufe der Erkrankung die Perspektive des Lernens. Angehörige werden zunehmend in die Lebens- und Versorgungssituation und damit in den Lernprozess mit der Infiltration leben zu lernen einbezogen; nicht zuletzt da auch ihr Leben von der Erkrankung mitbetroffen ist.

Die *Perspektive* im Lernprozess, *ich* oder *wir* liegt ebenso als Kontinuum vor wie die *Haltung* im Lernprozess, die als eher *aktiv* suchend oder eher *passiv* suchend, eher *bewusst* oder eher *unbewusst* beschrieben werden kann. Zu Beginn der Erkrankung, so konstatieren Betroffene, haben sie sich eher *„durchgeschlängelt"*, was als unbewusste Haltung interpretiert wird. Erst mit der Zeit werden sich Betroffene über ihre Situation bewusst, können die Krankheit annehmen und beginnen aktiv zu suchen und sich aktiv mit der Krankheit *„auseinanderzusetzen"*. Die Ausprägungen dieser Merkmale sind daher abhängig von den Verlaufsphasen der Erkrankung und dem damit einhergehenden Erleben der Symptome und Beeinträchtigungen der Betroffenen und Angehörigen.

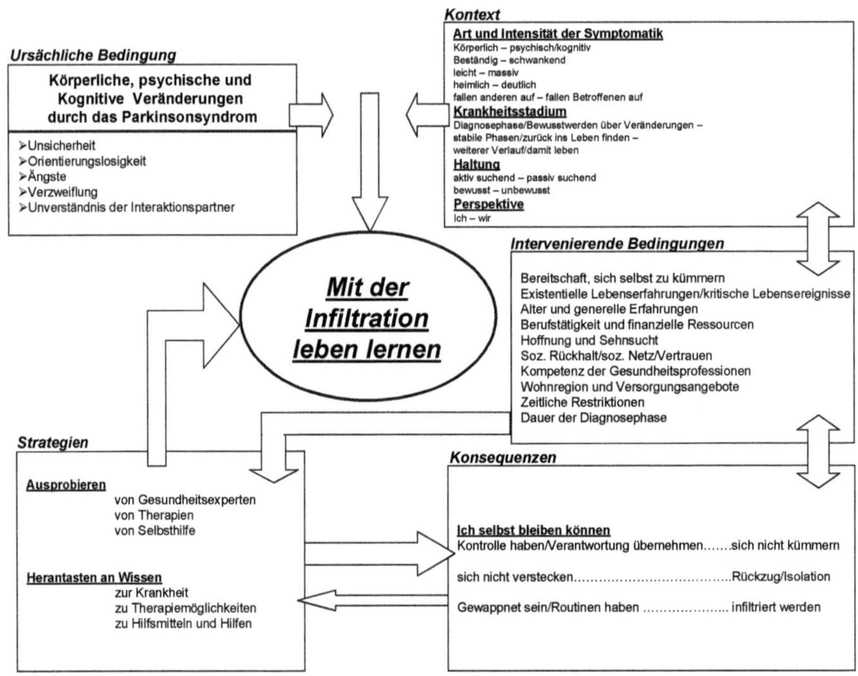


*Abb. 9: Kodierparadigma des Phänomens „mit der Infiltration leben lernen"*

Die daraus folgenden Phasen des Lernens werden im nächsten Abschnitt erläutert. Einführend wird die ursächliche Bedingung, die Infiltration durch das Parkinsonsyndrom geschildert.

Zuvor zeigt eine grafische Darstellung (Abb. 9) mittels des Kodierparadigmas, wie die einzelnen Konzepte des „leben lernen müssen" in Verbindung stehen. Diese Veranschaulichung dient zudem als Orientierung für die nachfolgende Ergebnisdarstellung.

## 3.1 Phasenverlauf: mit der Infiltration leben lernen

Menschen mit Parkinsonsyndrom erleben langsam, schleichend merkwürdige Veränderungen. Diese Veränderungen betreffen ihren Körper, aber auch ihre Psyche. Erst mit der Zeit erkennen sie diese Merkmale als erste Symptome *einer* und später als *der* Erkrankung. Der Beginn der Erkrankung wird als eine *„Infiltration"* benannt, also ein heimliches Eindringen in ihr Leben, eine feindliche Sabotage des Lebens durch Parkinson.

> *„Es begann leise und fast unbemerkt, veränderte mich, mein Leben, alles, was mir bis dahin wichtig und selbstverständlich war."* (Pat)

Die Wahl, mit der Infiltration das zu beschreiben, was diese schleichenden Veränderungen bei Betroffenen für Empfindungen auslösen, wird auch durch weitere Begrifflichkeiten mit militärischem Duktus untermauert. So beschreiben Betroffene die Erkrankung als *„Feind"* und *„Gefährlichkeit"*, sprechen von einem *„Angriff"* und von *„Kampf"*.

Sukzessive werden Alltagsroutinen gestört. Dinge, die selbstverständlich waren, sind es plötzlich nicht mehr. Betroffene wollen wissen, was da passiert, was der Grund für die Veränderungen ist und beginnen mit einer Suche nach Antworten. Diese Suche nach Wissen zieht sich durch den gesamten Krankheitsverlauf, in ihrer Intensität und ihrem Fokus abhängig von den Symptomen und den damit verbunden Einschränkungen in ihrem Leben.

Besonders verstärkt wird dieses Gefühl infiltriert zu werden durch Bemerkungen aus dem Umfeld, wenn Veränderungen zunächst anderen auffallen. Betroffene sprechen in der Diagnosephase, die durchaus sechs Jahre dauern kann, von einer *„Änderungsgeschichte ihres Lebens"*. Geprägt ist diese Geschichte von vielen Arztbesuchen und Unsicherheiten hinsichtlich Diagnosen und Unsicherheiten dem eigenen Körperbild gegenüber. Mit der Diagnosestellung entstehen weitere Unsicherheiten hinsichtlich einer Zukunft mit dem Parkinsonsyndrom.

Ein weiterer Aspekt der Infiltration ist die mit zunehmendem Wissen retrospektive Deutung von Veränderungen als Symptome des Parkinsonsyndroms und damit das zunehmende Bewusstwerden, *„dass da eine Krankheit im Angriff war"*. Dies geschieht aufgrund von hinzugewonnenen Erkenntnissen im weiteren Verlauf der Erkrankung.

> *„Was ich jetzt weiß, da gehe ich mal ganz weit zurück, mit den Symptomen. Die ersten Symptome müssen wohl gewesen sein ..."* (Pat)

Unterschiedliche Symptome, deren wahrgenommene Ausprägung und die Phasen der Erkrankung werden als *„Stufigkeit"* beschrieben. Damit umschreiben Betroffene den Verlauf der Parkinsonsyndrome, von einer *„leichten Form von Parkinson"* über *„langsam dahin"* bis zum *„extrem zuschlagen"*. Dass Veränderungen extrem zuschlagen, zeigt sich im weiteren Verlauf der Erkrankung durch Spätkomplikationen wie Schwankungen der Symptomatik – sowohl körperlich als auch psychisch/kognitiv – oder durch auftretende Nebenwirkungen der Therapie. Beschreibungen wie *„massive Schlafstörungen"* und *„kolossale Schwankungen"* der Symptome verdeutlichen die intensive Entwicklung des Krankheitserlebens. Dass es sich dabei immer wieder um ein Gefühl der Infiltration handeln kann, zeigen Aussagen der Betroffenen, in denen sie eine Erkrankung beschreiben, *„die ihr wahres Gesicht noch immer nicht gezeigt hat."*

In diesen Phasen können ganz individuelle Beeinträchtigungen mal mehr oder weniger im Vordergrund stehen und sind im weiteren Verlauf gegebenenfalls durch Merkmale anderer Erkrankungen überlagert. Betroffene geben deutlich zeitliche Begrenzungen in ihren Beschreibungen vom Erleben an, wie *vorher* oder *jetzt*.

> *„(...) das Zittern und Vergesslichkeit ist jetzt zur Zeit das /ehm/ Unangenehmste."* (Pat)

Die Verlaufsphasen sind bezüglich ihrer je anderen Bedeutung für das Handeln im Lernprozess in die Diagnosephase, die stabilen Phasen nach Behandlungsbeginn und die Phasen im weiteren Verlauf geteilt. Als Lernphasen sind sie als *„Bewusstwerden über Veränderungen"*, *„zurück ins Leben finden"* und *„damit leben"* benannt. Sie sind nicht mit objektiven Kriterien definiert, sondern durch die Art des Handelns der einzelnen Betroffenen und dessen Konsequenzen für das Leben lernen mit der Erkrankung gekennzeichnet. So geht es in der Diagnosephase darum, durch das Bewusstwerden über die Veränderungen nach einer Antwort zu suchen, um entsprechend die Orientierungslosigkeit durch ein mögliches zielgerichtetes Handeln abzulösen. Durch stabile Krankheitsphasen lernen Betroffene wieder zurück ins Leben zu finden, indem sie sich nach und nach mit der Erkrankung auseinandersetzen. Instabile Phasen, Krisen und wiederum stabile Phasen können sich im weiteren Verlauf häufig abwechseln und Betroffene versuchen nun mehr und mehr den Alltag an der Krankheit auszurichten, um mit ihr bestmöglich zu leben. Insbesondere durch fluktuierende Symptome, sowohl motorische als auch nicht-motorische, bleibt der weitere Verlauf der Erkrankung durch plötzliche, mehrmals tägliche Wechsel von guten und schlechten Phasen der Beweglichkeit unvorhersehbar und eher instabil. Durch unwillkürliche Überbewegungen oder plötzliche Bewegungsblockaden bleibt das Gefühl der Infiltration weiterhin bestehen. Eine Informantin beschreibt das Erleben dieser unvorhersehbaren Wechsel von guten und schlechten Phasen, als keine „*Relation*" mehr zu haben. Infiltriert zu sein, bedeutet dann keine Kontrolle über den Körper mehr zu haben, sich im Raum zu verlieren, da der Körper keine wahrnehmbare Form mehr hat und die Begrenzung verloren geht. Die Beschreibung des Erlebens einer Off-Phase, also einer Phase schlechter Beweglichkeit und zunehmender nicht-motorischer Symptomatik macht dies deutlich.

> *„Ich habe immer so, mal oft das Gefühl, wenn ich /ehm/ im Off bin, ich zerfließe. Irgendwie als wenn der Körper keinen Halt mehr hat, so in sich. (...) Also ich habe so das Gefühl, als wenn ich so ein, kennen Sie einen Formwandler? Nein, ne? ((lacht)) // ((nicken))// ((lacht)) Haben Sie Star Trek gesehen? //mmh// Ah ja, gut. So ein Gefühl habe ich, so würde ich das am ehesten noch beschreiben. Ich, ich könnte so zerfließen, unten da so irgendwie, so was, ne."* (Pat)

Sowohl Lern-, wie auch die Verlaufsphasen der Erkrankung haben keinen vordefinierten Zeitrahmen und sind somit in ihrer Dauer individuell und von zahlreichen Einflussfaktoren abhängig. Wie die Diagnosephase von ganz unterschiedlicher Dauer sein kann, können auch die weiteren Phasen für den einen kürzer und für den anderen von län-

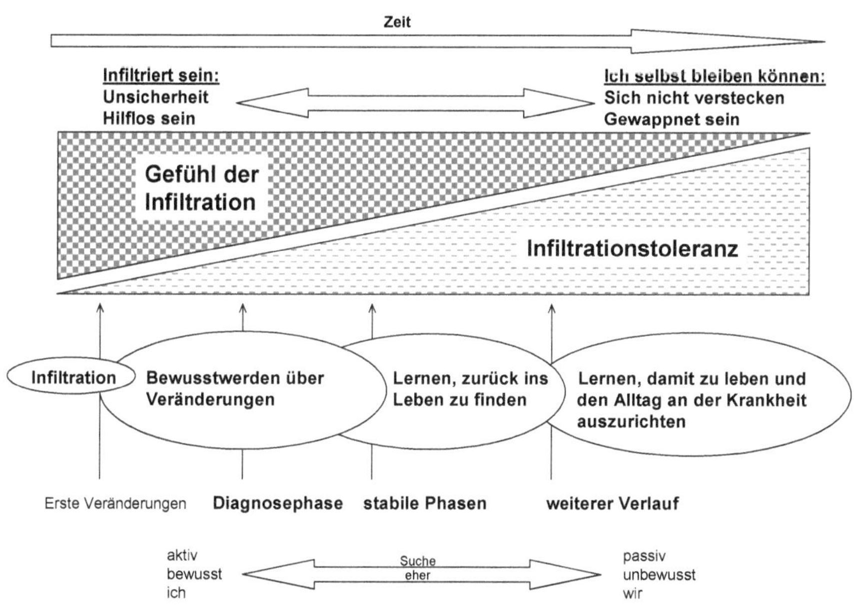


*Abb. 10: Lernphasen – zwischen Infiltration und Infiltrationstoleranz*

gerer Dauer sein. Vor allem aber können sich Lern- und Verlaufsphasen in ihren Konsequenzen für das Erleben der Betroffenen in ihren Lebens- und Versorgungssituationen gegenseitig beeinflussen. Ein Wechsel dieser Phasen kann durchaus auch mehrmals im Verlauf der Erkrankung erfolgen und orientiert sich meist an kritischen Ereignissen, die als solche von den Betroffenen benannt werden. Ein definierter Anfangs- oder Endpunkt einer Phase kann trotzdem nicht immer bestimmt werden. Es handelt sich eher um ein Ineinanderübergehen von einem Gefühl der Infiltration in ein Gefühl mit dieser Infiltration umgehen zu können. Es geht um die Entwicklung einer *Infiltrationstoleranz*. Die Abbildung 10 illustriert diesen stufenlosen Übergang und verdeutlicht das Kontinuum, auf dem sich Betroffene je nach Lernphase befinden.

Um mit den Unsicherheiten im Alltag und im Beruf sowohl in der Gegenwart als auch in Gedanken an die Zukunft umgehen zu können, entwickeln Betroffene unter bestimmten Bedingungen meist enorme Anstrengungen, die sie den gesamten Krankheitsverlauf mehr oder minder aufrechterhalten. Denn durch den progredienten Verlauf der Parkinsonsyndrome sind Betroffene ständig auf der Suche nach neuen Informationen und neuen Möglichkeiten der Therapie, um damit die Kontrolle über den Verlauf der Erkrankung und der Behandlung zu erhalten und gegenüber erneuter Infiltration *„gewappnet"* zu sein. Um den Herausforderungen dieser chronischen Krankheit gewachsen zu sein, zielt ihr Handeln darauf Orientierung und Sicherheit im Alltag und im Krankheitsmanagement zu gewinnen, nicht zuletzt, um *selbst sein und bleiben zu können*.

## 3.1.1

## Bewusstwerden über Veränderungen – Suche nach Antworten

Wenn Symptome von Betroffenen nicht bewusst wahrgenommen werden, liegt das entweder an einem unbewussten nicht wahr haben wollen, einem Verdrängen der Veränderungen, oder an der Alltäglichkeit der Symptomatik, die mit Alltagsbelastungen oder Alterungsprozessen erklärt werden. Das Erleben der Betroffenen ist zu diesem Zeitpunkt weniger durch Unsicherheiten und Ängste geprägt. Erst wenn die alltäglichen Erklärungen für die Veränderungen nicht mehr passen, weil die Symptome vielleicht deutlicher werden oder andere sie auf diese Veränderungen aufmerksam machen, beginnt für Betroffene eine aktive Suche nach der Ursache und eine bewusste Auseinandersetzung mit den Veränderungen. Der Beginn der Diagnosephase ist durch das sich Bewusstwerden über die körperlichen und/oder psychisch/kognitiven Veränderungen gekennzeichnet. Sie wollen wissen, was da passiert, was der Grund ist und frequentieren verschiedene Ärzte, aber auch andere Gesundheitsexperten, wie Physiotherapeuten oder Heilpraktiker, um Antworten auf ihre Fragen zu bekommen.

So wie teilweise Außenstehende durch ihre Äußerungen Betroffene erst auf Veränderungen aufmerksam machen, können Aussagen Außenstehender die von Betroffenen wahrgenommenen Veränderungen auch verharmlosen. So beschreibt ein Betroffener, dass sein Zittern zu Beginn der Erkrankung seitens des Hausarztes als Stresssymptom *„abgetan"* wurde. Vor allem wenn diese Aussagen von Professionellen kommen, haben sie verstärkten Einfluss auf die persönliche Deutung der Veränderungen durch die Betroffenen selbst. Es werden sich zunächst keine weiteren Gedanken dazu gemacht. Gleichsam verringert eine solche retrospektiv gedeutete Erfahrung mit Gesundheitsexperten das Vertrauen in sie in der Gegenwart. Die doch eher negative Formulierung *„abgetan"* untermauert diese Interpretation.

Erst das bewusste Wahrnehmen von Veränderungen, die sich nicht oder nur ungenügend mit Erklärungen aus dem Alltagsleben deuten lassen, münden dann in eine aktive Suche nach der Ursache. Die Parkinsonsyndrome können mit ganz unterschiedlichen Symptomen beginnen, was es den Betroffenen schwerer macht, gezielt nach Antworten zu suchen. In den Beschreibungen der Betroffenen zeigt sich deutlich, dass diese *„üblichen"* Zeichen nicht bei allen Betroffenen zu Beginn auftreten müssen. Obgleich es Fälle mit typischen Anzeichen gibt, sprechen Betroffene daher nicht von den typischen Symptomen.

> *„Halt wie gesagt diese Symptome, die eigentlich so gäng-, gängig sind bei den Parkinsonerkrankten, die //mmh// üblichen, ja... Obwohl, üblich, dass ist ja bei jedem anders irgendwo. Bei mir war es halt so."* (Pat)

Betroffene berichten zu Beginn der Diagnosephase von körperlichen Symptomen wie Tremor, Schmerzen, Gangunsicherheit und von psychisch/kognitiven Veränderungen, wie Erschöpfung, Depression und Ängsten. Da die Veränderungen zunächst nicht eingeordnet werden können, entstehen zudem Ängste und Unbehagen als Reaktion auf das *„Seltsame"*. Aus diesen Ängsten, ob endogen oder reaktiv, entstehen Unsicherheiten in der Gegenwart, und auch in Gedanken an die Zukunft.

> *„Und das hat mich schon beängstigt, weil es /ehm/ nicht einzuordnen war. Woher sollte das kommen"* (Pat)

Aufgrund dieser ganz unterschiedlichen Erscheinungen der Erkrankung ist es den Betroffenen erschwert, zu Beginn dieser Diagnosephase an die richtige, eine wissende und erfahrene Instanz zu gelangen, die die Erkrankung diagnostizieren kann oder zumindest an entsprechende Stellen verweisen kann. Zu Beginn bleibt diese Nachforschung nach den Ursachen für die Veränderungen häufig orientierungslos. Ziel ihrer Suche sind Antworten und Erklärungen für die Veränderungen zu finden, aber sie wissen meist nicht an wen sie sich wenden sollen. Dieses Wissen, an wen sie sich mit welchen Fragen wenden können, eignen sie sich in der Regel erst im Verlauf an.

Auch die befragten Pflegeexperten bezeichnen die Zeit der Diagnosestellung *„eindeutig“* als Phase, bis dann eine *„wirkliche Diagnose besteht“*. Pflegende stellen aufgrund ihrer Erfahrung analog zu den Betroffenen die Symptomatik zu Beginn der Erkrankung als *„diffus und nicht so richtig greifbar“* dar.

> *„Also, meiner Erfahrung nach /ehm/ haben die schon einige Ärzte hinter sich.“* (PDN)

Die befragten Neurologen hingegen berichten von Betroffenen, die eher eine kurze Phase der Diagnosefindung haben. Als Parkinsonexperten haben sie möglicherweise eher Kontakt zu Betroffenen, die unmittelbar vom Hausarzt überwiesen werden oder direkt den Weg zu ihnen finden.

Es ergeben sich zwei wesentliche Zeitpunkte der Diagnosestellung, welche die Art der Reaktion charakterisieren. Zu Beginn der Diagnosephase sind Betroffene mit dem Bewusstsein über die Veränderungen zunächst voller Hoffnung und Erwartung an Gesundheitsexperten. Sie erwarten von Medizinern eine Erklärung für die Symptome und eine heilende Therapie. Danach folgt entweder der Punkt, an dem die Diagnose rasch gestellt wird und Betroffene plötzlich mit einer Diagnose konfrontiert werden, für die es keine Heilung gibt. Die anfängliche Hoffnung auf eine Heilung ist plötzlich genommen und Betroffene sind zunächst *„geschockt“*. Oder aber es wird noch keine Diagnose gestellt und die Suche nach Antworten dauert weiter an. Der Zeitpunkt der Diagnosestellung dieser dann eher verzweifelten Gruppe an Betroffenen kann mitunter bis zu sechs Jahre nach dem ersten Bewusstwerden der Veränderungen liegen. Für die Betroffenen dieser Gruppe bedeutet die Diagnosestellung dann eher eine *„Erleichterung“*, da die lange Diagnosephase als ein *„Drama“* empfunden wird, denn es wurde *„ja immer schlimmer“*. Sie wissen nun woran sie sind und können endlich mit einer Therapie beginnen.

Die Aussagen der Professionen beschreiben die Betroffenenreaktionen auf die Diagnose durchgängig als *„fürchterlich erschreckt“* und *„geschockt“*, *„mehr als ich* [der Arzt, Anm. T.M.] *es so erwarten würde“*, obwohl sie es nach Ansicht des Arztes *„im Grunde geahnt haben“*. Hier spiegelt sich die Hoffnung der Betroffenen in der Diagnosephase wider, dass es eine andere Ursache für die Veränderungen geben könnte als eine neurologische, unheilbare Erkrankung. Mediziner beschreiben damit einhergehende Zweifel der Betroffenen an der Diagnosestellung und gewähren ihnen die Möglichkeit einer Zweitmeinung.

> *„Es gibt manche, die dann Zweifel haben, wo ich dann sage, „gut, dann gibt es hier die Möglichkeit sich eine zweite Meinung zu holen (…).“* (A)

Der Schock auf die Diagnose wird von den Professionen auf das eher rudimentäre Wissen der Betroffenen über die Parkinsonerkrankung zurückgeführt. Gerade ältere Betroffene kennen meist jemanden der an Parkinson erkrankt ist und haben dann *„gleich Bilder im Kopf vor Augen“*. Letztendlich würden viele nur diejenigen kennen, denen es *„ganz schlecht geht, weil von den anderen wissen sie es ja oft gar nicht“*. Daher entstehe bei den Betroffenen mitunter auch *„Panik“* und vor allem jüngere Betroffene, *„40, 50 Jahre alt“*, bekommen *„häufig große Angst, [dass sie] (…) innerhalb kürzester Zeit* *irgendwie pflegebedürftig sind und nicht mehr am normalen Leben teilnehmen können"*. Nicht nur Ärzte, sondern auch Pflegende beschreiben diese Angst der Betroffenen.

> *„Die so /ehm/ die so /ehm/ das Gefühl haben, ihr Todesurteil ist gerade verkündet worden. Was bei erstaunlich vielen der Fall ist. Also wo ich denke, wo ich mich immer wundere, wie wenig in der Bevölkerung doch da offensichtlich darüber gewusst wird."* (PDN)

In manchen Fällen wird mit der Diagnose die Erkrankung personifiziert, was zu einem Feindbild führt, welches zu bekämpfen ist. Wird vorher von *„es"* gesprochen, ist es dann eher *„der"* Parkinson, der das Leben verändert. Der Feind hat sozusagen einen Namen – es gibt jemanden, den man für die Unsicherheiten im Alltag verantwortlich machen kann, *„man kennt den Feind"*. Durch die Personifizierung wird etwas zunächst nicht oder kaum Greifbares, denn *„röntgen können sie das nicht"*, nun zu etwas Fassbarerem, zu dem Feind, der in das ganz private Leben eindringt.

Trotz des Wissens, an einem Parkinsonsyndrom erkrankt zu sein und einer einsetzenden Therapie, bleiben Unsicherheiten bestehen, da es keine erfolgreiche Therapie im Sinne einer Heilung gibt. Im Vergleich mit an Krebs erkrankten Menschen, die doch zumindest die *„Chance"* haben, geheilt zu werden, sehen sich Parkinsonbetroffene zum Teil schlechter gestellt.

> *„Meine Mitbewohnerin, die hatte Brustkrebs. Da habe ich auch überlegt, willst du mit ihr tauschen wollen oder so, ne? Natürlich nicht, weil ich denke, ich kenne meine Krankheit und ihr-, aber, ich habe, sie hat eine Chemotherapie gemacht und sie ist gesund, ne. Ihre Bemühungen um psychische Gesundheit und physische Gesundheit haben Früchte getragen und sie ist jetzt topfit, ne. Und ich? Diese Unsicherheit, wie es weiter geht, ne. Kann ja keiner sagen."* (Pat)

Gesundheitsexperten setzen häufig Wissen bei Betroffenen voraus, welches faktisch nicht vorhanden ist. Sowohl die Mediziner als auch die Pflegeexperten erkennen, dass Betroffene nach Diagnosestellung aber *„erst einmal ihre Zeit brauchen"* und nicht sofort Informationen aufnehmen können. Damit bezeichnen sie eine Zeit, in der Betroffene zunächst versuchen die Diagnosestellung *an*zunehmen. Erst dann sind sie nach Auffassung der Professionen, ähnlich wie die Aussagen der Betroffenen dies selbst darstellen, in der Lage Informationen *auf*zunehmen.

An die Stelle der Unsicherheit über die Ursache der Veränderungen rückt mit der Diagnose eine Unsicherheit über die Zukunft eines Lebens mit der Erkrankung. Es wird in den Daten deutlich, dass zum Zeitpunkt der Diagnosestellung die Interaktion der Gesundheitsprofessionen mit den Betroffenen deren Beruhigung zum Ziel hat. Denn Betroffene brauchen in ihren Augen erst einmal ihre Zeit, dass heißt zu *„verdauen"*, was diese Diagnose für sie bedeutet.

> *„Ich versuche dann immer die Patienten auch bisschen zu beruhigen und sage, „es lässt sich ja behandeln, auch über Jahre, können Sie damit rechnen, dass ihre Lebensqualität eigentlich nicht eingeschränkt ist." Aber das ist was, was die Patienten dann auch erst im Laufe der Zeit /ehm/ auch begreifen."* (A)

Sowohl Mediziner und Pflegeexperten „versuchen" in ihrem Setting die Betroffenen durch Gespräche zu beruhigen. Die Schwierigkeit wird durch die Formulierungen *„versuchen"* deutlich. Es gibt keine Sicherheit und keine gezielte Strategie, deren Erfolg eine Beruhigung der Betroffenen gewährleistet. Im ambulanten Bereich gehen die meisten *„irgendwie erst einmal so mit ihren /ehm/ Gedanken über sich nach Hause"*. Es wird deutlich, dass sich Betroffene aus Sicht der Gesundheitsprofessionen in dieser Situation zunächst ganz allein mit sich auseinandersetzen. Betroffene schildern dies ähnlich, indem sie beschreiben, dass sie sich zunächst auf die Diagnose an sich konzentrieren.

> *„Ich bin damals aus der Praxis raus und habe gedacht: Vergiss das Wort nicht!"* (Pat)

Erst nach Überwindung des anfänglichen Schocks starten sie den Versuch die Unsicherheiten zu überwinden, indem sie einen Weg zurück in ihr bisheriges Leben finden wollen.

## 3.1.2

## Zurück ins Leben finden – die Krankheit annehmen

Je stärker die alltäglichen Beeinträchtigungen, desto höher ist die Bereitschaft, die Diagnose anzunehmen und *„dieses Hadern"* hinter sich zu lassen. Betroffene erkennen, dass sie dies eher *„selber runterzieht"*.

> *„Denn es ist ja müßig zu fragen, woher habe ich denn das. Die, die Kiste ist gelaufen, da ist /ehm/, ne. Muss ich jetzt gucken, wie ich damit klar komme."* (Pat)

Für Betroffene ist es in dieser Phase noch immer nicht greifbar, was mit ihnen passiert. Aufgrund von Unwissen fühlen sich Betroffene teils wie ausgeliefert, was das Gefühl der Infiltration weiter aufrechterhält.

> *„Weil ich denke, ich kann tun was ich will, es wird nicht besser."* (Pat)

Diese *„Unsicherheit, wie es weiter geht"*, kann ihnen keiner nehmen und dies fördert, je nach Intensität der Unsicherheit, die Bereitschaft, sich selbst zu kümmern und ist daher gleichsam der Antrieb für das Herantasten an Wissen.

Mit der *„wirklichen"* Diagnose kann eine gezielte Therapie des Parkinsonsyndroms erfolgen, welche meist *„Besserung"* und das Gefühl von *„Stillstand"* des Krankheitsverlaufes für die Betroffenen bringt. Sie beschreiben, dass sie zunächst *„gut damit leben"* können und sich wieder *„fitter"* fühlen. Mit dem Erfolg der ersten Therapie finden Betroffene zurück zur Normalität.

> *„(...) die Anfangszeit war ja diese Honeymoonphase, ne. Die Tabletten haben gewirkt, es ging mir gut und das war es erstmal."* (Pat)

Befinden sich Betroffene in einer stabilen Anfangsphase der Erkrankung sehen sie die fortgeschrittenen Betroffenen eher als *die* Parkinsonbetroffenen. Sie zählen sich selbst noch nicht dazu, denn man sieht es ihnen ja aufgrund der erfolgreichen medikamentösen Einstellung noch nicht an.

> *„Also ich /ehm/ denke immer noch, mir, mir sieht man es nicht an, außer man ist Spezialist."* (Pat)

Sich auf einer *„anderen Ebene"* zu befinden, ist Teil des Hoffens der Betroffenen. Nicht als parkinsonerkrankter Mensch angesehen zu werden, gibt Betroffenen zu Beginn das Gefühl noch nicht dazu zu gehören. Dieses sich von den anderen Betroffenen unterscheiden, ist ein Merkmal der Betroffenen in der zweiten Phase, der Phase nach dem Behandlungsbeginn und dem Erfolg der ersten Therapien. Besonders deutlich wird dies bei Mitgliedern einer Selbsthilfegruppe, da sie sich von den anderen Mitgliedern abgrenzen. Sie sprechen von *„denen"* und *„ich"*. So formuliert eine Betroffene, die in ihrer Gruppe eine Leitungsrolle eingenommen hat und gut zehn Jahre jünger als die anderen ist:

> *„Jetzt fahren wir eine Woche in die Freizeit mit denen."* (Pat)

Betroffene sehen, dass sie sich mit der Erkrankung auseinandersetzen *„müssen"*. Diese Auseinandersetzung impliziert nicht die Akzeptanz der Erkrankung. Betroffene entwickeln mittels ihrer Erfahrungen aus der Diagnosephase zunächst aktiv und bewusst neue Handlungsstrategien, um ihren Alltag möglichst gleich bleibend aufrechterhalten zu können. Zurück zur Normalität bedeutet solange wie möglich eigenständig zu bleiben und der Berufstätigkeit so lange wie möglich nachgehen zu können.

> *„(...) so lange wie möglich meine Eigenständigkeit zu behalten. Sprich, also möglichst wenig Pflegebedarf in Anspruch nehmen zu müssen. Möglichst /ehm/ lange /ehm/ eigenständig zu bleiben, sowohl was das Wohnen betrifft, /ehm/ als auch alle anderen beruflichen Dinge oder auch die privaten Dinge, die so dazu gehören."* (Pat)

Auch die Gesundheitsprofessionen stellen fest, dass sich vor allem jüngere Betroffene besorgt zeigen, ihre Berufstätigkeit bis zum *„Rentenalter weiterführen zu können"*. Sie haben *„viele Sorgen, dass sie in ihrem Umfeld auffallen und ziehen sich zurück"*. Sie beschreiben junge Betroffene, die zunächst keine oder in nur sehr geringer Dosierung Medikamente einnehmen und die neue Situation *„nicht wahrhaben wollen"*.

Die Verpflichtungen junger Betroffener in Familie und Beruf, welche ein möglichst reibungsloses Funktionieren der Betroffenen im Alltag erfordern, zeigen aber entscheidende Faktoren für ein aktives Handeln in dieser Phase auf. Zudem besitzen Betroffene dieser Gruppe ausgeprägte Fähigkeiten, *wie* sie an Informationen über das Internet kommen. Die Art und Intensität der Symptome und die Beeinträchtigungen im Alltag sind die bestimmenden Faktoren, die aufgrund von Leidensdruck die Bereitschaft, sich zu kümmern erzeugen.

> *„Das kommt natürlich auch auf den Leidensdruck an. Also wenn die Patienten doch sehr schon darunter leiden, unter ihren Einschränkungen, dann wollen sie auch wissen, was*

> *ist es und was kann ich vor allen Dingen dagegen tun? Also da kommt schon auch viel von den Patienten selbst."* (PDN)

Die wiedererlangte Normalität führt dazu, dass sich Betroffene zunächst keine weiteren Gedanken über die Erkrankung machen. Je erfolgreicher die erste Therapie wirkt, desto langsamer tasten sich Betroffene aktiv und bewusst an Wissen heran. Erst ein ausbleibender Behandlungserfolg der ersten Therapien oder bei allmählicher Verschlechterung der Symptome setzt eine aktive und bewusste Suche nach Informationen über die Erkrankung und deren Therapiemöglichkeiten ein. Die Art und die Intensität der Symptome und der demzufolge mehr oder weniger hohe Leidensdruck der Betroffenen beeinflussen deren Suchverhalten. Neue Schwierigkeiten treten auch im Zusammenhang mit Nebenwirkungen auf, da zu den Medikamenten gegen die Parkinsonsymptomatik nun auch Präparate gegen die Nebenwirkungen eingesetzt werden müssen. Das ärztliche *„Testen"*, als eine Art des gemeinsamen Ausprobierens, welche Dosierung der Antiparkinsonmedikation und welche entsprechende Dosierung weiterer Medikamente erforderlich ist, um den Nebenwirkungen *„gegenzusteuern"*, führt in dieser Phase der Erkrankung meist zu ersten stationären Aufenthalten in Krankenhäusern und Fachkliniken.

Sobald die Symptome trotz medikamentöser Einstellung auch für das Umfeld deutlich sichtbarer werden, erfahren vor allem jüngere Betroffene neue Herausforderungen im Beruf. Je nach Dauer der Diagnosephase gehen Betroffenen noch einige Jahre einer Berufstätigkeit nach. So beschreibt eine jüngere Betroffene, *„die ersten Jahre ging es ganz gut. Dann fing Mobbing an. Ich habe sehr viel Mobbing erlebt."* Obgleich Betroffene mit den Symptomen der Erkrankung durchaus noch in der Lage wären weiterhin arbeiten zu gehen, so beeinträchtigt die psychische Belastung durch Kontrolle, Leistungsdruck und Unverständnis am Arbeitsplatz die Betroffenen zusätzlich, was indes die Wahrscheinlichkeit einer Frühberentung der Betroffenen verstärkt.

> *„Und /ehm/, dann kam ich aus meinem Öffentlichkeitsbereich raus. Wurde in die Buchhaltung versetzt. ... U n d, dann habe ich ganz tolle Tests erleben dürfen, (...). Wenn ich irgendwas geschrieben habe, es ist nicht durchgegangen beim Chef. Habe ich aber das Kürzel meiner Kollegin drauf gemacht, ist der gleiche Brief durchgegangen. ... Hmh, zum Beispiel. .. Und dann sollte ich ein Einzelzimmer bekommen, dann bin ich gegangen."* (Pat)

Durch Verschlechterung der Symptomatik, Ausbleiben eines Therapieerfolges oder zunehmende psychosoziale Belastungsfaktoren beginnen Betroffene in dieser Phase zunehmend nach Informationen rund um die Erkrankung, nach der bestmöglichen Therapie und nach möglichen nichtmedikamentösen Alternativen zu suchen. Die Auseinandersetzung mit der Erkrankung ebnet dabei den Weg für diese Suche nach der besten Therapie und ermöglicht den Betroffenen – nicht zuletzt durch Hoffnung diese zu finden – den bisherigen Alltag und damit die Normalität aufrechtzuerhalten. Wird dies nicht mehr erreicht, weil Therapieerfolge ausbleiben oder in Folge psychosozialer Belastungen Brüche im Alltag und in der Biografie entstehen, finden Betroffene im

Verlauf der Erkrankung unter bestimmten intervenierenden Bedingungen Wege, den Alltag an der Krankheit auszurichten.

### 3.1.3
### Damit leben – den Alltag an der Krankheit ausrichten

Die Lebens- und Versorgungssituationen sind im weiteren Verlauf durch ein Testen oder auch gemeinsamen Ausprobieren der bestmöglichen Therapie gekennzeichnet. Der Umgang mit Art und Intensität der Symptome, mit Spätkomplikationen und Nebenwirkungen ist eine besondere Herausforderung im fortgeschrittenen Parkinsonsyndrom. Wird es zunehmend schwieriger, den gewohnten Alltag aufrechtzuerhalten, wird dieser mehr und mehr an der Erkrankung ausgerichtet. Eine nachfolgende Interviewpassage verdeutlicht, dass das Lernen durch immer neue Herausforderungen nicht abgeschlossen sein wird. Vielmehr wird das Lernen zunehmend bewusst als Lernen wahrgenommen und als Chance mit der Erkrankung zu leben begriffen.

> *„Ich habe die* [die Erkrankung] *19 Jahre, es ist relativ schwierig es einzustellen. Ich bin aber .. ((rutscht fast vom Stuhl)) ( ).. das sind Überbewegungen. /Ehm/, ich reagiere sehr auf das Dopa, wenig zuviel. Und 19 Jahre, wenn sie Patienten sehen mit 19, 20 Jahren, die haben alle diese Überbewegungen. ... Da braucht mir keiner was vorzumachen. Die sind da und die kommen und gehen. Und die werden auch schlimmer, das weiß ich auch. Damit muss ich leben, <u>lernen</u> zu leben."* (Pat)

Der weitere Verlauf der Erkrankung ist durch *„extreme"* Veränderungen der Symptomatik geprägt, die durch eine Anpassung des Medikamentenregimes nur noch teilweise beeinflusst werden können. Sowohl Betroffene als auch Ärzte verstehen im weiteren Verlauf manche Entwicklung der Symptomatik nicht und die therapeutischen Möglichkeiten scheinen sich zu reduzieren. Dieses aufkommende Unverständnis und Unwissen im weiteren Verlauf erzeugen bei Betroffenen erneut eine teilweise Handlungsunfähigkeit und Ratlosigkeit, die das Gefühl mit einem infiltrierten Ich zu leben erneut verstärkt. Das Auftreten dieser schwer beeinflussbaren Veränderungen, wie motorische Fluktuationen, zeigt sich bei Betroffenen zu unterschiedlichen Zeitpunkten. Berichten einigen diese Veränderungen bereits nach vier bis sieben Jahren, so deuten andere diese extremen Veränderungen erst nach etwa 20 Jahren an. Diese subjektive Einschätzung erfolgt immer an der bisherigen therapeutischen Einstellung und den erfahrenen Besserungen und Verschlechterungen. Möglicherweise hat neben persönlicher Haltung gegenüber einem aktiven Lernprozess auch die längere Diagnosephase des Betroffenen Einfluss auf die Bewertung der eigenen Situation. Je länger die Diagnosephase und damit die Dauer unbehandelter Symptome, desto erfolgreicher spüren Betroffene die ersten Therapien. Die Situation eher negativ zu bewerten zeigt sich in rückwirkenden Deutungen, wie *„immerhin vier Jahre doch einigermaßen durch gestanden"* zu haben. Es lässt sich die Vermutung aufstellen, dass allein lebende Betroffene mit geringerer Selbstwirksamkeit sich und ihre Situation negativer einschätzen, ihr Handeln weniger aktiv ist und die Bereitschaft, sich zu kümmern geringer ausgeprägt ist und somit als ein eher passives *„durch gestanden"* bewertet wird.

Zunehmend beschreiben Betroffene Zeiten, in denen sie unbeweglich und von anderen abhängig sind. Aufgrund von Erfahrungen mit diesen unbeweglichen Phasen schildern Betroffene mitunter Routinen, um diese unbeweglichen Zeiten zu *„überbrücken"*. Werden die motorischen Spätkomplikationen mehr und mehr in das Leben integriert und mittels Routinen der Alltag an den Krankheitscharakteristika ausgerichtet, so fordern nicht-motorische Symptome im weiteren Verlauf zunehmend auch die Angehörigen der Menschen mit Parkinsonsyndrom heraus. Nicht-motorische Symptome, wie Inkontinenz, Schlafstörungen und Störungen der Sexualität beeinflussen den Alltag mehr als die rein motorischen Veränderungen beispielsweise im Rahmen eines Zitterns zu Beginn der Erkrankung.

> *„Viele machen sich natürlich immer ein falsches Bild davon, vom Parkinson. /Ehm/ ich weiß, dass das Gesamtbild der Krankheit viel größer ist als nur das Zittern. Das Zittern finde ich manchmal so von den Einschränkungen her so als kleinste Geschichte. Gut es ist unangenehm, gar keine Frage, aber das ist für mich im Grunde noch nicht so, nicht so belastend, sage ich mal. Da sind andere Dinge, die wesentlich gravierender sind."* (Pat)

Auch Angehörige formulieren eine höhere Belastung im Alltag durch nicht-motorische Störungen und dabei allen voran durch Anzeichen einer Demenz.

> *„(...) diese gewisse Demenz, die da eintritt, damit fertig zu werden. Das macht mir sehr zu schaffen. Mehr noch als die Steifigkeit und das andere."* (Ang)

Müssen sie nun einerseits mehr Aufgaben für den Erkrankten übernehmen, stellt dies zugleich für sie auch eine individuelle Herausforderung dar, die unmittelbar mit ihren eigenen Zielen und Sehnsüchten verbunden ist. Wenn Angehörige Dinge formulieren, wie *„das Leben lief an ihm vorbei"*, so beinhaltet das auch, dass ihr Leben auch an ihnen vorbei lief und eine Verbesserung der Symptomatik vor allem im nicht-motorischen Bereich eine erheblichen Einfluss auch auf ihren gemeinsamen Alltag hat.

Angehörige blicken trotz schweren Beeinträchtigungen *„nach vorne"* und konstatieren: *„damit müssen wir leben"*. Diese Haltung wird durch das auslassende Nachdenken an die Zukunft ausgelöst, nicht *„den ganzen Tag darüber nach grübeln und was kommt wenn"*. Es ist eine Art Selbstschutz, denn sonst würde man *„verrückt"*. Weiter ist diese Sicht, *„es einfach so nehmen, wie es kommt"*, auch bei Betroffenen zu finden und ist der Einsicht geschuldet, es *„nicht ändern"* zu können und zeigt ein Verstehen der Veränderungen und eine eher passive Lernhaltung. Die Haltung Betroffener ist häufig durch eine gewisse Toleranz gegenüber der Infiltration durch das Parkinsonsyndrom gekennzeichnet. In dieser Phase werden das Leben und die Normalität neu bewertet.

Es sind dann die

> *„(...) ganz kleinen Freuden. Die sind manchmal viel mehr wert, als das große Glück, was man ja, als junger Mensch rennt man immer hinterher, aber das ist Blödsinn."* (Ang)

Diese Bewertung erfolgt mitunter durch eine *„Stärkung"* von außen. Eine psychologische Begleitung ist dabei nicht auf Personen mit klassischer psychologischer Ausbildung beschränkt. Regelmäßige Gespräche mit Personen, die zuhören bieten psychosoziale Unterstützung. So berichtet eine Betroffene vom Einfluss einer *„Heilerin"* auf ihren Umgang mit der Erkrankung:

> *„Sie hat nicht nur mir, sondern vielen anderen Menschen den Weg zur Bewusstseinsveränderung und somit zur Heilung unterschiedlicher Erkrankungen gezeigt. Bewusstseinsveränderung bedeutet für mich der Glaube an die Selbstheilung als Grundlage für den weiteren Umgang mit dieser Krankheit."* (Pat)

Diese Gespräche geben *„Kraft"* und Betroffene sind *„froh"* eine solche Unterstützung *„gefunden"* zu haben. Damit wird nochmals deutlich, dass es keine Selbstverständlichkeit ist, eine solche Begleitung zu erfahren. Es liegt zum einen an den Betroffenen selbst, eine solche Unterstützung zu finden und anzunehmen, und beinhaltet entsprechend die Bereitschaft, sich aktiv zu kümmern. Zum anderen sprechen Betroffene auch von *„Glück"* und *„Zufall"*, wenn sie etwas erfahren, was ihnen hilft. Um *„therapeutische Hilfe"* in Anspruch zu nehmen, müssen seitens der Betroffenen das Wissen über die Möglichkeiten vorliegen und häufig Hürden zur Bewilligung durch Kostenträger überwunden werden.

## 3.1.4 Fazit

Rückblickend auf die vorangegangenen Abschnitte kann festgehalten werden, dass das Lernen mittels Bewusstwerden über die Veränderungen beginnt und durch eine Suche nach Antworten gekennzeichnet ist. Anstelle der Unsicherheit hinsichtlich der Ursache der Veränderungen in der Diagnosephase tritt die Unsicherheit gegenüber dem jetzigen und zukünftigen Handeln. In Übereinstimmung zeigen die Daten der Betroffenen und die der Gesundheitsexperten, dass Betroffene ohne konkretes Wissen über Verlauf und Therapiemöglichkeit ihre Ängste und Unsicherheiten im Sinne einer Infiltration nicht ablegen können. Gleichzeitig sind sie aufgrund des Schocks bei Diagnosestellung nicht in der Lage Informationen zu verarbeiten. Ein dauerhaftes Gefühl der Infiltration bedingt eine permanente Auseinandersetzung mit der Erkrankung. Im weiteren Verlauf wird das Umfeld zunehmend in diese einbezogen. Besonders mit hinzutretenden Fluktuationen und nicht-motorischen Störungen kann das bisherige Leben nicht mehr aufrechterhalten werden. Das Handeln in der dritten Phase des Lernprozesses verfolgt dann zunehmend aktiv und bewusst das Ziel des Lernens, um den Alltag an der Krankheit ausrichten zu können. Bestehen helfende Routinen zeigen Betroffene eine eher tolerante und passive Haltung gegenüber dem Leben mit der Infiltration durch das Parkinsonsyndrom. Lernerfolge gründen sich nicht nur auf das Handeln, sondern auch auf Glück und Zufall. Lernen findet somit passiv und unbewusst oder eher aktiv und bewusst statt. Unterschiede in der Auseinandersetzung mit der Erkrankung zeigen sowohl die Daten der Betroffenen als auch die der Ärzte und Pflegenden in Bezug zum Alter der Betroffenen bei Diagnosestellung. Welche weiteren Bedingungen das Handeln der Betroffenen in den Lernphasen hemmen oder fördern, zeigen die nachfolgenden Ausführungen.

## 3.2

## Bedingungen für das Lernen

In den folgenden Abschnitten werden die intervenierenden Bedingungen, die Einfluss auf die Handlungen der Betroffenen nehmen, näher betrachtet. Diese Darstellungen sind ausführlich, da sie für den Erfolg oder den Misserfolg dieses Lernprozesses maßgeblich von Bedeutung sind und entsprechend Unterstützungspotentiale offenlegen.

### 3.2.1

### Bereit sein, sich zu kümmern

Unter dem Einfluss der Haltung der Betroffenen innerhalb des Phänomens auf einem Kontinuum zwischen eher bewusstem Lernen auf der einen Seite und eher unbewusstem Lernen auf der anderen Seite, zeigt sich die Bereitschaft der Betroffenen, sich selbst zu kümmern. So gelangen Betroffene entweder eher aktiv oder eher passiv an Wissen, welches ihnen hilft mit der Krankheit leben zu lernen. Während einige Betroffene betonen, wie *„offen"*, *„aktiv"* und *„erfinderisch"* sie sind, weil sie sich sowieso *„nicht auf andere verlassen können"* oder das *„ihnen das ein anderer gar nicht beibringen"* kann und sie einen *„aktiven Kampf"* starten, beschreiben andere Menschen mit Parkinsonsyndrom den Lernprozess als ein eher passives *„mit der Zeit daran gewöhnen"*. Es zeigt sich somit zwar, dass mit jeder Haltung Lernen stattfinden kann. Für den Erhalt der *„richtigen"* Therapie muss aber häufig eine große Bereitschaft, sich selbst zu kümmern, vorliegen.

> *„Und vor allen Dingen müssen sie selber sehen, dass sie selber-. So sehe ich das. Das sie selbst /ehm/, müssen sie losgehen und, und sehen, dass sie /ehm/ die richtigen Therapien kriegen."* (Pat)

Die Bereitschaft, sich selbst zu kümmern, ist vor allem mit dem Erfordernis der Eigeninitiative aufgrund von Strukturen, wie beispielsweise einer angebotsarmen Wohnregion verknüpft. Betroffene *„müssen"* teils bereit sein sich zu kümmern. Ebenso hängt diese Bereitschaft von weiteren Einflussgrößen ab, wie zum Beispiel die Art und Intensität der Veränderungen und den damit einhergehenden Beeinträchtigungen im Alltag.

> *„[...] eines Tages bin ich eben /ehm/ dann, eben durch, eben durch die immer größeren Ausfälle oder was und habe ich gesagt, also jetzt versuche ich eine Pflegestufe zu bekommen und habe mir eben, habe mich da eben schlau gemacht, wie ich da vorzugehen habe."* (Ang)

Sich selbst kümmern, bedeutet nach Aussagen der Betroffenen den Mut zu haben, *„irgendwo hin zu gehen"* und beispielsweise Fragen zu stellen. Gerade zu Beginn der Erkrankung haben diesen Mut viele Betroffene nicht. Die Bereitschaft, sich zu kümmern, kann sich entsprechend im weiteren Verlauf der Erkrankung auch erst entwickeln. So zeigen die nachfolgenden Abschnitte Bedingungen auf, die für diese Bereitschaft *„etwas zu wollen"* förderlich oder hinderlich sein können.

Maßgeblich für die Entwicklung der Bereitschaft, sich selbst zu kümmern, sind die Erfahrungen der Betroffenen, die sie im Gesundheitswesen sammeln und zu der Erkenntnis führen, dass niemand für einen die Verantwortung vollständig übernimmt, sondern dass man selber aktiv sein *„muss"*.

> *„Also eines weiß ich wohl, ich kann mich nicht irgendwie auf irgendwie einen verlassen oder festlegen oder sonst was, ne. ((Schnalzt)) Immer muss man wieder sehen, dass man irgendwie /ehm/-. Und vor allen Dingen müssen sie selber sehen, dass sie selber / ehm/. So sehe ich das. Das sie selbst /ehm/, müssen sie losgehen und, und sehen, dass sie /ehm/ die richtigen Therapien kriegen."* (Pat)

Der Bereitschaft, sich selbst zu kümmern, liegt der Wunsch, aber auch die Notwendigkeit zugrunde, Verantwortung für sich selbst und seine Lebens- und Versorgungssituationen übernehmen zu können beziehungsweise zu müssen.

Negative Erfahrungen können jedoch auch das Gegenteil bewirken, indem sich Betroffene als *„das schwächste Glied"* fühlen und sich in solchen Situationen eher passiv fügen als Verantwortung zu übernehmen. Inwiefern sich Betroffene fähig fühlen, sich selbst kümmern zu können, hängt nicht nur am Ausmaß der ihnen gewährten Autonomie, sondern auch an motorischen und kognitiven Fähigkeiten, die durch die krankheitsbedingten Veränderungen durchaus beeinflusst sein können.

## 3.2.2
## Die Art und Intensität der Veränderungen

Der progrediente Verlauf der Erkrankung mit seinen verschiedenen Phasen ist durch Veränderungen in der Art und der Intensität der Symptome gekennzeichnet. Die Art und die Intensität der Veränderungen beeinflussen die Lebenssituationen und damit das Gefühl infiltriert zu werden. Unter den Veränderungen werden hier nicht nur die Symptome, sondern auch mögliche Nebenwirkungen der Medikation, sowie Komplikationen verstanden.

Betroffene beschreiben *körperliche* und *psychisch/kognitive* Veränderungen, wobei Parkinson häufig als Synonym für den eigenen, sich verändernden Körper verwendet wird.

> *„Ja, wie ich jetzt* [in Klinik] *hingekommen war, war ich ziemlich depressiv, //ja?// ja. Also da war /ehm/ die Psyche /ehm/ fast stärker beeinträchtigt wie der Parkinson."* (Pat)

Die Bedeutsamkeit der psychisch/kognitiven Veränderungen für die Alltagsroutinen werden vor allem im weiteren Verlauf ersichtlich, in dem Betroffene darüber klagen, dass die psychische Seite in der Behandlung *„sehr viel"* zu kurz kommt.

> *„Es gibt natürlich einen Punkt /ehm/, den ich immer sehr, ich sage das wirklich mal ganz klar, kritisiere. /Ehm/ das ist einfach der, dass ja häufig auf dem /ehm/ medikamentösen Sektor eine gute Therapie da ist. Auch was die /ehm/ Physiotherapie betrifft /ehm/, eine ganz gute Abdeckung da ist. Aber ich höre das auch immer von Patienten und ich höre das von sehr vielen Leuten und /ehm/ ein stückweit trifft das natürlich auch auf mich selbst zu, das ist einfach, dass die, die psychotherapeutische Begleitung sehr nachhakt. /Ehm/ ich höre sehr viel, dass Menschen sagen „ja gut, ich würde aber ganz gerne mal mit einem Therapeuten ein Gespräch führen, der mich einfach begleitet." Und das, finde ich, kommt sowohl in Kliniken, als auch im /ehm/ ambulanten Bereich sehr viel zu kurz."* (Pat)

Die psychisch/kognitiven Veränderungen haben demnach einen großen Einfluss auf das persönliche Bewältigungshandeln, da Betroffene häufig mit diesen Symptomen auf sich allein gestellt sind. Weiter erschweren solche Symptome das eigene Handeln an sich.

> *„... ach, einfach, das ich nicht, nicht, nicht fit genug bin, irgendwie so, finde ich. Das ist nicht-, mmh. Ich müsste dringend mal irgendwo aufräumen hier ((lacht)). Und / ehm/ das ist im Moment leider nur so, so ((klatscht in die Hände)) /ehm/. Ich bin so unruhig, irgendwie so innerlich. So, so richtig kriege ich das irgendwie nicht so richtig geregelt. Ich lasse mich dann so lei-, leicht ablenken."* (Pat)

Gleiche Symptome können „*anders erlebt*" werden und führen zu einer ganz subjektiv erlebten Intensität der Symptomatik. Zudem bemerken die Betroffenen, dass die Symptome unter Einwirkung von Stress „*stärker*" werden. So erklärt ein Herr während des Interviews seinen ausgeprägten Tremor durch die Aufregung in der Gesprächssituation:

> „*(...) jetzt durch die Anstrengung, gell, schafft das, das verliert sich nachher wieder.*" (Pat)

Es wird aber auch deutlich, dass Betroffene die Situationen gemäß ihrem Wissen einschätzen können. Sie können entsprechend handeln oder wie im obigen Zitat gelassen abwarten, da es sich von allein wieder „*verliert*". Diese Abhängigkeit des Wohlbefindens von psychischer Belastung stellt für sie Hindernis und Handlungsmöglichkeit zugleich dar. Zum einen müssen Betroffene mit Situationen, die psychische Belastung bedeuten, lernen umzugehen, denn

> „*es beeinflusst meinen Alltag im Berufsleben. Wenn ich zum Beispiel feine Arbeiten machen muss. Und wenn mir einer über die Schulter schaut, dann kommt das Zittern noch stärker. //mmh// Dann muss ich eben /ehm/ zu ihm sagen, dass er mich nicht / ehm/, dass er mir nicht zuschaut oder dass er mich alleine arbeiten lässt und dann geht es wieder.*" (Pat)

Zum anderen bietet die Erkenntnis über den Einfluss von Stress auch die Möglichkeit die Symptome besser zu handhaben, in dem Stress bewusst vermieden wird. Eine Frau schildert dies, in dem sie sagt:

> „*Jeder Tag beginnt mit 30-50 min Sport, ist geprägt von dem Bemühen stressarm und im Einklang mit mir zu leben*" (Pat)

Die auf die Art und Intensität der Symptomatik einwirkenden Größen wie Stress bewirken im Umgang mit ihnen Lernerfahrungen, die in spezifische Verhaltensmuster eingehen. Die unterschiedlich wahrgenommene Intensität der Veränderungen, von leichten Einschränkungen und extremen Zuschlägen, führt zu eher unbewusstem oder eher bewusstem Handeln. Je stärker die Veränderungen und damit auch deren Einfluss auf den Alltag der Betroffenen wahrgenommen werden, desto eher entwickeln Betroffene aktive und bewusste Handlungsstrategien. Die Handlungs- und Interaktionsstrategien der Betroffenen stehen neben der Art der Veränderungen also auch im Kontext der subjektiv wahrgenommenen Intensität der Veränderungen. Hinzu kommt die im Gegensatz zu einer eher spürbareren gesellschaftlichen Akzeptanz gegenüber der körperlichen Symptomatik eine wahrgenommene Ablehnung psychisch/kognitiver Veränderungen durch das Umfeld. Wenn keine deutlich sichtbaren motorischen Symptome vorliegen, haben manche Betroffene das Gefühl, als Simulant gesehen zu werden. Dies ist insbesondere in den Beschreibungen langer Diagnosephasen auffällig, weil seitens der Ärzte keine Ursache für die beschriebenen Symptome gefunden werden kann, wie beispielsweise für eine Erschöpfung. Betroffene müssen sich dann gegenüber ihrem Umfeld immer wieder erklären. Je deutlicher die Veränderungen in ihrer subjektiv wahrgenommenen Intensität für die Betroffenen sind und je stärker die psychisch/kognitive Symptomatik vorherrscht, desto aktiver sind vor allem jüngere

Betroffene bereit, sich selbst zu kümmern, um nicht nur für sich selbst, sondern auch für das Umfeld eine Erklärung für die Veränderungen zu finden.

## 3.2.3

## Existentielle Lebenserfahrungen und kritische Lebensereignisse

Einige Betroffene sind weniger bereit, sich selbst zu kümmern, um Wissen zu erlangen und eine optimale Therapie zu erhalten. Sie wissen wenig oder nichts über die Erkrankung und die Behandlungsmöglichkeiten und „*kümmern sich auch nicht darum*". Die Aussagen dieser Menschen erscheinen zunächst gleichgültig gegenüber der Erkrankung und damit gegenüber ihrem Gesundheitszustand, denn sie beschreiben in Art und Intensität doch vergleichbare Symptome wie eher aktive Betroffene. So zeigen sie in ihren Handlungen auch ähnliche Strategien, wenn auch in einer eher unbewussten Haltung. Wie bereits im vorherigen Abschnitt erwähnt, ist diese Haltung im Verlauf durch die Art und die Intensität der Symptomatik beeinflusst und nicht konstant. Wesentliche Unterschiede zeigen sich bei Betroffenen, die ein in ihrer Wahrnehmung verändertes Leben durch das Parkinsonsyndrom verneinen. Sie sind meist älter und beschreiben einen massiven Einfluss von existentiellen Lebenserfahrungen auf ihre teils gelassene Sicht auf die Lebenssituation mit der Erkrankung.

Eine Betroffene berichtet beispielsweise, „*dass sich das Leben nicht ge-, verändert hat*". Kurz vor der Diagnose starb ihr Mann nach langer Krankheit und somit änderte sich das Leben der kinderlosen Frau ohnehin – sie war plötzlich allein. Sie sagt selber, „*etwas hat sich verändert, indem das mein Mann gestorben ist. //mmh// Und das war damals fürchterlich*". Andere existentielle Erfahrungen können die Betroffenen mehr in ihrem Leben beschäftigen als die Veränderungen durch ein Parkinsonsyndrom und deren Einfluss überlagern. Hierzu zählen beispielsweise schwere Krankheiten oder der Tod des Partners, weil das „*damals fürchterlich*" war, oder die Trennung vom Partner, weil man seither auf der Suche ist.

> „*Dann ist meine Ehe den Bach runter gegangen. Ich bin dann irgendwann selber gegangen, habe die Türe hinter mir zu gemacht. Nachdem die Kinder aus dem Haus waren. Tja, und so ist meine, /ehm/ Wanderschaft, die Suche nach der Sucht oder wie auch immer man dies nennen mag, die Suche nach dem Leben-.*" (Pat)

Die Haltung von Menschen mit existentiellen Lebenserfahrungen innerhalb des Lernprozesses, mit der Erkrankung leben zu lernen, ist nicht, wie zunächst angenommen, gleichgültig, sondern eher passiv als aktiv. Während sie von existentiellen Erfahrungen wie von der „*schweren Nachkriegszeit*" oder Erkrankungen wie dem „*Brustkrebs*" erzählen, beschreiben sie Parkinsonsymptome zunächst eher als eine Art Behinderung als eine weitere Erkrankung im Sinne eines kritischen Lebensereignisses.

> *„Ansonsten habe ich doch keine Behinderung, nur das Zittern eben. //mmh// Na ja nun, das gibt halt nicht, zu empfehlen gibt es halt nichts, ne. Vielleicht sind sie auf dem Weg irgendwie, dass da doch was gemacht wird. Oder gemacht werden kann, das weiß ich noch nicht. Ich kümmere mich auch nicht darum."* (Pat)

Zwar fragen auch sie nach einer Therapie und wollen verstehen, warum die Symptome wie auftreten. Allerdings fragen sie, wenn sich eine Situation ergibt. Aufgrund anderer kritischer Lebensereignisse oder existentiellen Lebenserfahrungen agieren sie mitunter gelassener und nehmen Dinge eher als gegeben hin. Sie gehen gestärkt aus diesen einst gemachten Erfahrungen hervor; sei es gestärkt in den eigenen Kompetenzen oder im Glauben und in der Spiritualität.

> *„(...) und alles ist mir gelungen. Alles ist mir /ehm/, wie gesagt, so, wie geschenkt. Also ob dass ein Geschenk wäre, was ich bekommen habe. Und diese Erfahrungen, da ist jemand, der, der, der passt auf mich auf. Und wenn man das, das verspürt, und sieht, (...). Und wenn man das im Leben begriffen hat, oder erlebt hat, sage, es kann mich, kann mich nur damit be- /ehm/ beweisen, dass ich treu dazu stehe, Gott wird mich nicht verlassen."* (Pat)

Mit dem Einfluss dieser existentiellen Lebenserfahrungen auf das eigene Handeln wird deutlich, dass das Leben für viele weit mehr ist als die Erkrankung und daher die Erkrankung auch eher in das bestehende Leben integriert wird. Somit sind auch nicht alle Handlungen und Interaktionen auf die Bewältigung des Parkinsonsyndroms gerichtet. Wenn Betroffene beispielsweise äußern, *„am meisten beeinträchtigt (...) die Demenz"*, wird die Notwendigkeit, den Fokus des Handelns auf die belastendere Gesundheitsstörung zu legen, deutlich. Dass dadurch jedoch auch die gesamte Lebenssituation hinsichtlich ihrer Routinen beeinflusst wird, dass alles ineinander greift, zeigt das nachfolgende Zitat aus einem Gespräch mit einem älteren Paar.

> Pat: *„Das Schlimme ist ja, bei dieser Krankheit, dass ich /ehm/ alles vergesse. //mmh// Ich sitze hier, will gerade was machen, was holen in der Küche, komme in der Küche an, weiß ich nicht mehr was es ist /ehm/, was ich holen will, auf der kurzen Strecke. (...) Man muss es sich so vorstellen, das /ehm/ hier oben ((zeigt mit beiden Händen auf Kopf)) ein /ehm/ Gitternetz ist, dicht an dicht, ganz fein, und das die Drähte nicht mehr so richtig halten. //mmh// Und das ist auf der kurzen Strecke, ist es passiert, weg ist es. Kann ich machen was ich will. Muss ich meine Frau fragen, was wollte ich denn eigentlich."*
>
> Ang: *„Ja, das ist eigentlich hauptsächlich /ehm/ die /ehm/ die Folge auch /ehm/ von den Durchblutungsstörungen und auch das er so schlecht sehen kann ((räuspert sich))."*
>
> Pat: *„Ja, die Netzhaut."*
>
> Ang: *„Und da hat er halt, das summiert sich e i n, wie soll ich mal sagen, so was wie ein W e c h s elball, ja. Das eine greift ins Nächste. Zum Beispiel beim, beim Kaffeekochen, dann sagt er, mache du das mal, ich zittere heute so."*
>
> Pat: *„Ja."* (Pat/Ang)

Die Ergebnisse zeigen, dass eine zusätzlich auftretende Multimorbidität und allen voran Demenzerkrankungen das Handeln und die Interaktionen innerhalb des Bewältigungsprozesses erschweren. Den *„Wechselball"* oder das *„Gemisch"* der Erkrankungen und Symptome in *„den Griff zu bekommen"*, ist aufgrund der komplexen Situation dann besonders herausfordernd.

Aus der bloßen Existenz weiterer Erkrankungen oder anderer existentieller Lebenserfahrungen ist jedoch nicht einfach auf gute Bewältigungsressourcen zu schließen, sondern vielmehr muss der Zeitpunkt des Eintretens eines kritischen Lebensereignisses betrachtet werden. So gesehen haben *bereits erlebte* kritische Lebensereignisse einen eher fördernden Einfluss auf das Bewältigungshandeln bezüglich des Parkinsonsyndroms. Bereits erlebte existentielle Erfahrungen vor dem Auftreten eines Parkinsonsyndroms können Betroffene insofern gestärkt haben, dass sie der Infiltration durch die Erkrankung gelassener gegenüber treten und mit vorhandenem, teils impliziten Wissen den eigenen Bewältigungsprozess zielgerichtet steuern können. Zum Parkinsonsyndrom *parallel erlebte* kritische Lebensereignisse haben als zusätzliche Herausforderung zunächst einen eher hemmenden Einfluss auf die Handlungsstrategien der Betroffenen. Sie treten in den Interviews der Betroffenen im Zusammenhang mit Beschreibungen des Parkinsonsyndroms auf und bilden damit kein überstandenes kritisches Lebensereignis, aus dem sie gestärkt hervorgegangen sind. Vielmehr stellen sie im Augenblick des Lernprozesses mit der Infiltration durch die Erkrankung umgehen zu können eine zusätzliche Belastung des selbigen dar, wie z. B. die Trennung vom Partner. Kritische Lebensereignisse und die aus ihnen hervorgehenden existentiellen Lebenserfahrungen sind in ihrer Bedeutung für die Bewältigung der Lebenssituation mit Parkinsonsyndrom in Abhängigkeit des Zeitpunktes ihres Auftretens zu betrachten.

Durch die bereits erlebten existentiellen Erfahrungen kann die Haltung im Lernprozess geprägt sein. Routinen werden dann eher passiv entwickelt; *„da gewöhnt man sich dran"* (Pat). Die Beeinträchtigungen durch die Parkinsonerkrankung werden als nicht so groß wahrgenommen, wie eventuell durch andere bereits vorliegende Gesundheitsstörungen, wie ein Stoma nach Darmkrebs oder die Folgen eines Schlaganfalls. Betroffene, die eher passives Bewältigungshandeln zeigen und eher an alten Routinen festhalten, scheinen aufgrund ihrer kritischen Lebensereignisse bereits eine gewisse Routiniertheit entwickelt zu haben, mit solchen Ereignissen umzugehen. Es scheint, als betrachteten sie ihre Lebenssituation sachlicher. Der Zeitpunkt der Konfrontation mit einem kritischen Lebensereignis und dessen inhaltliche Ausformung, sowie die resultierende Lebenserfahrung sind unmittelbar mit dem Lebensalter verknüpft. Während Ältere ihre kritischen Lebensereignisse eher im Zusammenhang mit zusätzlichen gesundheitlichen Einschränkungen und dem Tod naher Angehöriger erleben, berichten Jüngere von Lebensereignissen wie Scheidung und Verlust der Arbeit.

## 3.2.4

## Alter, Berufstätigkeit, Wohnregion

Ältere Menschen spüren ohnehin ein Nachlassen ihrer körperlichen Leistungsfähigkeit und haben möglicherweise weitere altersbedingte körperliche Einschränkungen. Demgegenüber trifft die Erkrankung jüngere Menschen mitten im aktiven Leben, man könnte auch sagen in einer „Phase des Schaffens". Die eigene Karriere ist noch nicht fertig geplant und die Kinder erfordern viel Energie. Krankheitsbedingte Veränderungen führen bei jüngeren Menschen nach einem möglichen Schockzustand zum Zeitpunkt der Diagnosestellung im weiteren Verlauf daher eher zu einem aktiven Auseinandersetzen mit der Situation, um diese möglichst lange stabil zu halten. Jüngere zeigen diese aktive Haltung, indem sie sich Ziele setzen und sich *„bemühen"*, diese zu erreichen; auch wenn dies mit nur *„kleinen Schritten"* gelingt.

Ein höheres Alter bringt die Möglichkeit zur Gelassenheit mit, denn herausfordernde Lebensabschnitte, wie Familie und Berufstätigkeit sind meist abgeschlossen und sie erfahren diesbezüglich keine stark beeinträchtigenden Veränderungen mehr durch ein auftretendes Parkinsonsyndrom. Um nur einige Beispiele zu nennen, definieren sie sich beispielsweise weniger über ihre erwerbsmäßige Produktivität und kommen aufgrund des Bezuges einer Rente ohnehin bereits mit weniger Einkommen aus. Der Einschnitt in das Leben und damit das Gefühl der Infiltration des Ichs, ist bei dieser Gruppe von Betroffenen zu Beginn der Erkrankung geringer. Ältere Betroffene versuchen zwar auch mit der Erkrankung leben zu lernen, gehen jedoch mit einer eher passiven und unbewussten Haltung in den Lernprozess. Die Diagnosestellung hat einen geringeren Stellenwert in ihrer Lebensgeschichte, weil sie die Lebenssituationen anders beeinflusst als beispielsweise bei einer jungen Mutter, die nicht nur sich selbst gegenüber, sondern auch für ihre Kinder Sorge hat und Verantwortung trägt.

> *„Das ist der Beginn meiner, meiner Leidensgeschichte oder sagen wir meiner Änderungsgeschichte des Lebens, wie auch immer. Ja, damals waren meine Kinder 13 und 11. .. Verdammt lange Zeit, ne?"* (Pat)

Diese junge Mutter kann nach 19jährigem Verlauf der Erkrankung die Diagnosestellung am damaligen Alter der Kinder genau fest machen. Die Bedeutsamkeit der damaligen familiären Situation wird in der Erzählung ganz deutlich. Ältere Menschen hingegen können sich häufig nicht an das Jahr der Diagnosestellung erinnern. Sie formulieren den Zeitpunkt der ersten Symptome und der Diagnosestellung meist vage.

> *„Mmh. Sechzig. //mmh// .. 55, 60, ja so um den Dreh rum. .. Aber genaues kann ich ihnen auch nicht mehr sagen."* (Pat)

Auch nach Einschätzung der interviewten Ärzte und Pflegeexperten unterscheiden sich Parkinsonbetroffene vor allem durch ihr Alter. So beschreiben die Professionen, dass ältere Menschen *„weniger Angst"* haben Medikamente einzunehmen. Sie profitieren diesbezüglich von ihren Erfahrungen mit Gesundheit und Krankheit, sei es auf den eigenen Körper bezogen oder auf Menschen im eigenen Umfeld. Ältere Menschen mit mehr Erfahrungen gehen offener mit der Erkrankung um, zumal

> *„eigentlich andere /ehm/ Beschwerden meistens im Vordergrund stehen oder sie viel mehr beeinträchtigen, wie also, (...), Coxarthrose oder Herzinsuffizienz."* (A)

Erst im Verlauf der Erkrankung stellen die Professionen auch bei älteren Menschen Bewältigungsprobleme im Zusammenhang mit dem Parkinsonsyndrom fest. Dies ist vor allem dann der Fall, wenn Angehörige von älteren Betroffenen von psychotischen oder demenziellen Symptomen und damit verbundenen Schwierigkeiten berichten. Ärzte und Pflegende bemerken deren Belastung durch psychische und kognitive Veränderungen der Parkinsonbetroffenen. Sie sehen, dass die zunächst gut kompensierte motorische Problematik nicht mehr die größte Beeinträchtigung darstellt. Erschwert werden die Situationen älterer Betroffener und deren Angehörigen zudem durch die Tatsache, dass es den Angehörigen *„selber noch nicht mal so gut geht"*.

Es zeigt sich in den Aussagen der Professionen, dass es vor allem die jüngeren Betroffenen sind, die einerseits die Therapien hinauszögern wollen und die Erkrankung zunächst eher verdrängen möchten. Anderseits sind es aber auch die jungen Parkinsonerkrankten, deren Lebenssituationen vielfältig durch die Erkrankung beeinflusst werden und daher viele Sorgen und Fragen aufkeimen.

Das Alter und die damit verbundene erlebte Vergangenheit stellt eine Ressource besonderer Art dar. Wie ein Betroffener erzählt, *„belebt"* ihn die Vergangenheit. Womöglich ist diese Belebung durch die Vergangenheit auch in Verbindung mit Sehnsuchtsgedanken zu sehen, die dann einen positiven Auftrieb ähnlich des Hoffens erzeugen. Ältere Menschen sind eher an einem Punkt in ihrem Leben angelangt, an dem sie zurückblickend sagen, *„na ja, es ist eigentlich gut jetzt"*; es ist gut, was ich erreicht habe. Mit der Vergangenheit können sie sich über die Gegenwart hinweg trösten. Zusammenfassend passt hier in seiner besonderen Ausprägung das Ende eines Gedichtes eines älteren Betroffenen, welches er bereits im Pflegeheim wohnend geschrieben hat und im Interview vorgelesen hat.

> *„(...) Und Mut braucht man für das Leben. Und nun wird es kalt, der Winter kommt mit Macht. Noch ist kein Schnee gefallen, vielleicht dann in der Nacht. Wir haben keine Sorgen, wir spüren keine Not. Wir danken für die schönen Tage, für unser täglich Brot."* (Pat)

## Erfahrungen mit der Gesundheitsversorgung

Mit zunehmendem Alter machen Menschen auch Erfahrungen mit dem Gesundheitssystem. Sind es zum einen akute Erkrankungen, kommen im Laufe des Lebens chronische

Erkrankungen hinzu. Je mehr Erfahrungen im Kontakt mit dem Gesundheitswesen und dessen Akteuren vorliegen, umso routinierter sind Betroffene in ihren Handlungen und Interaktionen. Diese Routiniertheit kann wiederum durch die Unwissenheit der Interaktionspartner der Betroffenen negativ beeinflusst werden. Diese Unwissenheit ist eine bedeutsame Einflussgröße für das Handeln der Betroffenen und das Vertrauen zu Gesundheitsprofessionen und in die eigene Handlungsfähigkeit. Betroffene *„trauen sich"* aufgrund von Erfahrungen und Wissen im Verlauf der Erkrankung meist mehr zu. Das bezieht sich nicht nur auf Handlungen im Sinne des *Ausprobierens* von Therapien, sondern auch hinsichtlich der Interaktionen mit den Professionen des Gesundheitswesens. Somit wachsen Betroffene an den Erfahrungen im Umgang mit Ärzten und Pflegenden, aber auch im Umgang mit Behörden und Krankenkassen. Durch Erfahrungen entwickeln sie Mut und Selbstvertrauen, welche die Bereitschaft, sich selbst zu kümmern, fördern.

### Erfahrungen aufgrund von Bildung, Berufstätigkeit und persönlichen Erfolgen

Nicht nur von Erfahrungen im Gesundheitswesen, sondern auch von Erfahrungen aus dem Berufsleben profitieren Betroffene im Umgang mit der Infiltration durch die Parkinsonerkrankung. So haben Bildung und Erfolge auf das Vertrauen in die eigene Handlungsfähigkeit, insbesondere in Hinsicht auf die Strategien des Lernprozesses, einen Einfluss.

> *„Man muss einfallsreich sein, wissen sie. //mmh// Ich meine, ich habe ja die zwei Berufe gelernt und da habe ich ja ein bisschen was abgekriegt ((lacht)), ich musste den anderen ja was vormachen, sozusagen. //ja// Und /ehm/ das ist immer noch in meinem Kopf, wie man das am besten, wie kann ich das am besten machen, wie kann ich es anders, anders machen."* (Pat)

In den Gesprächen zeigt sich, dass Betroffene, die nicht von ihrer hohen Bildung und ihren Erfolgen berichten, generell unsicherer im Umgang mit der Erkrankung sind und weniger Wissen über die Erkrankung haben. Eine ausreichend gute Bildung ist notwendig, um sich zum einen selbst an die entsprechenden Stellen wenden zu können, um eine Unterstützung und Hilfe zu bekommen. Zum anderen führt eine höhere Bildung zu der Fähigkeit eine reflektierende Haltung einzunehmen und über das Leben nachzudenken, in sich und das Leben Vertrauen zu haben. Dieses Vertrauen in die eigene Handlungsfähigkeit wird maßgeblich durch vorzuweisende Erfolge genährt. Hierbei geht es um überstandene existentielle Erfahrungen, wie Kriege, sowie um berufliche und private Erfolge, die im Interview resümiert werden.

> *„Ja, also /ehm/ es war die glücklichste, glücklichste Ehe. Und überall (...) da hieß es, ach ihr beiden, ihr seid ja so verliebt, ihr und so weiter und immer, /ehm/ was habt ihr nur, ihr seid so, so lust-, so fröhlich, keine Sogen und ((lacht)). Wir haben das Beste aus unserem Leben gemacht, was wir machen konnten."* (Pat)

Um über seine Erfolge resümieren und daraus Kraft und Vertrauen schöpfen zu können, muss der Mensch bereits über einen Schatz von Erfahrungen verfügen. Und dieser wächst mit dem Lebensalter und den immer neuen Herausforderungen des Lebens.

Während ältere Betroffene ihr Berufsleben meist erfolgreich abschließen konnten, gehen die meisten jüngeren Betroffenen zunächst zwar noch eine Weile arbeiten, sie werden aber nach einiger Zeit aufgrund von Problemen im Ausüben der Berufstätigkeit mit Rehabilitation, Frühberentung und finanziellen Notlagen konfrontiert. Durch Schwankungen der Beweglichkeit sind Betroffene zeitweise *„gehandicapt"* und sind bei manchen Tätigkeiten auf die Hilfe ihrer Kollegen angewiesen. Auch besteht im Verlauf der Erkrankung die Gefahr des Mobbings im Beruf durch die Kollegen. Es werden Fehler den Betroffenen in die Schuhe geschoben, sie werden aus der Öffentlichkeit genommen und in andere Abteilungen versetzt. Zudem sind Betroffene nach längerem Kranksein besonderen Hürden ausgesetzt, wenn sie wieder in den Beruf einsteigen wollen. In ihrer Abwesenheit wurden ihre Tätigkeiten übernommen und sie fühlen sich nicht mehr gebraucht.

> *„Aber nun konnte ich nicht zurück.. (...) /ehm/ ich war da <u>überflüssig</u> (...)."* (Pat)

Erfahrungen des Mobbings und des Gefühls nicht mehr gebraucht zu werden, führen dazu, dass Betroffene den Weg in die Arbeitsunfähigkeit als Lösung wählen und ein erfolgreicher Berufsausstieg, wie ihn ältere Menschen erleben, bleibt aus. Der Wunsch nach Erhaltung der Berufstätigkeit ist bei jungen Betroffenen lange Zeit sehr ausgeprägt. Sie identifizieren sich mit einer beruflich ausgeübten Tätigkeit, stehen fest im eigenen Leben und sind von anderen unabhängig. Die Arbeit ist damit ein wichtiger Beitrag für den Erhalt des Selbstbildes. Eine jüngere Betroffene im fortgeschrittenen Parkinsonsyndrom benennt den Verlust der Berufstätigkeit als das Ereignis, welches ihr bisheriges Leben am meisten geändert hat und eine Anpassung der Lebensziele erfordert. Die Bedeutung für das Selbstbild wird deutlich, indem sie erzählt,

> *„/Ehm/ eigentlich würde ich es lieber umgekehrt machen, ne. Ich würde lieber arbeiten gehen und dann keinen Haushalt machen ((beiden lachen)). Ja, weiß ich nicht, aber-. Mein Ziel war es eigentlich, ich habe ja diese Ausbildung gemacht. Ich wollte eigentlich dann acht Stunden arbeiten gehen, nach dem und /ehm/, dann lieber, ich hätte lieber eine Putzfrau gehabt. //mmh// ((schnalzt)) .. //ja// Aber alles ist nicht. //ja// Das ist echt noch, was mich plagt, ne."* (Pat)

In den Interviews formulieren jüngere Betroffene, die bereits erwerbsunfähig sind, deutlicher als andere ihre Rechte und ihre Ziele. Sie wollen sich nicht verstecken oder unterordnen. Es zeigt sich in den Daten, dass besonders jüngere, vorzeitig berentete Betroffene nach Nachteilsausgleichen suchen, unabhängig davon, ob es ihnen derzeit etwas nützt.

> *„Und jetzt habe ich das zweite Verfahren über das Sozialgericht laufen ((lächelt)), weil ich denke, es ist wichtig dass ( ) einfach nur ein Beschluss existiert, (dass man was erwirken kann?). /Ehm/ und zwar will ich das GEZ haben, Gebühreneinzugs- /ehm/ zentrale, ich habe zwar kein Fernsehen, ((lachend)) aber .. man weiß ja nicht was noch kommt. Ich will einfach die Befreiung haben. Ich, wir haben, die in unserem Alter sind,*

> *die haben wenig Rente und müssen eigentlich mit jedem Groschen rechnen. Und ob ich nun 50 Euro im Vierteljahr habe oder nicht habe."* (Pat)

Es scheint, als gehen sie aus diesen, teils existentiellen, Erfahrungen im Rahmen des Verlustes der Berufstätigkeit insofern gestärkt hervor, dass sie ganz gezielt nach Handlungskompetenz und Kontrollmöglichkeiten streben.

#### Wohnregion

Bei der Analyse der Daten zeigte sich eine deutliche Abhängigkeit der Ausprägung der Handlungsstrategien von der Wohnregion. Eine erhebliche Diskrepanz liegt zwischen städtischen Ballungszentren und ländlichen Regionen. Betroffene in ländlichen Regionen haben vielmals keine Möglichkeiten den Arzt zu wechseln, da nur ein Neurologe überhaupt erreichbar ist.

> *„Ich bin selbst los. Ich bin selbst dafür losgegangen. //okay// Also hier der (?) ((schluckt)), der, der Neurologe, sie kennen das, /ehm/ ja, ((lachend)) wir sind hier auf dem Land und, na ja, was soll ich dazu sagen. Mmh., auf jeden Fall, ich bin dann selber los getuckert. Ich habe das dann im Internet nach geguckt, geguckt, wo es denn so, die Typen so sitzen ((lacht)), die das können, die das machen können."* (Pat)

Patientenveranstaltungen zu besuchen oder aktives Mitglied einer Selbsthilfegruppe zu werden, ist ebenfalls nur mit erhöhtem Aufwand möglich, da dies meist mit einer weiten Anreise verbunden ist. Die räumlichen Entfernungen von Veranstaltungsorten sind zudem ein Hindernis, überhaupt von Veranstaltungen zu erfahren. Von der jeweiligen Wohnregion hängen also die Handlungen der Betroffenen insgesamt ab, entscheidet sie doch oftmals über Zugangsmöglichkeiten zu Versorgungsangeboten im Gesundheitswesen. Mehr als städtisch lebende Betroffene müssen ländlich wohnende Parkinsonbetroffene bereit sein, sich selbst zu kümmern.

### 3.2.5 Sozialer Rückhalt – Partner, Familie und Selbsthilfegruppen

Sozialer Rückhalt hat einen erheblichen Einfluss auf die Handlungsstrategien und die Interaktionen der Betroffenen mit den Gesundheitsprofessionen. Er ist damit integraler Bestandteil des Bewältigungshandelns. Sozialer Rückhalt zeigt sich darin, dass Partner oder andere Angehörige mit den Parkinsonbetroffenen gemeinsam Entscheidungen tragen. Es geht hier um eine emotionale Stärkung, um das Gefühl nicht allein zu sein, wenn beispielsweise auf eine Einweisung in eine Klinik bestanden wird. Sozialer

Rückhalt kommt insbesondere beim Ausprobieren von Therapien zu tragen. Vor allem Alternativtherapien wie Akupunktur oder spirituelle Heiler, müssen vor Gesundheitsprofessionen verteidigt werden, da sie auf Ablehnung stoßen könnten. Hierbei stärkt ein sozialer Rückhalt die Betroffenen, indem ein soziales Umfeld „hinter einem steht".

> *„Und auch das Umfeld zuhause ist auch sehr wichtig, dass man /ehm/ die Angehörigen hat oder vor allem die Ehefrau .. und sonstige Angehörige, die das mitmachen. Ist ja auch nicht immer so einfach."* (Pat)

Ebenso ist der Aspekt des gemeinsamen Ausübens von Therapiemethoden und Selbsthilfemechanismen wie beispielsweise Yoga für Betroffene von Bedeutung. *„Zusammen machen"* hilft den Betroffenen etwas *„durchzuziehen"*. Der soziale Rückhalt hat hier erheblichen Einfluss auf die Motivation und das Selbstvertrauen der Betroffenen.

Sozialer Rückhalt meint in dieser Betrachtungsweise etwas anderes als das soziale Netz. Teile des sozialen Netzes können zwar Rückhalt sein, doch ist das soziale Netz weiter gefasst. Es umfasst die Unterstützung der Nachbarn, die für Betroffene einkaufen, der Kinder, die Gesellschaftsbesuche abstatten und die Putzhilfe, die einmal die Woche die Wohnung reinigt. Das soziale Netz ermöglicht die Verankerung in einem sozialen System, welches im Alltag Unterstützungsleistungen anbieten kann. Es stellt Möglichkeiten bereit, am gesellschaftlichen Leben teilnehmen und die Einschränkungen durch die Erkrankung durch informelle Hilfe des sozialen Netzes kompensieren zu können. In den ländlichen Regionen besteht die Unterstützung durch das soziale Netz der Betroffenen häufig darin, Erkrankte auf langen Wegstrecken zu begleiten oder einen Fahrservice anzubieten.

Mitglieder des sozialen Netzes sind aktiv und geben Betroffenen Anstöße für Therapiemöglichkeiten und nützliche Adressen von Hilfsangeboten. Während der Soziale Rückhalt immer in Verbindung mit Handlungen des Betroffenen selbst steht, ist das soziale Netz aktive Vermittlungs- und Steuerungseinheit und funktioniert selbstständig, es recherchiert und informiert und bietet dem Betroffenen Hilfe an.

> *„Da waren meine Eltern ja schon nicht mehr da, nur noch meine Schwester. Die hat ja unwahrscheinlich /ehm/ für mich /ehm/ alles in die Wege geleitet. (...) Ich hätte erst gar nicht so den Mut gehabt, auch gar nicht irgendwie so /ehm/ da wohin zu gehen. Die ist darin unwahrscheinlich. .. Ich hätte nämlich nicht gewusst wo ich da anfangen muss."* (Pat)

Im Rahmen der Analyse von sozialem Rückhalt und sozialen Netzen kommt der Selbsthilfegruppe eine besondere Bedeutung zu. Sie können ebenso wie nahe stehende Personen beides für die Betroffenen sein. Sie können Rückhalt sein, indem gemeinsame Erfahrungen ausgetauscht werden und Entscheidungen für oder gegen Therapien und Hilfsmittel ausgehandelt und wenn möglich in der Gruppe umgesetzt werden. Sie sind eine *„richtige Gemeinschaft"*, mit der man in den Urlaub fährt, in der man sich kennt und gegenseitig schätzt. Selbsthilfegruppen werden als *„familiär"* beschrieben. Gemeinsame Aktivitäten fördern das Gemeinschaftsgefühl. Sie bieten eine Alternative zu einem möglichen sozialen Rückzug aus dem bisherigen Umfeld.

> *„Und unsere Gruppe ist auch recht stabil. Wir haben immer an die 40 Leute da sitzen. Jetzt fahren wir eine Woche in die Freizeit mit denen."* (Pat)

Für die Mitglieder einer Selbsthilfegruppe bieten sich zudem zahlreiche Möglichkeiten an, sich an Wissen heran zu tasten. Selbsthilfegruppen organisieren Vorträge und arbeiten mit verschiedenen Gesundheitsexperten eng zusammen und bilden soziale Netze. In den Selbsthilfegruppen besteht reger Austausch unter den Betroffenen. Sie versuchen voneinander Dinge anzunehmen und auszuprobieren. Durch das enge Zusammenwirken der Gesundheitsexperten und den Selbsthilfegruppen, sind deren Mitglieder, egal wie lang sie bereits erkrankt sind, immer mit aktuellem Wissen versorgt. In den Narrationen werden das Engagement der Ärzte und deren Bereitschaft immer wieder das Gleiche zu erzählen, besonders hervorgehoben.

> *„Ist wirklich sehr positiv. Sehr zugewandt. Sie kommen, wenn es /ehm/ wenn es nötig ist und /ehm/ immer wieder, erzählen immer wieder das Gleiche von vorne, was Parkinson ist und so weiter, wenn wir sie brauchen. Also die sind wirklich sehr engagiert."* (Pat)

Pflegende aus Fachzentren sehen Selbsthilfegruppenmitglieder als informiert, erwähnen den Austausch der Betroffenen und Angehörigen und den daraus resultierenden sozialen Rückhalt für gemeinsame Entscheidungen, wie z. B. für Klinikaufenthalte.

> *„/Ehm/ die sind teilweise ganz anders über die Erkrankung informiert. Und haben auch, finde ich, ganz andere wie Strategien mit dem umzugehen. Und auch die Angehörigen sind da mehr /ehm/ mit eingebunden. Also so habe ich immer das Gefühl. Und bei uns ist auch ganz groß so dieser, /ehm/ ja, also was mir auffällt /ehm/, die, da schickt, also einer sagt dann zum, also wenn jetzt ein neuer Patient kommt, dann sagt der, der hat das von dem und dem Patienten, der mit ihm in einer Selbsthilfegruppe ist. Also von daher ist das wirklich auffallend. Die sind auch wirklich, sie tauschen sich dann untereinander aus und dieses, machen teilweise sogar zur selben Zeit einen Termin aus bei uns, wo sie dann stationär sind. Also /ehm/ das ist echt, also mir persönlich ist es bei keiner anderen Krankheit so aufgefallen wie jetzt speziell bei Parkinson."* (PDN)

Einige Betroffene haben den Kontakt zur Selbsthilfegruppe zwar gesucht, aber für sich entschieden, ihr nicht beizutreten. Unterschiedliche Gründe werden genannt, warum Betroffene nicht in einer Selbsthilfegruppe aktiv sind. Entweder es sind zu große Altersunterschiede und entsprechend eine geringe Schnittmenge der Lebenssituationen, die Gruppe ist zu geschlossen und Betroffene finden keinen Anschluss, Betroffene sind betrübt die Menschen mit den starken Einschränkungen zu sehen, die Termine kollidieren mit anderen Verpflichtungen wie Berufstätigkeit oder aufgrund des fortgeschrittenen Parkinsonsyndroms mit einhergehender Immobilität ist es Betroffenen gar nicht möglich an den Gruppen teilzunehmen.

Die befragten Ärzte sehen für jüngere Betroffene neben einer räumlichen Benachteiligung die zeitliche Einschränkung durch die eigene Berufstätigkeit, die sie daran hindern sich mit der Erkrankung intensiver auseinandersetzen zu können. So finden beispielsweise Selbsthilfegruppenaktivitäten meist an Nachmittagen unter der Woche statt und sind somit für Berufstätige eher nicht zu besuchen. Gehen Ärzte einerseits davon aus, dass die berufstätigen Personen keine Möglichkeit haben an den Selbsthilfegruppen teilzunehmen, bezeichnen sie die Mitglieder aber als die eher jüngeren Betroffenen. Möglicherweise sind damit diejenigen jüngeren Betroffenen gemeint, die nur noch teilweise berufstätig oder bereits frühberentet sind.

Pflegende und Ärzte sind der Meinung, dass Selbsthilfegruppen *„mehr publik"* gemacht, gefördert und begleitet werden müssten, da bisher nur eine Minderheit der Betroffenen darin organisiert ist. Zudem geben Professionelle ihrerseits ein Informationsdefizit über die Aktivitäten der Selbsthilfegruppe an. Selbsthilfegruppen fördern nach Angaben der Professionellen das Engagement und die Motivation der Betroffenen, sich mit der Erkrankung auseinanderzusetzen.

> *„(...) wenn die Patienten sehr engagiert sind, dann /ehm/ dann können die einfach ganz anders damit umgehen, weil sie einfach ein ganz anderes Wissen haben."* (PDN)

Ärzte beschreiben eine weitere Dimension des sozialen Netzes und des sozialen Rückhaltes, indem Angehörige nicht die Entscheidungen der Betroffenen mittragen und vor den Ärzten verteidigen, sondern vielmehr eine Allianz mit den Ärzten eingehen, um die Therapieakzeptanz seitens der Betroffenen zu erreichen.

> *„Es gibt so ein paar Patienten, da kommt /ehm/ meist- ((räuspert sich)) (?) wo die Angehörigen eigentlich regelmäßig mitkommen. Das sind zum Teil Patienten, /ehm/ also die dieser Gruppe gehörigen, die ((lacht)) das so von sich schieben. Wo die Angehörigen dann auch noch mal sagen, „hier, du solltest aber die Tabletten nehmen" und „es ist jetzt einfach so"."* (A)

Angehörige suchen in ihrer Rolle als Manager des Medikamentenregimes und als ständige Begleitung des Betroffenen im Verlauf die Unterstützung der Professionen. Auch Pflegende werden hier mit einbezogen, wie eine Pflegeexpertin formuliert, als *„Ansprechpartner"* den Angehörigen zur Verfügung zu stehen; Pflegende versuchen *„immer so ein bisschen aufzufangen"* (PDN). Es werden in den Gesprächen mit den Professionen verschiedene Rollen der Angehörigen deutlich, die in unterschiedlichem Maße im Sinne des sozialen Rückhalts Einfluss auf die Handlungsstrategien der Parkinsonbetroffenen haben. Durch diese verschiedenen Rollen der Angehörigen wird aber auch deutlich, wie stark Angehörige selbst diese Strategien nutzen, um für sich und den erkrankten Angehörigen zu lernen mit der Infiltration zu leben. So stellen nicht nur Betroffene, sondern auch Angehörige Fragen, um Wissen zu erlangen und einen besseren Umgang mit den Symptomen der Erkrankung zu erreichen. Denn sowohl Betroffene, als auch Angehörige

> *„sind selbstverständlich sehr unsicher, /ehm/ (sind?) was die weitere Lebensplanung angeht, weil sie eben auch, /ehm/ was Symptome und Therapien und so weiter angeht noch nicht richtig aufgeklärt sind."* (PDN)

Unabhängig von der Zugehörigkeit zu einer Selbsthilfegruppe entwickeln Parkinsonbetroffene im Laufe der Zeit ein Gefühl von Zusammengehörigkeit. Es wird von *„unseren Leuten"* gesprochen und man nimmt sich im Krankenhaus gegenseitig in den Arm, wenn man mitbekommt, dass es einem schlecht geht. Betroffene fühlen sich verpflichtet, ihre Erfahrungen anderen zukommen zu lassen, damit sie davon profitieren. Sie gehen in die Öffentlichkeit, so dass andere Erkrankte vor Missständen bewahrt bleiben. Damit wird deutlich, dass es nicht nur um das Vorhandensein eines sozialen Rückhaltes geht, sondern auch darum sozialer Rückhalt für andere Betroffene sein zu können. Neben gemeinsamen Entscheidungen geht es im weiteren Sinne auch um gemeinsames Hoffen und sich Hoffnung geben.

## 3.2.6

## Hoffnung und Sehnsucht

In der vorliegenden Untersuchung werden das passive und das aktive Hoffen unterschieden. Passives Hoffen beschreibt die Hoffnung auf Neuheiten in der Behandlung seitens der Forschung, auf Medikamente, die Heilung versprechen. Betroffene können bis auf die Teilnahme an Studien nichts zur Entwicklung neuer Medikamente beitragen, daher ist es eher ein passives Hoffen, ein Warten auf das Eintreten eines Wunsches. Der Nährboden dieser Hoffnung sind andere, die Wissenschaft, die Ärzte.

> *„Also ich hoffe, dass dieser Zustand möglichst lange stabil bleibt, dass sich das nicht /ehm/ zu sehr verschlechtert. Das die Forschung schneller ist als der Fortschritt meiner Krankheit."* (Pat)

Im Gegensatz dazu umfasst das aktive Hoffen Tätigkeiten, die dazu beitragen, dass erhoffte Zustände eintreten. Hierzu gehören Aktivitäten im Rahmen von Bewegung, Sicherheiten für die Zukunft abschließen, sich über Alternativen informieren etc. Aktives Hoffen bezieht sich auf eine bestmögliche Prognose unter den gegeben Umständen zu erreichen. Sowohl passives als auch aktives Hoffen bringt Betroffene in Situationen, sich Informationen anzueignen und Erfahrungen zu reflektieren. Damit hat Hoffen einen Einfluss auf die Handlungsstrategien einerseits und ist Konsequenz derer andererseits. Aktives und passives Hoffen liegen häufig parallel vor und können in einander übergehen. So hoffen Betroffene *passiv* auf bessere Medikation und warten aber nicht, bis jemand zu ihnen kommt und ihnen etwas anbietet, sondern sie versuchen sich *aktiv* selbst zu informieren und zeigen die Bereitschaft, sich selbst zu kümmern. Hoffnung haben bedeutet, *„positiv in die Zukunft"* zu blicken.

> *„Man darf den Kopf nicht hängen lassen."* (Pat)

Hoffen wird als *„Glaube an die Selbstheilung"* bezeichnet, was nach Ansicht der Betroffenen durch eine Bewusstseinsveränderung zu erreichen ist. Das heißt aber auch, dass die Dinge, auf die gehofft wird, ebenso an den Krankheitsverlauf angepasst werden, wie andere alltägliche Dinge. Hoffnung wird der Realität angepasst und unterscheidet sich hierin von Sehnsuchtsgedanken. Die Angst, im weiteren Verlauf allein zu sein, weil der Partner eventuell keine Pflege übernehmen wird, schürt beispielsweise die

Hoffnung auf einen glimpflichen Verlauf der Erkrankung. Diese Hoffnung kann in ein aktives Bewältigungshandeln münden, wobei diese Vorstellungen eher durch Sehnsüchte gekennzeichnet sind.

> *„Also meine Hoff-, meine Vision ist ja immer noch, dass ich /ehm/ als alte Oma auf der Couch sitze und ein bisschen zittere. //mmh// Das es heißt, pass auf, die Oma zittert ein bisschen, musste den Kaffee nicht so viel einschenken ((lacht)) oder so. //mmh, mmh// Und das kriege ich auch hin. Also ich habe mir fest vorgenommen, ich lasse mich nicht einschränken durch Parkinson."* (Pat)

Hoffnung auf lange stabile Phasen oder erneut auf Heilungschancen ist gleichzeitig Motor für die Anstrengungen des Ausprobierens, wenn ihr bisheriges Handeln Erfolge zeigt. Damit wirkt sich Hoffen als ein aktives Handeln auf die Strategien der Betroffenen aus und kann so als größtenteils ein aktives Hoffen bezeichnet werden. So wählen junge Betroffene ganz bewusst Therapien aus, die ihnen ein großes therapeutisches Fenster im Verlauf ermöglichen, indem sie zu Beginn weitestgehend auf L-Dopa verzichten können. So begründet eine junge Betroffene ihre Entscheidung für eine Tiefe Hirnstimulation mit folgenden Worten:

> *„Deswegen habe ich es auch machen wollen. Jetzt, ich, ich habe ja noch Möglichkeiten, hoffe ich mal ((lacht)). //ja// Das noch irgendwas /ehm/ möglich ist. Wenn ich jetzt am Anfang noch nicht so viel brauche von dem Zeugs, dann /ehm/ hält es sich auch hoffentlich noch länger, ne. //ja// Ja, war jetzt mein Gedanke dabei, bei der Angelegenheit auch."* (Pat)

Hoffnungsvolles und positives Denken hilft vor allen Dingen auch Angehörigen mit den Situationen zurechtzukommen. Sie erwarten dies teilweise dann auch von den Erkrankten, die vielleicht aufgrund einer Depression nur geringe Hoffnung zum Ausdruck bringen können. Angehörige sind dann in der Rolle, den Optimismus für beide aufzubringen

> *„Man muss auch immer irgendwie versuchen was Positives zu sehen. (...) Wenn ich immer so negativ wäre, hätte ich mir schon längst den Strick genommen, ganz ehrlich."* (Ang)

Ein weiteres passives Hoffen ist der Glaube im Sinne einer Religion, nichts Besonderes für eine gute Zukunft tun zu müssen. Insbesondere wird der Glaube durch bisherige Lebenserfahrungen, vor allem Kriegserfahrungen oder anderes Leid gestärkt und findet sich demnach besonders ausgeprägt bei älteren Betroffenen.

> *„Ja, wissen Sie, ich bin christlich erzogen und habe auch in meinem Leben Erfahrungen gemacht, /ehm/ ich gehöre der evangelischen Freikirche an und /ehm/ habe persönlich Erfahrungen gemacht, dass Gott die Menschen liebt und dass er, dass er etwas, uns die Möglichkeit gibt, dass wir ohne große, wie soll ich sagen, Leistungen tun, oder /ehm/ irgendwelche Dinge tun (...) das braucht man gar nicht (...)."* (Pat)

Glauben kann allerdings auch aktiv sein, indem er gelebt wird und indem eine subjektiv gut empfundene Lebenssituation als nicht selbstverständlich angesehen wird, sondern eigene Handlungen als von Gott unterstützt betrachtet werden. Wie eine interviewte Frau feststellt:

> *„Ich danke jeden Morgen, echt, wirklich, ich liege jeden Morgen im Bett, ((klopft auf Tisch)) lieber Gott danke, dass ich alle /ehm/ Glieder bewegen kann, dass ich meine Beine heben kann."* (Pat)

Betroffene danken nicht nur für die gute Gegenwart, sondern auch für eine gelungene Vergangenheit.

> *„(...) ich danke für die 17 guten Jahre, ..., da danke ich wirklich."* (Pat)

Ausgeprägte Spiritualität und besondere Lebenserfahrung im Sinne von Selbstwirksamkeit können Hoffnung stabil halten und haben damit eindeutig eine schützende Funktion und finden sich eher bei älteren, *erfahrenen* Menschen. Hoffnung baut allerdings auch auf ein fragiles Fundament, wenn der Erfolg des Ausprobierens ausbleibt oder Betroffene Kenntnisse über das fortgeschrittene Parkinsonsyndrom erlangen, die sie *„betrüblich"* stimmen.

> *„Aber Parkinson ist noch, .., obwohl verschiedene Wege sind, was man hier in der Klinik auch sieht, dann kommt natürlich schon mal ins Grübeln."* (Pat)

Neben passiven und aktiven Hoffen, äußern einige Betroffene auch keine Hoffnung zu haben. Diese Tatsache wird von eigenen Erfahrungen mit dem Verlauf der Erkrankung und entsprechenden Enttäuschungen und Vertrauensverlusten im Versorgungsgeschehen beeinflusst. Keine Hoffnung zu haben mündet in gering ausgeprägten Strategien, mit der Infiltration leben zu lernen.

### 3.2.7

### Fazit

Abschließend sei betont, dass sowohl die Aussagen der Betroffenen, als auch die der Professionen zeigen, wie eng die auf die Handlungen der Betroffenen Einfluss nehmenden Bedingungen miteinander verknüpft sind. Nicht jede Bedingung kann in ihrem Ausmaß allein betrachtet werden, sondern es sind vielmehr sich ergänzende Faktoren, die die Handlungsstrategien und Interaktionen der Betroffenen hemmen oder fördern können.

Objektiv sichtbare Faktoren, wie Alter, Berufstätigkeit oder Familienstand werden auch von den Professionen als intervenierende Bedingungen für den Umgang mit der Erkrankung erkannt. Die in den Daten der Betroffenen zu findenden Hinweise, dass existentielle Erfahrungen die Handlungen und Interaktionen hemmen oder fördern können, finden sich in den Aussagen der Professionen nicht. Detaillierter sind die Ausführungen zu sozialem Rückhalt. Hier werden in den Selbsthilfegruppen und den Rollen der Angehörigen im Management der Erkrankung bedeutende Bedingungen für das Lernen gesehen. Während Ärzte die Selbsthilfe teils aktiv unterstützen, aber darauf hinweisen, dass jüngere und berufstätige Betroffene von ihr nicht profitieren, haben einige interviewte Pflegende teils gar keine Vorstellung von Parkinsonselbsthilfegruppen.

Ebenso beschreiben die Professionen zwar Ängste der Betroffenen, aber beschränken diese meist auf die Phase der Diagnosestellung und resümieren daraus keine Vorstellungen von Hoffnung, wie es die Betroffenen selbst tun. Entsprechend finden sich in den Daten der Ärzte und Pflegeexperten keine Hinweise auf Interaktionen mit Betroffenen bezüglich des Erlebens nach Diagnosestellung, persönlicher Bewältigungsressourcen oder der Entwicklung von Zukunftsplänen.

Wie sich diese Bedingungen explizit auf das Handeln der Betroffenen auswirken, zeigen die nachfolgenden Kapitel auf.

## 3.3 Ausprobieren als Strategie des praktischen Lernens

Bereits in der Diagnosephase zeigen Betroffene ein aktives Ausprobieren ihres bisherigen Wissens und ihrer bisherigen Lebenserfahrung. Ohne zu wissen, was mit ihnen los ist, woher die Veränderungen kommen, die ihnen oder anderen auffallen, probieren sie unterschiedliche Dinge aus. Dieses Ausprobieren dient zum einen einer Diagnosestellung, indem sie unterschiedliche Ärzte aufsuchen. Zum anderen versuchen Betroffene auch selbst die Veränderungen durch Ausprobieren unterschiedlicher Therapien zu beheben. Nach der Diagnosephase und im weiteren Verlauf bedingen bereits gemachte Erfahrungen und generiertes Wissen das weitere Ausprobieren von Ärzten, Therapien, Hilfsmitteln und der Unterstützung Dritter.

### 3.3.1 Verschiedene Gesundheitsexperten aufsuchen

Betroffene wissen in der Diagnosephase in der Regel zunächst nicht, wonach sie bei der Suche nach der Ursache für die Veränderungen forschen sollen und wer der richtige

Ansprechpartner für ihre Fragen ist. Daher besteht ihr Handeln, um Antworten und Hilfe zu bekommen, in erster Linie darin, Kontakt zu bereits vertrauten Gesundheitsexperten aufzunehmen. Dies muss aber nicht notwendigerweise mit sofortigen Konsultationen von Fachärzten einhergehen. Sie nutzen auch ihre Kontakte zu beispielsweise Physiotherapeuten, Hausärzten, Orthopäden und Heilpraktikern.

> *„Meine Besuche bei Orthopäden, Ergotherapeuten und Osteopathen ergaben diverse Diagnosen und Therapien."* (Pat)

Welchen Weg Betroffene gehen, um Gründe und Hilfen für die Veränderungen zu erfahren, hängt maßgeblich von ihren Erfahrungen mit den Symptomen ab. Können sie selbst auf eine neurologische Ursache deuten, da sie berufliche Erfahrungen als *„Krankenschwester"* haben oder die Erkrankung aus ihrem persönlichem Umfeld kennen, gehen sie eher zu einem Facharzt, als Personen, die noch keinerlei Begegnung mit Symptomen eines Parkinsonsyndroms hatten. Gehen Betroffene mit ihrem Vorwissen direkt zum Facharzt, wird die Diagnose meist zügig gestellt. Fehlt Betroffenen Vorwissen über Parkinsonsyndrome, desto weniger *„Verbindungen"* können sie sich zwischen den Symptomen und einer Erkrankung herleiten und sind eher auf die Unterstützung Dritter angewiesen.

> *„Und irgendwann war mal eine, eine Aushilfs- /ehm/ physiotherapeutin da und die hat mich dann behandelt und da sagte sie dann nur, also sie müssen zum Neurologen. Und ich habe gedacht immer, was hat denn Zittern mit dem Kopf zu tun.//mmh// Ich habe überhaupt gar keine Verbindung gesehen."* (Pat)

Betroffene suchen verschiedene Experten auf, mit denen sie die veränderte Situation besprechen können. Sie erwarten von ihnen nicht nur therapeutische Hilfe, sondern auch Antworten auf ihre Frage, was da mit ihnen passiert. Das vorrangige Ziel ist eine Diagnose gestellt zu bekommen, wodurch eine ausgewählte Therapie Besserung oder Heilung bringen kann. Je früher mit einer Behandlung begonnen werden kann, desto aussichtsreicher stellen sich Betroffene ihre Zukunft vor. Dies untermalt die Aussage eines Betroffenen, der die Diagnosephase hinsichtlich eines frühen Behandlungsbeginns insgesamt daher als eine *„kostbare Zeit"* benennt. Das Aufsuchen verschiedener Gesundheitsexperten entwickelt sich im Verlauf der Diagnosephase zwar zu einer zielgerichteten Suche nach Antworten, allerdings oft gezeichnet durch ausbleibende Gewissheit, was im Körper nun eigentlich vorgeht. So kann sich diese Suche als *„ziemliche Odyssee mit den Ärzten"* über einen langen Zeitraum hinziehen.

Einige Betroffene machen die Erfahrungen, dass vor allem ältere Ärzte den Verdacht auf ein Parkinsonsyndrom zum Ausdruck bringen oder die Diagnose selbst stellen können. Deren Kompetenz wird weniger durch die Fachrichtung, sondern mehr durch das Alter begründet.

> *„(...) haben die den alten Arzt zu Rate gezogen, (...) der hat mich einmal den Flur entlang auf /ehm/ rauf und abgehen sehen, sehen und dann nur gesagt, ja, das ist wohl Parkinson."* (Pat)

Andere Betroffene erwähnen zufällige Befunde im Rahmen anderer Untersuchungen, beispielsweise während eines Krankenhausaufenthaltes aufgrund eines chirurgischen Problems. Der Erfolg einer Diagnosestellung ist dann nicht unmittelbar mit dem aktiven Ausprobieren unterschiedlicher Gesundheitsexperten verbunden, prägt aber zum Teil das weitere Vertrauen in die Instanzen der Gesundheitsversorgung. Wenn anstelle des Hausarztes oder des Neurologen, Physiotherapeuten oder Chirurgen die Diagnose Parkinsonsyndrom stellen oder teils entscheidende diagnostische Schritte in die Wege leiten, erschwert es den Betroffenen zielgerichtet Experten für die weitere Versorgung aufzusuchen. Betroffene sind dann unsicher, welcher Experte als Ansprechpartner zur Verfügung steht.

> *„Ich habe sogar mit dem Oberneurologen da /ehm/ und der hat mir sogar gesagt, Parkinson wäre es nicht, hat er gesagt."* (Pat)

Diese junge Frau entwickelt beispielsweise einen sehr aktiven Weg in der Bewältigung der Erkrankung, weitgehend losgelöst von der Betreuung durch einen Facharzt, da ihre Erfahrungen mir Neurologen keine Vertrauensbasis schaffen konnte.

Einige Betroffene beschreiben eine direkte Konfrontation mit der Erkrankung, wenn der Arzt ihnen *„ins Gesicht gesagt [hat], sie haben Parkinson."* Andere werden unmittelbar mir der Progredienz der Krankheit konfrontiert, wenn der Arzt vom *„Anfang"* des Parkinsonsyndroms spricht. Im Gegensatz zu diesen direkten Konfrontationen berichten Betroffene auch von *„vagen"* Erwähnungen der Diagnose. Vor allem im Zusammenhang vager Formulierungen probieren Betroffene zur Absicherung einer bereits erfolgten Diagnose weitere Neurologen aus. Solche Arztwechsel häufen sich im weiteren Verlauf der Erkrankung bei gleichzeitig mangelndem Vertrauen zum Arzt.

Während viele Betroffene durch den Behandlungsbeginn zunächst eine stabile Phase mit erheblich gebessertem Allgemeinzustand erleben, erfahren einige Betroffene durch die anfängliche Therapie zunächst keine Besserung. Sie sind aufgrund der unveränderten Beeinträchtigung oder gar einer Verschlechterung der Symptome bereits zu Beginn dieser Phase in eine aktive Haltung gezwungen. Sie müssen bereits in dieser Situation fähig sein Entscheidungen zu treffen und einschätzen zu können, was eine gute und erfolgreiche Therapie ausmacht. Einige der jüngeren Betroffenen beschreiben, dass sie bereits zu Beginn mit *„zu starken"* Medikamenten versorgt werden, die aufgrund ihres Alters keine leitlinientreue Therapie bedeuten. Dass diese frühe Behandlung mit L-Dopa bei jüngeren Betroffenen nicht erfolgen sollte, ist den Erkrankten zunächst selbst nicht bekannt. Eine Entscheidung für einen Arzt erfolgt zu Beginn meist nach Kriterien der Sympathie, so dass *„die zwischenmenschliche Schiene"* stimmt und sich ein Gefühl individuell betreut zu werden einstellt. Sie verlassen sich zunächst auf die Kompetenz des Arztes. Bei ausbleibendem Erfolg oder Verschlechterung der Symptomatik und aufkommender Unzufriedenheit über die Behandlung suchen sie dann erneut Mediziner auf, um eine adäquate und kompetente Betreuung zu erhalten.

> *„Zuerst war ich mal ein bisschen geschockt. ... Auch seelisch ein bisschen /ehm/ in ein Tief geraten. .. Aber, als ich m a l die ersten Medikamente bekam, wobei die zuerst zu stark waren vom Neurologen, der hatte mit starken Präparaten angefangen, mit*

*(L-Dopa), und das war zu stark. Und nach langem hin und her, /ehm/ hatte ich den Neurologen gewechselt. .. Und dann musste der, halt der Hausarzt mir helfen, dass ich eine /ehm/ Überweisung in eine /ehm/ Fachklinik bekam. Und da haben wir darauf bestanden und da sind wir nach (Klinik-N) und seit derzeit bin ich auch hier in Behandlung und in sehr guten Händen."* (Pat)

Aus diesen Erfahrungen, dass Fachärzte eine nicht angebrachte Ersttherapie mit zu starken Medikamenten beginnen, resümiert bei Betroffenen wiederholt ein mangelndes Vertrauen – ähnlich wie in der Diagnosephase – in die Kompetenz der Gesundheitsprofessionen und erzwingt ihre eigene Bereitschaft, sich selbst um Wissen und Handlungsalternativen zu bemühen.

Bereits früh im Krankheitsverlauf kann sich durch einen erforderlichen sozialen Rückhalt, im Rahmen der medizinischen Versorgung auf eine eigene Entscheidung zu bestehen, die Perspektive des Lernens vom *Ich* zum *Wir* ändern. Die Entscheidung, den Arzt zu wechseln, wird zusammen getroffen. Dass Entscheidungen gegen die ärztliche Meinung für Betroffene eine Herausforderung bedeuten und ihrerseits Mut erfordern, zeigt die Aussage einer jüngeren Betroffenen.

*„Ich habe mal gewagt zu einem anderen Arzt zu gehen, in die Uniklinik nach (Stadt-U), um den DatScan machen zu lassen, da war er dann längere Zeit beleidigt."* (Pat)

Nicht alle Ärzte ermöglichen demnach ihren Patienten eine differenzierte Diagnostik oder unterstützen selbst gewählte Therapiemethoden. Sie zeigen mitunter weniger Engagement in der Betreuung der Betroffenen. Ein solch fehlender gemeinsamer Handlungsstrang zwischen Arzt und Patient führt bei ausbleibendem Therapieerfolg zu einem Wechsel des Neurologen, mit der Hoffnung auf eine bessere Therapie oder Akzeptanz gegenüber der selbst gewählten Therapiemethode. Voraussetzung dafür liegt unter anderem in der Verfügbarkeit mehrerer Neurologen, was in ländlichen Regionen weniger der Fall ist und Betroffene dann möglicherweise nur auf den einen Arzt zurückgreifen können. Eine geringere Kompetenz des einen vorhandenen Neurologen erfordert seitens der Betroffenen eine hohe Bereitschaft, sich selbst zu kümmern, um eine gewünschte, in ihren Augen Erfolg versprechende Therapie auszuprobieren, wie beispielsweise die Tiefe Hirnstimulation, die eine jüngere Frau aufgrund ihrer Eigeninitiative erlangt.

Auch eine Angehörige berichtet rückwirkend, dass nach Misserfolgen der Therapie ein neuer Neurologe konsultiert wird und dieser Wechsel in einer *„guten"* Phase mündet. Eine gute Phase zeigt sich Betroffenen und Angehörigen aufgrund geringerer Symptomausprägungen. Gedanken über die Progredienz der Erkrankung treten dann in den Hintergrund.

*„Da wurde er auf andere Medikamente eingestellt und da hat sich sein Zustand doch ganz gut wieder /ehm/ verbessert. So dass, man also jahrelang so das Gefühl hatte, „och, ich kann das ja noch bei Seite schieben, so schlimm ist es ja gar nicht, mit den Symptomen könnte man leben"."* (Ang)

So lange es Betroffenen gut geht, werden die Therapien akzeptiert und die Diagnose Parkinson wird eher *hin*genommen als bewusst *an*genommen. Eine aktive Auseinandersetzung mit der Erkrankung erfolgt zunächst nicht. Die ersten erfolgreichen Therapien haben *„gehalten"* und die erste Zeit gerät die Erkrankung in den Hintergrund. Betroffenen können sich oft nicht mehr an die ersten Medikamente namentlich erinnern.

Ausnahmen sind hier jüngere Betroffene, die in der vorliegenden Untersuchung den Beginn der Therapie trotz Verbesserung der Symptomatik als *„Einstieg in die Drogen"* und den Beginn als die *„Suche nach der Sucht"* in Erinnerung behalten. Jüngere Parkinsonerkrankte haben erheblichere Probleme, die Erkrankung und die damit verbundene Behandlung zu akzeptieren, als ältere Personen. Betroffene in jungen Jahren sehen die Konfrontation mit einer regelmäßigen Tabletteneinnahme weniger als ein helfendes Therapieregime, sondern vielmehr als eine Abhängigkeit von derselbigen und ziehen daher den Vergleich mit Drogen und Sucht. Daher findet sich auch insbesondere bei jüngeren Betroffenen die Haltung, nur so viele Medikamente einzunehmen wie wirklich nötig ist. Es wird abgewogen, wie störend die Symptomatik ist.

> *„Also ich, das bisschen Zittern in /ehm/, stört mich nicht so, dass ich deswegen mehr Medikan-, Medikamente nehmen würde. //mmh// Denn, so wenig wie möglich und so viel wie nötig."* (Pat)

Eine zu Beginn vorliegende kritische Bewertung der Medikation führt bereits anfänglich zu Konfrontationen mit behandelnden Ärzten und mündet mitunter in einen Wechsel des Arztes.

Der Erfolg der Therapie wird daran gemessen, den Alltag trotz Krankheit aufrechtzuerhalten. Damit einher geht nicht nur die Aufrechterhaltung oder Wiederaufnahme von Aufgaben wie beispielsweise der Berufstätigkeit, sondern auch das Ausmaß der Erinnerung an die Erkrankung durch die Medikamenteneinnahme und der Möglichkeit des Versteckens der Diagnose vor anderen. Betroffene wollen mit der beginnenden Therapie nach Diagnosestellung zurück in *ihr* Leben, das bisherige Leben aufrechterhalten. Sie sehen sich selbst nicht als Teil der Gemeinschaft der Parkinsonbetroffenen und verdrängen entsprechend ihre eigene mögliche Zukunft als Parkinsonbetroffener.

> *„Ich wollte so bleiben. Ich wollte nicht z u einem sabbernden, schlurfenden Zombie werden."* (Pat)

Den Alltag zu erhalten bezieht sich nicht nur auf die Linderung der Symptome. Den Alltag normal leben zu können, bedeutet vor allem für jüngere Betroffene mit möglichst wenigen Tabletteneinnahmen an die Erkrankung und damit an die Abhängigkeit erinnert zu werden.

## 3.3.2

## Therapien und alternative Methoden ausprobieren

Aufgrund von Ungewissheit, wie sich das Leben mit der Erkrankung in Zukunft gestalten lassen wird, versuchen Betroffene den derzeitigen Alltag möglichst aufrechtzuerhalten. Sie halten teils aus Angst vor der Zukunft an ihrem bisherigen Leben fest, wollen sie selbst bleiben. Um dies mit möglichst wenigen Tabletten zu erreichen, sind vor allem junge Betroffene bereit, verschiedene Therapien und Alternativen zu probieren.

### Offen sein für Therapien

Einige Betroffene verharren nicht passiv, bis sie eine Diagnose durch einen Arzt erhalten und eine gezielte Therapie beginnen können. Sie versuchen zusätzlich zur Suche nach einer Diagnose durch den Kontakt zu Gesundheitsexperten ihr Allgemeinbefinden durch unterschiedliche Dinge aktiv zu verbessern. Sie sind daher auch bereit unterschiedliche Therapien zu beginnen, mitunter ohne dass eine Diagnose gestellt wurde.

> *„Die wussten noch gar nicht was ich hatte, aber /ehm/ ich war dann in so einer psychosomatischen Reha (…).“* (Pat)

Insbesondere bei Betroffenen mit längeren Diagnosephasen kann es vorkommen, dass sie zum Zeitpunkt der Diagnosestellung bereits aufgrund der Symptomatik längere Zeit krank geschrieben sind. Sie probieren im Rahmen ihrer Verzweiflung therapeutische Hilfen wie Physiotherapie oder eine psychosomatische Rehabilitation aus, ohne dass eine genaue Diagnose vorliegt, um möglichst wieder zu genesen und arbeiten gehen zu können. Zu diesen teils selbst gewählten, teils von Gesundheitsprofessionen empfohlenen Maßnahmen, zählen nicht nur Handlungen, um die körperlichen Veränderungen zu mildern, sondern auch den Umgang mit der unsicheren Gefühlslage und den psychisch/kognitiven Symptomen zu stabilisieren. In dessen Zuge greifen sie insbesondere vor der Diagnosestellung teils auch zu alternativen Methoden.

> *„Und dann hatte ich ja zuvor* [vor der Diagnosestellung, Anm. T.M.]*, ich wusste ja nicht was war, ich hatte ziemlich viele Beruhigungsmittel, aber diese Pflanzlichen, ich weiß noch den Namen sogar (Name). Das war das was ich m ä c h t i g geschluckt habe. Ich wusste einfach nicht was war.“* (Pat)

Vor allem jüngere Betroffene setzen alles daran zu ihrer gewohnten Form zurückzugelangen. Dieses aktive Hoffen führt daher auch zu teuren Behandlungsmethoden, die vor allem ohne Diagnose komplett selbst getragen werden müssen. Kosten entstehen dabei nicht nur für die Behandlung an sich, sondern auch für die Anfahrt zu empfohlenen Therapeuten. Sie sind dennoch bereit diese finanziellen Bürden auf sich zu nehmen.

*„Und der hat mich glatt zwei Jahre akupunkt-, mit Akupunktur behandelt, was richtig teuer war, //mmh// und es hat /ehm/ nichts gebracht."* (Pat)

Einige Therapieentscheidungen, die vor allem jüngere Betroffene selbstständig fällen, zeugen von vorhandenem Wissen, an wen sie sich wenden können. Dieses Wissen gründet sich meist auf vorangegangene Erfahrungen. So beschreibt eine Betroffene, dass sie sich unmittelbar nach der Diagnosestellung eine psychologische Begleitung gesucht hat, da die Diagnose eine vergangene Erfahrung mit einer *„unheilbaren Erkrankung"* in der eigenen Familie wieder hat aufleben lassen.

*„Ich habe also sofort /ehm/ eine Therapeutin gesucht, mit der ich die ersten Wochen /ehm/ so /ehm/ durch gestanden habe."* (Pat)

Die Bereitschaft, sich selbst zu kümmern, wird deutlich, da sich Betroffene um solche Unterstützung selbst bemühen müssen. Keiner der Interviewpartner erwähnt zum Zeitpunkt der Diagnosestellung eine angebotene psychologische Unterstützung seitens der Gesundheitsprofessionen.

Viele Betroffene sind nach der Diagnosestellung noch nicht in der Lage alle Möglichkeiten der Therapie einzuschätzen. Einige fangen recht früh an sich um Informationen rund um die Erkrankung und die Behandlungsmöglichkeiten zu kümmern. Andere sind damit zunächst überfordert, *„hätten erst gar nicht so den Mut gehabt"* und sind dankbar ein soziales Netz zu haben, welches ihnen hilft Informationen einzuholen und Dinge in die Wege zu leiten.

*„Ich hätte nämlich nicht gewusst wo ich da anfangen muss."* (Pat)

Erst bei Verschlechterung äußern Betroffene dann, dass sie *„vielleicht"* was tun oder tun sollten. Das Verhalten der Gruppe von Betroffenen, die bereits während der Diagnosephase weniger aktiv waren, zeigt auf, dass sie Dinge ausprobieren, welche eher von Dritten, von Angehörigen oder Ärzten empfohlen werden, wenn andere Therapien nicht anschlagen. Deren Ausprobieren gründet sich weniger auf ihre eigene aktive Suche nach Möglichkeiten. So berichtet eine ältere Dame, wie ihr ein junger Arzt zur Akupunktur rät.

*„[...] der hat dann gesagt, wir machen mal eins, wir tun mal alle Narben, die sie am ganzen Körper haben, unterspritzen. Es kann sein, dass da irgendetwas auf den Nerven drückt. Und da, danach habe ich dann das, wie heißt das mit den Nadeln? //Akupunktur?// Ja. //mmh// Haben sie das gemacht. Ergebnis gleich null."* (Pat)

Betroffene *„versuchen"* das Beste aus den Informationen Dritter rauszusuchen, damit ihnen der Umgang mit dem Alltag so leicht wie möglich fällt und sie Erfolg mit ihrem Handeln haben. Was das Beste ist, können sie nach dem Ausprobieren beurteilen; sie lernen, indem sie den potentiellen Erfolg einzelner Handlungen reflektieren.

*„Der eine Arzt hat so was gesagt und machen sie das und jenes, ja, und ich habe jetzt das, mir das Beste rausgesucht //mmh//, wo ich am meisten Erfolg habe. Ja und das macht das Leben etwas leichter."* (Pat)

Zu Beginn gleicht das Handeln der Betroffenen einem Prinzip von Versuch und Irrtum und wird erst im Verlauf zielbewusster und sicherer. Die Bereitschaft für Versuch und Irrtum eröffnet ihnen ein breites Spektrum an Möglichkeiten auszuprobieren.

> *„Und /ehm/ das ist immer noch in meinem Kopf, wie man das am besten, wie kann ich das am besten machen, wie kann ich es anders, anders machen."* (Pat)

So versuchen sie weiter auch spirituelle Möglichkeiten für eine Heilung zu nutzen. Eine Betroffene beschreibt, dass der *„sektenähnliche Charakter"* sie aber davon abhielt tiefer in die Gruppe einzusteigen. Diese Erfahrung konnte sie jedoch nicht davon abbringen weiter zu suchen, denn

> *„das Internet hielt noch mehr Heiler und Menschen mit besonderen Fähigkeiten für mich bereit."* (Pat)

Die bewusste und aktiv suchende Haltung im Handeln unterstreicht die junge Frau, indem sie betont, dass sie seit Beginn der Behandlung ständig weiter *„forschte und suchte"*. Das Verhalten aktiver Betroffener ist davon geprägt, nichts unversucht zu lassen eine Besserung zu erlangen. Aus diesem Grund beteiligen sie sich auch an Studien. Das aktive Ausprobieren von verschiedenen Therapien, Ärzten und Hilfsmitteln gleicht häufig einem Kampf, wie es ein junger Betroffener exemplarisch formuliert.

> *„Und /ehm/ ich sage immer, man sieht, man weiß, man kennt den Feind und den kann man bekämpfen."* (Pat)

Betroffene sind teils bereit, Wege in der Therapie zu gehen, die als neu bezeichnet werden können und vor denen andere *„wahnsinnige Angst"* haben, wie die Tiefe Hirnstimulation. *„Offen sein"* für neue Therapiemethoden ist eine Qualität der Bereitschaft, sich zu kümmern und beinhaltet auch die Bereitwilligkeit eine alleinige Entscheidung zu treffen. Der tiefe Wunsch nach und die Hoffnung auf Besserung erleichtert eine solche Entscheidung.

> *„Das war so meine Urart und so meine eigene Entscheidung."* (Pat)

Ob eine neue Therapie hilft oder nicht, ist für Betroffene allerdings schwer zu beurteilen. Oft fehlen die Grundlagen einen zu erwartenden Erfolg ab- und einschätzen zu können. Sie sind gerade zu Beginn der Erkrankung auf sich allein gestellt, im Rahmen einer ambulanten Neueinstellung selbst darauf zu achten, ob alles im *„Normbereich"* ist oder nicht, ob die Medikation die gewünschte Wirkung zeigt und Nebenwirkungen ausbleiben.

Unabhängig ob die ausprobierte Therapie Erfolg im Sinne verminderter Symptomatik zeigt, gehen Betroffene mit Erfahrungen aus ihrem Handeln hervor, die im Sinne des Lernprozesses Erfahrungswissen darstellen. Die Beschreibungen der Betroffenen lassen den Schluss zu, dass trotz ausbleibendem Therapieerfolg, das Ausprobieren auf dem Weg der Suche nach der bestmöglichen Therapie zumindest zu Lernerfolgen führen kann. Betroffene wissen dann, was hilft und was nicht hilft.

## Aktivitäten für den Körper und die Psyche

Dieser offene und mutige Kampf der Betroffenen gegen die Infiltration durch Parkinson wird nicht nur mit medikamentöser Therapie geführt. Auch setzt sich im Laufe der Zeit die Erkenntnis bei vielen Betroffenen durch, dass Bewegung dem Körper gut tut. Dabei nützt vor allem die bisherige Lebenserfahrung mit sportlichen Aktivitäten. Menschen, die generell eher sportlich gelebt haben, fällt es einfacher auch mit der Erkrankung und trotz Einschränkungen in Bewegung zu bleiben.

> *„Das machen wir heute auch noch, Tanzen, allerdings mit Einschränkungen. Wandern geht auch nicht mehr, nur noch kurze Strecken, aber /ehm/ Bewegung muss sein. .. Und wo ich mich mit ausgleiche, ist mit Gartenarbeit. //mmh// Jede freie Minute und raus und Bewegung. Nur nicht setzen und /ehm/ ruhig halten."* (Pat)

Regelmäßige Bewegung ist für Betroffene Ausgleich und Therapie zugleich. Sie vermuten und hoffen mit körperlicher Aktivität den Verlauf des Parkinsonsyndroms positiv zu beeinflussen. Sie treiben teilweise täglich Sport und bezeugen von einer *„ungebrochenen Kampfbereitschaft"*. Dieses Training soll den Körper so lange wie möglich fit halten.

> *„Ganz konsequent mache ich meine Rit- /ehm/ Übungen, damit ich, damit mein Körper nicht vergisst, wie man sich bewegt."* (Pat)

Durch das beinahe ausgesprochene Wort des „Rituals" deutet diese zitierte Betroffene an, dass diese täglichen Übungen in eine routinierte Handlung übergehen. Sie sind in das alltägliche Leben integriert.

Die Motivation, auch alternative Methoden auszuprobieren, gründet unter anderem darauf, dass vor allem jüngere Betroffene eine Zurückhaltung gegenüber der medikamentösen Therapie aufweisen. Sie sind nicht bereit, für die nächsten Jahre *„nur"* Tabletten einzunehmen. Sie übernehmen mit dem Ausprobieren alternativer Therapien Verantwortung gegenüber ihrer therapeutischen Zukunft. Sie haben mit den Alternativen eine Möglichkeit selber Einfluss auf die Behandlung zu nehmen, sie können Kontrolle ausüben. Sie entscheiden, wann und welche Übung gemacht wird. Der subjektive Erfolg ist der Beweis für die Wirksamkeit des Handelns.

> *„Ich hatte anfangs mal auch schon Schlafprobleme, wo ich gar nicht schlafen konnte. Und als ich das erste Mal gemacht hatte* [Yoga, Anm. T.M.], *da hatte ich von abends bis morgens durchgeschlafen. .. Und das war der /ehm/ Beweis und man entspannt innerlich, diese Anspannung, die lässt los."* (Pat)

Neben körperlichen Aktivitäten nutzen Betroffene beispielsweise *„Ölmassagen zur Entgiftung"* und *„Yoga"* zur Entspannung. Sie profitieren von der Erfahrung mit der Anwendung alternativer Methoden im Rahmen ihrer durch die Erkrankung hervorgerufenen Veränderungen im Alltag. Durch eine für sie auf ihr Praxiswissen gründende, ganz persönliche Beweisführung, geknüpft an den Erfolg der Methode, greifen sie bei Bedarf wieder auf diese Handlung zurück.

> *„Ich habe wieder mit Yoga angefangen und /ehm/ will das auch wieder durchziehen."* (Pat)

Die eigene konsequente Haltung, eine Handlung durchzuziehen, wird neben den Erfolgsaussichten durch weitere Faktoren beeinflusst. Abgesehen von dem Einfluss anderer Symptome, wie zum Beispiel Erschöpfung und Depression, sind es auch die Bereitschaft, sich selbst zu kümmern und das Vorhandensein eines sozialen Rückhaltes, die von großer Bedeutung für die Handlungen der Betroffenen sind. Letzteres verdeutlicht die Aussage eines Betroffenen im Bezug zur Ausübung von Yoga:

> *„Mit der Ehefrau zusammen machen wir das."* (Pat)

Dass Betroffene *„in der Familie trainieren"* oder anderen Aktivitäten wie Nordic Walking nachgehen, um sich körperlich fit zu halten, beschreiben vereinzelt auch die Gesundheitsprofessionen.

Das Ziel solcher selbst durchzuführenden therapeutischen Maßnahmen ist, neben Besserung der körperlichen Symptomatik, dass *„die Psyche besser wird."* Betroffene beschreiben viele Handlungen, die darauf abzielen die *„psychische Seite zu bedienen"*, da dies nach ihrer Erfahrungen in der Gesundheitsversorgung *„ziemlich nachhakt"* und *„selbstverständlicher"* erfolgen müsste. Neben Entspannungstechniken und Sport, probieren Betroffene verschiedene Formen des Austausches und der Gesprächstherapie aus, damit sie nicht mehr so *„rumlaufe[n] wie eine Primel"*. Betroffene sehen *„die psychische Gesundheit ist mindestens genauso wichtig wie die physische"*.

> *„Gut, es gibt viele Parkinsonbetroffene, die sind /ehm/ psychisch angeschlagen und ein Arzt sollte mit so einem Patienten also /ehm/ nicht so schroff umgehen, sage ich mal. .. Auf die, auf die kranke Welt eingehen und /ehm/ die haben Probleme und /ehm/ // ja// die sollte man /ehm/ in Betracht ziehen."* (Pat)

In diesem Zusammenhang wird auch der Vergleich zu anderen chronisch Erkrankten gezogen und die psychische Belastung Parkinsonbetroffener hervorgehoben.

> *„(...) das würde ich schon /ehm/ unterstreichen, dass die psychische Seite schon /ehm/ stärker beansprucht ist als zum Beispiel bei /ehm/ Krebs oder so."* (Pat)

Bezüglich einer psychosozialen Unterstützung wird auch die Arbeit der Pflegenden in stationären Settings angesprochen. Aufgrund von fehlender Zeit der Pflegenden, geben Betroffene an, sich selbst um einander kümmern und gegenseitig *„auffangen"* zu müssen. So berichtet zum Beispiel eine Betroffene von einer Nacht in einer Fachklinik:

> *„(...) ich kann ich ihnen eine Nacht erzählen. (...) Saß der Herr (...) da im Aufenthaltsraum. Der wusste nicht mit sich wo hin. Total überbeweglich. Die Augen waren so klein und der Mund verzogen, das Bild werde ich nicht vergessen. Ich habe ihn einfach in den Arm genommen. Zwei Stunden. Die Schwester ist vorbei, hat nichts gesagt. .... (...) Es ist ganz einfach ..."* (Pat)

Es werden zwar Erklärungen gefunden, warum Pflegende nicht „auffangen", als deren Aufgabe wird es trotzdem klar benannt:

> *„Das dürften die Patienten gar nicht machen. Viele machen es. Aber die Schwestern, wir wissen es ja, wie viele Schwestern haben wir denn auf Station? ... Und wie viel schreiben sie am Tisch? Wie viel Schreibarbeit haben sie am Tisch? Wie viel sind sie am Bett beim*

> *Patienten? Die meiste Zeit schreiben sie doch nur. Und das ist eigentlich schade. .... Tja, Das ist unser Gesundheitssystem."* (Pat)

Aus der Analyse der Daten der Pflegenden wir deutlich, das Angehörige häufiger Ziel von Maßnahmen psychosozialer Unterstützung sind als die Betroffenen selbst. So erwähnt eine Pflegekraft, dass

> *„die Patienten (...) schon wichtig [sind], /ehm/ aber eben gerade, man merkt eben doch /ehm/ sehr häufig gerade eine Angst, eine Überforderung und auch eine Nichtinformiertheit bei den Angehörigen."* (PDN)

Pflegende beschreiben, dass trotz geringer zeitlicher Ressourcen versucht wird, Angehörige *„mal so zwischen Tür und Angel (...) ein bisschen wieder aufzubauen"*. Es wird deutlich, dass es weder für Betroffene noch Angehörige einen Rahmen für dieses Auffangen oder Aufbauen gibt. Diesbezüglich werden sogar eher Bedenken geäußert, dass es *„zwischen Tür und Angel"* auch einen gegenteiligen Effekt haben könnte.

> *„Wenn, wenn die Zeit eben nicht da ist, hat man die vielleicht auch ganz schnell /ehm/ irgendwie /ehm/ abserviert oder so was, weil man jetzt keine Zeit hat sich darüber zu unterhalten. Was dann vielleicht für die Angehörigen im Endeffekt noch schlimmer ist, wenn derjenige jetzt auch nicht versteht, was man da für ein Problem hat. Obwohl man es ja schon versteht, aber einfach die Zeit nicht da ist, da was /ehm/ gegen zu machen."* (PDN)

Gezielte psychologische Begleitung in Form von Gesprächstherapie suchen sich Betroffene zwar vereinzelt bereits in der frühen Phase, *„zur seelischen Unterstützung und Stärkung"*, jedoch meist, wenn andere Faktoren wie zum Beispiel *„eine private Geschichte (...) mit einer unheilbaren Erkrankung"* erfahren wurde. Psychosoziale Unterstützung wird nur dann als kontinuierliche Begleitung auch im weiteren Verlauf beschrieben, wenn sie bereits in der Phase des Zurück-ins-Leben-finden vereinzelt stattfindet. Sowohl von Betroffenen als auch Gesundheitsprofessionen wird festgehalten, dass sie womöglich irgendwann im weiteren Verlauf *„keine Therapie mehr machen wollen"*. Mediziner sehen eher selten Betroffene, die nach ihrer Auffassung von *„psychologischer Unterstützung auch profitieren"* würden; wenn sind es eher die *„jüngeren Patienten"*. Pflegende berichten von erforderlicher psychosozialer Begleitung, auf die *„Leute ein[zu] wirken (...) psychologisch ein[zu]gehen."*, wenn Betroffene z. B. nach neuen und die Situation verbessernden Therapieentscheidungen, aber aufgrund eines ausbleibenden Erfolges, *„verunsichert, deprimiert"* sind.

In dieser zweiten Phase des Lernprozesses werden von Betroffenen häufig auch Selbsthilfegruppen ausprobiert. Neben Informationen und Austausch mit Gleichbetroffenen bieten diese Gruppen sowohl für die Betroffenen als auch für die Angehörigen eine Möglichkeit ihrem *„Bedürfnis"*, ihre emotionale Betroffenheit in einem geschützten Rahmen offen zu legen, nachzukommen.

> *„Aber wer so frisch dazu kommt. .. //mmh// Ich finde das schon eine Hilfe, auch mal /ehm/ weinen zu können oder jemandem sagen zu können, es ist so eine Scheiße, ne, mit der Arschkarte und so."* (Pat)

Pflegexperten beschreiben dagegen, dass viele Betroffene Ängste haben, sich zu offenbaren und bloß zu stellen, die sie daran hindern die Selbsthilfetreffen auszuprobieren.

Selbsthilfegruppenmitglieder werden von Ärzten als *„Trainierer"* bezeichnet, als *„Personen, die trainieren, schwimmen, Krankengymnastik, informative Treffen"* wahrnehmen. Insgesamt wird seitens der Ärzte die Rolle der Selbsthilfegruppe als Raum für körperliche Aktivität und Informationserhalt durch Professionelle gesehen. Die psychosozialen Aspekte einer Gruppe, wie sie von den Betroffenen beschrieben werden, finden keine Aufmerksamkeit in den Narrationen der Ärzte.

Der Austausch mit Gleichbetroffenen ermöglicht nicht nur die Kenntnisnahme alternativer Therapien, sondern stärkt auch das Selbstbild der Betroffenen. Dies führt nicht zuletzt auch dazu, in den Lebens- und Versorgungssituationen selbstbestimmter agieren zu können und das Therapiemanagement mit zu gestalten.

## 3.3.3

## Therapiemanagement gestalten

Offen sein bedeutet im weiteren Verlauf der Erkrankung auch den Mut zu haben, Therapien gegenüber Ärzten abzulehnen und damit die eigene Behandlung zu gestalten.

> *„Antidepressiva (...) die will ich nicht haben. (...) Von dem Zeug nimmt man nämlich zu."* (Pat)

Bestehende Therapiepläne werden im Rahmen der Einnahmezeiten an den Alltag angepasst. Betroffene berichten diesbezüglich, dass sie am Wochenende bewusst die erste Einnahmezeit weglassen, da sie später aufstehen und nicht zur Arbeit müssen. Dadurch erlangen sie mehr Unabhängigkeit im Tagesrhythmus. Sie haben es ausprobiert und *„das funktioniert auf alle Fälle"*. Allerdings können diese eigenen Entscheidungen auch negative Konsequenzen haben. Eine Betroffene hat beispielsweise zu Beginn der Erkrankung die Medikamente komplett abgesetzt, da sie der Meinung war, sie brauche es nicht: *„Ich will das Zeug nicht mehr und ich habe kein Parkinson."* Mit dieser Entscheidung hat sie, so habe der Arzt es ihr erläutert, den bisherigen Behandlungserfolg *„kaputt gemacht"*. Aus dieser Erfahrung hat sie gelernt, indem sie deutlich macht, dass sie selber nicht mehr solche Entscheidungen treffe. Im weiteren Verlauf der Erkrankung zeigen sich in den Handlungsstrategien der Betroffenen häufiger die Konsequenzen früherer Erfahrungen und des bisher angewandten Wissens. Betroffene ändern innerhalb des Lernprozesses den bestehenden Therapieplan oder setzen gezielt Bedarfsmedikationen ein, wenn es nach ihrer Einschätzung erforderlich sein sollte.

> *„(...) kennen sie das Tramadol? //mmh// Da ist doch diese Pumpe oben dran (...) und da mache ich 20 Stück da rein, 20 Hube, ja. //mmh// Im lauwarmen Wasser, erst in*

> *so ein Schnapsgläschen und dann trinke ich viel Wasser hinten nach, oder Kaffee oder sonst was, damit der Geschmack weggeht. Ja und dann kann es passieren, dass ich dann wieder einschlafen kann. Oder ich habe am Tag, wenn es am Tag ist, /ehm/ dass ich etwas ruhiger bin."* (Pat)

Es zeigt sich in der Gestaltung des Therapieplanes einschließlich der Einnahme von Bedarfsmedikation, dass Betroffene im Umgang mit Beschwerden Routinen entwickeln und bestimmte Handlungsmuster bereit liegen haben. Sie sind vorbereitet, beispielsweise auf den möglichen Eintritt der nächtlichen Schmerzen aufgrund unruhiger Beine und wissen sich zu helfen, wieder ruhiger zu werden. Wie häufig der Betroffene dieses Medikament einnimmt und ob er über mögliche Nebenwirkungen des off-label-use von Tramadol bei Parkinson aufgeklärt wurde steht bei der Narration nicht im Vordergrund, sondern die Tatsache, dass man *„so etwas dann ganz gut in den Griff kriegt"*.

Auch die dopaminerge Medikation wird eigenständig als Bedarfsmedikation genutzt, wenn Betroffene *„keinen Bock drauf"* haben in eine Off-Phase zu kommen. Manche können sich an die *„Vorgaben einfach nicht so gewöhnen"*. Damit wird deutlich, dass die Routinen, die Betroffene im Rahmen der Medikamentenregime entwickeln nicht unmittelbar auf den Vorgaben der Gesundheitsprofessionen, sondern auch oder nur auf dem Erfahrungswissen der Betroffenen beruhen. Die Einnahmezeiten und Dosierungen werden im weiteren Verlauf von Betroffenen an ihren Alltag und ihrer Einschätzung zufolge *„angepasst"*. Dies ist teils insofern erforderlich, da parkinsonerkrankte Menschen im weiteren Verlauf medikamentöse Anpassung zunehmend im stationären Sektor erhalten und diese Einstellung häufig auf den dort herrschenden Rhythmus, aber nicht auf die häuslichen Gegebenheiten der Menschen erfolgt.

> *„(...) und eine halbe von den Dopamin, die muss ich morgens, die haben geschrieben <u>sechs</u> Uhr, da hätte ich mir den Wecker stellen müssen, da habe ich gesagt, nein, das machst du um sieben und machst alles andere gerade ein Stunde später."* (Pat)

Das Wissen und die Erfahrung erlauben Betroffenen also eine eigenständige Verschiebung der einzelnen Einnahmezeiten oder die spontane Reaktion auf besondere Vorkommnisse.

> *„(...) aber wenn die Tabletten aufhören zu wirken, dann werde ich wach. Und dann nehme ich mal /ehm/ eine und dann schlafe ich weiter. (...) wenn ich aufwache, wenn ich durchschlafe nicht. (...) Das ist unterschiedlich."* (Pat)

Teils suchen sich Betroffene professionelle Unterstützung für ihre therapeutischen Anliegen nicht beim Neurologen, sondern bei ihrem Hausarzt. Es scheint eine andere Vertrauensbasis zum Hausarzt zu bestehen.

> *„Letztes Jahr da ging es mir echt mal ganz haarig, da habe ich auch mal Amantadintropf geben lassen. Das habe ich auch vom Hausarzt bekommen."* (Pat)

Die Betroffenen sind teils in diese Rolle des aktiven Gestalters des eigenen Medikamentenregimes gedrängt, wenn Ärzte beispielsweise im weiteren Verlauf der Erkrankung sagen, *„ich weiß nicht was ich machen soll, probiere selbst."* Doch dieses, den Betroffenen überlassene Medikamentenmanagement, kann auch negative Folgen haben, nämlich wenn das Wissen und die Kompetenz der Betroffenen nicht ausreichen, um diese Aufgabe eigenverantwortlich im weiteren Verlauf zu übernehmen. Dass dies *„auch nicht funktioniert"*, zeigt sich dann in wiederholten Klinikaufenthalten, da Betroffene *„keine Relation"* mehr haben und damit ihr durcheinander geratenes Medikamentenmanagement und die verschlimmerte Symptomatik beschreiben.

Während die Gesundheitsprofessionen einerseits Verständnis gegenüber einem autarken Medikamentenmanagement der Betroffenen äußern, machen sie deutlich, dass sie darin auch den Grund für häufige Wiedereinweisungen zur stationären Behandlung sehen. Erfahrungen der Pflegenden zeigen, dass die Gefahr einer Überdosierung gegeben ist und Betroffene sich *„mit einem Boli oder mit LTs gerne in eine Psychose rein schießen"*. Die überspitzte Formulierung, dass sie das „gerne" tun, verdeutlicht ein zielgerichtetes Handeln der Betroffenen, um beweglicher zu sein.

> *„Also da ist dann viel hilft viel, einfach. Und /ehm/ die, den meisten Parkinsonpatienten ist es relativ Wurscht, ob sie überbeweglich sind. Und ich finde aber dann den Punkt, von, von Überbeweglichkeit zur /ehm/, zur Psychose, also (...) Überbeweglichkeit zur Psychose, das kriegen sie manchmal nicht /ehm/ gebacken. Und die schießen sich dann rein."* (PDN)

Das Handhaben des Therapiemanagements kann nach Angabe der Pflegenden entsprechend positive als auch negative Folgen haben. Betroffene entscheiden aber nicht immer einfach so, sondern versuchen sich nach Angaben der Pflegenden einen Rat bei den Professionellen zu holen. Pflegende beantworten daher nachstationär *„häufig"* Fragen der Betroffenen und Angehörigen, die sie per Telefon gestellt bekommen.

Als problematisch werden von Ärzten zudem medikamentöse Umstellungen im fortgeschrittenen Stadium im häuslichen Bereich gesehen. Sie wünschen sich die Möglichkeit zu haben, dass

> *„wenn es zu Nebenwirkungen kommt, dann [jemand] eben auch gleich reagieren kann, bevor das Ganze eskaliert und man wieder dann, viele Patienten reagieren dann damit, dass sie das ganze Schema wieder /eh/ vollständig absetzen. Und dann fängt man bei der nächsten Vorstellung wieder von vorne an."* (A)

Wie Betroffene selbst anmerken, ist es für sie schwierig zu erkennen, wenn etwas nicht mehr normal verläuft und die Medikamente Nebenwirkungen zeigen. Um adäquat reagieren zu können, wenn unvorhersehbare Dinge auftreten, wie beispielsweise auch das Vergessen einer Einnahme, haben Betroffene im weiteren Verlauf Routinen parat und müssen nicht lange nachdenken oder Fragen an professionelle Helfer richten. Sie merken, wenn es ihnen schlechter geht und versuchen sich zunächst mit ihren Routinen selbst zu helfen. So berichtete eine Frau, wie sie handelt, wenn sie einen Einnahmezeitpunkt vergessen hat.

> *„Ja, dann nehme ich die Tabletten ein und warte dann ((lachend)) danach drei Stunden ab. //ah ja// Dann ändere ich den Rhythmus auf drei Stunden, also den behalte ich immer bei, den drei Stunden Rhythmus. Aber wenn ich es mal vergessen habe, verändere ich den dann. ...."* (Pat)

Wie stark ihr Handeln in eine gewohnte Handlung im Sinne einer Routine übergegangen ist, zeigt ihre Schwierigkeit *genau* zu beschreiben was sie tut. Diese Betroffene zeichnet sich insgesamt dadurch aus, dass sie gelernt hat, ihren Alltag an der Krankheit „genau" auszurichten. Es geschieht nicht plötzlich, sondern es ist ein langsamer Prozess, bis sich Betroffene an die Einnahme der Medikamente gewöhnt und diese in den Alltag integriert haben, *„so langsam gewöhnt man sich daran."* Betroffene denen dies schwerer fällt, vergessen Medikamente *„oft"*, gar *„den ganzen Tag"*. Eine Anpassung des Medikamentenregimes ist dann umso schwieriger.

> *„(...) dann habe ich es um so schwerer wieder das, wieder den Rhythmus reinzukriegen."* (Pat)

Die gleiche Informantin vergleicht, die Medikationen in den Alltag zu integrieren sei wie:

> *„(...) als wenn sie Hunger hätten, da müssen sie was essen, sie haben Durst, sie müssen was trinken, so ungefähr ist das."* (Pat)

Dieser Auszug verdeutlicht, dass sich nicht alle Betroffene auf den Medikamentenplan als strukturgebend einlassen, sondern auch einige die Medikamente reaktiv auf die Symptome einnehmen, es aber dennoch als erfolgreichen Umgang mit der Therapie sehen. Ausprobieren birgt damit auch die Gefahr zu einer Haltung gegenüber der medikamentösen Therapie zu führen, die sich negativ auswirken und eher zu Komplikationen führen kann.

Dass man eine Tabletteneinnahme mal vergisst, sei *„nur zu verständlich"*, vor allem wenn man *„abgelenkt"* wird. Damit sind Tätigkeiten im Alltag gemeint, deren Ausführung Betroffene *„ein bisschen ins Schludern"* bringt. Durch Worte wie *„natürlich"* und *„verständlich"* werben Betroffene um Verständnis und Anerkennung, zumal sie das Vergessen der Medikamente in den Interviews offen zu geben. Zum einen ist dies Teil des *Sich-nicht-Versteckens* und Zeichen der Übernahme von Verantwortung für das eigene Handeln. Zum anderen zeigen die Narrationen, dass Betroffene für das Vergessen der Medikamente keine Verurteilung ihres Verhaltens hinnehmen wollen.

Die Äußerungen in diesem Zusammenhang erklären die Komplexität des Alltags- und Medikamentenmanagements und die Strategien damit umzugehen. Denn um das Medikamentenregime zu befolgen, nutzen Betroffene zunehmend Hilfsmittel wie Wecker und spezielle Behältnisse mit ausreichenden Fächern für ihre Tabletten zu den verschiedenen Einnahmezeiten. Um vorbereitet zu sein, gehen einige den sicheren Weg und haben *„immer ein Döschen Pillen"* mit. Während es sich bei einigen Betroffenen vor allem zu Beginn der Erkrankung nicht bemerkbar macht, dass eine Einnahme vergessen wird, so zeigt es sich im weiteren Verlauf schnell, wenn ein Einnahmeintervall ausgelassen wird, denn *„die Quittung kriegt man immer sehr schnell"*. Betroffene berichten dann z. B. von steifen Fingern und einem Gefühl von Muskelkater im ganzen Körper.

Das Therapiemanagement zu beeinflussen, setzt im weiteren Verlauf Kenntnisse voraus, zu wissen, was zu tun ist oder an wen man sich wenden kann, wenn die eigene

Kompetenz dafür nicht ausreicht. Nicht nur die Situation, sondern auch die eigene Handlungsfähigkeit wird entsprechend eingeschätzt.

> *„Und dann auf einmal, auf einmal sonntags ging die Pumpe nicht mehr. Und da, aber alle vier Wochen hat dann eine Firma angerufen, die die Pumpe hergestellt hat und haben sich erkundigt, ob alles in Ordnung ist, ob alles läuft und ob jemand schon da war, wenn ich angerufen habe. Habe ich gesagt, also ich habe bis jetzt noch niemanden gebraucht. Und einmal habe ich gebraucht und muss ich sagen, da war wirklich sofort jemand da gewesen, weil das ja- //sehr gut, ja// Also, da muss ich sagen, die, mit allem an für sich, muss ich sagen, habe ich Glück gehabt. Es war jeder sofort da. Überhaupt, von denen vom Pflegedienst oder was."* (Pat)

Dieses Beispiel zeigt, wie Betroffene Kenntnisse anwenden und daraus Erfahrungen sammeln und ihr Handeln bewerten. In diesem Fall liegt die Kenntnis über eine Unterstützung seitens des Pharmakonzerns zugrunde. Ganz praktisch hat die Betroffene eine Notfalltelefonnummer, die sie in dieser Situation gebraucht. Ihr Vorgehen bringt die notwendige Hilfe und sie lernt daraus, dass sie zur Not dort anrufen kann und erneut Hilfe bekommen könnte. Sie erlangt durch diese Erfahrung im Ausprobieren einer ihr angebotenen Hilfe Sicherheit im Umgang mit der Therapie und damit zusammenhängend in der Gestaltung ihres Alltags. Denn aufgrund dieser schnellen Hilfe konnte die Betroffene dennoch ihren Freizeittermin wahrnehmen.

> *„Dann haben die das gemacht und dann war es okay. Dann habe ich die (Name) angerufen, da hat die mich geholt."* (Pat)

Trotz des Lernens mit der Medikamentenpumpe umzugehen, wurde bereits im Laufe des darauffolgenden Jahres die Pumpe wieder entfernt. Grund dafür war eher die therapeutische Linie der Klinik, die ein *„Gegner davon"* sei, weniger das Verhalten der Betroffenen. Dennoch war die Patientin *„froh"*, wie sie *„das Ding weg hatte"*. Dafür führt sie vor allem ästhetische Gründe an und offenbart damit einen weiteren Aspekt des Ausprobierens, der eine Bereitschaft, sich zu kümmern und den Mut für Entscheidungen beeinflussen kann.

> *„Das war dann, die Pumpe, die war ja nicht groß, die war so ((zeigt mit den Fingern)) //ja// und so hoch. //ja// Aber sie hatten immer da so ein blaues Band und da vorn so einen Beutel, der hat weg gestanden als wenn sie ein Kisschen unter dem Bauch hätten. Und, wie gesagt, und /ehm/ so hatte mir das an und für sich nichts ausgemacht. // mmh// Aber, es war eine unangenehme Sache, gell. Sie konnten nichts enges anziehen .. //mmh//, weite Sachen."* (Pat)

Ästhetische Aspekte, wie eine Gewichtszunahme oder ein Label durch eine Medikamentenpumpe, beeinflussen die Gestaltung der Therapie oder die Nutzung von Hilfsmitteln. Auf das Therapiemanagement wird demnach Einfluss genommen, um die Symptome so weit wie möglich zu kontrollieren, aber auch um weiterhin so zu sein, wie man sich selbst wahrnimmt. Das eigene Selbstbild in Form von Aspekten der Ästhetik aufrechtzuerhalten, dient insbesondere bei Frauen einem Abwenden des Gefühls der Infiltration.

Im fortgeschrittenen Stadium der Erkrankung, wenn das therapeutische Fenster immer kleiner wird, weil Tabletten nicht vertragen werden oder Spätkomplikationen hinzutreten, müssen Betroffene für neue therapeutische Maßnahmen offen sein. Dies unterstreicht die teils erforderliche aktive Rolle der Betroffenen innerhalb ihrer therapeutischen Versorgung. So berichtet eine junge Betroffene über eine Mitpatientin während eines stationären Aufenthaltes in einer Fachklinik:

> *„Man muss auch offen sein. Man kann nicht immer unbedingt alles /ehm/ //ja//, mmh //stimmt//. Und /ehm/ irgendwie denke ich auch, die Ärzte haben auch teilweise /ehm/ .. Es gibt so, bestimmte Möglichkeiten und solche Sachen, ne. Es gibt Möglichkeiten und, und mehr haben die auch nicht. Die können sich das auch nicht aus den Rippen schneiden. Und wenn sie dann diese Tabletten nicht vertragen, da- , wenn irgendjemand diese, irgendwelche Tabletten nicht verträgt, dann können die Ärzte im Endeffekt auch nicht viel /ehm/, viel daran ändern."* (Pat)

Durch häufigere Therapieanpassungen haben die unterschiedlichen Gesundheitsprofessionen im weiteren Verlauf zunehmend regelmäßigen Kontakt zu Betroffenen und deren Angehörigen. Daher haben sie im Vergleich zum frühen Verlauf gerade in den Spätstadien der Erkrankung einen tieferen Einblick in die individuellen Situationen der Betroffenen. Ärzte betonen, dass gerade im weiteren Verlauf Probleme auftreten, die es zu *„managen"* gilt.

> *„Ob Sie dann auf komplizierte medikamentöse Therapie <u>plus</u> Physiotherapie, <u>plus</u> Sprachtherapie oder Sprechtherapie, /ehm/ einjustieren müssen. Ob Sie eine /ehm/ (Therapie) brauchen oder einen PEN, oder ob Sie die Tiefe Hirnstimulation oder auch die (Therapie) diskutieren."* (A)

Das Managen bezieht sich primär auf Probleme im Therapieregime und obliegt nach dieser Ausführung beim behandelnden Arzt, der mit Betroffenen die einzelnen Möglichkeiten diskutiert und sie damit in den Entscheidungsprozess mit einbindet. Da dies nicht immer der Fall zu sein scheint, zeigen Beschreibungen der Pflegenden:

> *„Und /ehm/ ja, manche beklagen einfach, dass die Nebenwirkungen, dass über das zu wenig aufgeklärt wird."* (PDN)

Je beeinträchtigender Symptome oder im Verlauf auch Nebenwirkungen für die Betroffenen sind, umso stärker bestehen sie auf Anpassung des Medikamentenregimes. Voraussetzung dafür ist das Wissen darum, dass es sich um beeinflussbare Nebenwirkungen handelt. So kann es zu einem Schamgefühl Betroffene kommen, welches sie daran hindert, über Spielsucht oder Hypersexualität zu sprechen. Aufgrund massiver Einschränkungen in der Lebensqualität und der Einfluss auf das persönliche Umfeld durch solche Nebenwirkungen, kämpfen Betroffene, so denn sie denn wissen, dass es sich um Nebenwirkungen handelt, für eine Besserung.

> *„(...) dann kam irgendwann mal die Übersexualität, da habe ich dann gesagt: Ich will das nicht, macht was dagegen. Ich gehe nicht eher aus dem Krankenhaus raus bis ihr mir da geholfen habt und .. weil ich auch manche Sachen einfach nicht wollte."* (Pat)

Häufig können solche Nebenwirkungen nur im Rahmen stationärer Neueinstellungen behandelt werden. Für Therapien offen zu sein, beinhaltet demnach auch, bereit zu sein, sich in stationäre Behandlung zu begeben. Betroffene erfahren Erfolge in den Neueinstellungen, die wieder in stabilere Phasen münden. Hierdurch erwächst langsam Vertrauen in die Behandlung durch den Arzt. Eigene Versuche die Medikamentenregime in Art der Dosierung ohne Rücksprache mit dem Arzt anzupassen, werden in Abhängigkeit zum Behandlungserfolg betrachtet.

## 3.3.4

## Umgang mit regelmässigen Klinikaufenthalten

Während zu Beginn der Erkrankung so gut wie keine Aufenthalte in Akutkrankenhäusern notwendig sind, nimmt die Häufigkeit der stationären Behandlungen im Verlauf der Erkrankung zu. Je nach Art der Krankenhausaufenthalte sind diese in ihrer Bedeutung für das Krankheitserleben und das Bewältigungshandeln differenziert zu betrachten. So gibt es zwar sowohl Akut- als auch Rehabilitationskliniken, die sich speziell auf die Behandlung von Menschen mit Parkinsonsyndrom spezialisiert haben. Da derer aber nur eine beschränkte Anzahl in Deutschland vorhanden ist, findet die Versorgung auch auf allgemein neurologischen Stationen statt.

### Fachzentren der Neurologie

Die Aufenthalte in neurologischen Fachkliniken sind teils frei gewählt und geplant. Ausprobieren beschränkt sich nicht mehr nur auf Therapien, Selbsthilfestrategien und die generelle Bereitschaft für eine stationäre Behandlung, sondern weitet sich auch auf die Wahl einer bestimmten Klinik aus, denn *„ein bisschen anders läuft es ja überall."* Diese vornehmlich jüngeren, teils noch berufstätigen Betroffenen wählen die Klinik ganz bewusst aus, weil sie mal eine *„andere Schiene fahren"* wollen. Auch die Gesundheitsprofessionen schildern dieses Ausprobieren von Kliniken, je nach *„Präferenz"* der Betroffenen. In regelmäßigen Abständen versuchen sie einen stationären Aufenthalt von sich aus zu organisieren, um etwa Entspannung zu erfahren.

> *„Ich war ja erst im Februar im Krankenhaus, in (Fachklinik). Wie jedes Jahr einmal sowieso schon. Die Auszeit gönne ich mir."* (Pat)

Diese selbst gewählten Aufenthalte in Rehabilitationskliniken vergleichen Betroffene mit einem *„Verwöhnurlaub"*, weil *„alles rundum abgedeckt"* war und es *„sehr gut getan"* hat. Für andere ist so ein Aufenthalt eine *„Auszeit"*, die sie sich *„gönnen"*, um Doppelbelastungen mit Beruf und Familie zu kompensieren. Neben der medikamentösen Behandlung der körperlichen Symptomatik ist die psychosoziale Erholung auch während der stationären Aufenthalte für Betroffene immer ein wichtiges Zielkriterium. Während Ärzte die medikamentöse Einstellung für den Erfolg eines Aufenthaltes beschreiben, sehen Pflegende eher einen subjektiven Erfolg im Gefühl der Betroffenen, dass es ihnen besser geht.

> *„(...) die Patienten fühlen sich /ehm/ besser als /ehm/ wir das jetzt /ehm/ sehen würden."* (PDN)

Von weniger gutem Wohlbefinden der Betroffenen berichten Pflegende während eines Klinikaufenthaltes, wenn Patienten gezielt ins Off gelassen werden, um zu sehen, inwieweit sie auf dopaminerge Medikation ansprechen. Diese Berichte gleichen denen der Betroffenen, die *„abgestellt"* werden oder *„fallen gelassen werden"*, sich dann *„beschissen und total bescheuert"* fühlen und vor allen Dingen nicht wissen warum das passiert.

> *„Die [Medikamente] werden abgesetzt und dann guckt man, ob das überhaupt wirkt. Das heißt, ein Patient kommt hier rein gelaufen, total fit, mit einem Stöckchen vielleicht, bisschen gebückt. Und dann nehmen wir ihm die Medikamente weg und dann sitzt der im Rollstuhl. Bei manchen haut das dermaßen rein, dass sie dann in der Zeit ein Vollpflegefall sind, Schmerzen in den Gelenken und das volle Bild bieten."* (PDN)

Sowohl nach Aussagen der Betroffenen als auch der der Pflegenden werden Betroffene nicht aufgefangen und nur unzureichend informiert, weshalb diese Maßnahmen erfolgen. Diese Erfahrungen scheinen den subjektiven Erfolg bei Betroffenen aber nicht zu beeinflussen. Erfolg wird erst am Ende des Aufenthaltes gemessen.

Im weiteren Verlauf können Klinikaufenthalte in Fachzentren auch aufgrund von akuten Krisen und Notfällen erfolgen. Dann ist zwar der Aufenthalt als solcher nicht frei gewählt, aber das von Erfolgen abhängige Ausprobieren der Behandlungen während des Aufenthaltes wird von Betroffenen und Angehörigen häufig mitbestimmt. Damit zeigen auch diese unumgänglichen stationären Behandlungen Aspekte des Ausprobierens im Sinne eines Kampfes, indem Betroffene ihren eigenen Beitrag leisten müssen. Allerdings beschreiben die Pflegenden mit psychiatrischen Symptomen und der Quantität und Qualität des Personals weitere Einflüsse, die die Handlungsfähigkeit der Betroffenen in einer Klinik einschränken können.

Angehörige geben die Verantwortung teilweise an die Klinik ab und sagen, der Betroffene bleibt solange, bis es sich gebessert hat: *„Da muss er jetzt durch und wenn er fünf Wochen hier bleibt."* Aufgrund ihrer bereits gemachten Erfahrungen haben sie viel Hoffnung in die stationäre Behandlung und nehmen den progressiven Verlauf der Erkrankung weniger deutlich war. Möglicherweise liegt der Grund in einer starken Belastung durch eine solche Situation mit akuter Verschlechterung des Gesundheitszustandes, die zu einem stationären Akutaufenthalt führt, so dass sie sich nichts dringlicher wünschen, als dass es wieder so werden würde wie vorher.

> *„Er war vorher in /ehm/ in (Fachklinik), dann war er vier Wochen später in (Fachklinik). Dann in (Stadt) in der Neurologie. Das hat alles nicht gebracht. Und er hat das Problem gehabt, dass er in (Fachklinik) und in (Fachklinik) nicht richtig eingestellt wurde (...)*

*und /ehm/ er hat Psychosen über Psychosen gehabt, hat sich im Stadtpark hingeschmissen und und .. hat nicht zurückgefunden. Die Leute haben ihn zurückgebracht und so. Weil er immer diese LTs gekriegt hat, dieses schnellwirksame Dopamin wohl. Das war furchtbar, es war einfach furchtbar."* (Ang)

Auch Pflegende berichten von mehrwöchigen Klinikaufenthalten, in denen nach einer optimalen Einstellung der Medikation gesucht wird und mit Komplikationen, wie Psychosen einhergehen.

*„Das halt einfach so dieses Zwischending gefunden werden muss, dass sie gut genug beweglich sind, aber doch nicht /ehm/ psychotisch werden, ja. Das ist immer eigentlich so meistens die Gründe warum sie bei uns sind."* (PDN)

Gesundheitsprofessionen beschreiben mögliche Verlegungen in psychiatrische Abteilungen, die eine belastende Situation für die Angehörigen bedeuten. Pflegende geben an, aufgrund von Überlastung und Personalmangel selbst in Fachzentren Betroffene mit herausforderndem Verhalten nicht adäquat betreuen zu können. Die Pflege befindet sich selbst in einem Spannungsverhältnis zwischen Rahmenbedingungen und pflegerischem Handeln. So sehen sie es sehr wohl als pflegerische Aufgabe solche Betroffenen zu betreuen, z. B Ängste im Rahmen von Halluzinationen abzubauen, können es aber nicht praktisch umsetzen.

*„Es geht ja wirklich darum, dass sie da nicht abhausen können. Und das ist manchmal schon ziemlich schwierig den Angehörigen klar zu machen, weil die ganz oft denke, dass ist eine Klinik, wo so was behandelt wird, ihr werdet ja wohl die Zeit dafür haben. Und das sind ganz falsche Erwartungen an die Pflege, also schon die richtigen Erwartungen, aber nicht, was umsetzbar ist. Einfach weil wir einfach nicht genug Personal haben."* (PDN)

Die Möglichkeiten der stationären Behandlungen können für Betroffene und Angehörige eine herausfordernde Situation bedeuten, wie beispielsweise vom Wohnort weit entfernte stationäre Klinikaufenthalte und damit einhergehende Schwierigkeiten für die Angehörigen vor Ort für die Betroffenen da zu sein. Eine Angehörige erzählt, dass sie *„niemals vor Ort gewesen"* war, während ihr Mann mehrere Wochen in einer Fachklinik behandelt wurde.

Wenn Betroffene in Fachzentren eine neue medikamentöse Einstellung erfahren oder eine stationäre Rehabilitation wahrnehmen, kommen sie meist mit anderen Betroffenen in Kontakt, welche sich mitunter in fortgeschrittenen Stadien der Erkrankung befinden. Anders als bei der Teilnahme an Selbsthilfegruppen sind Betroffene diesen Situationen dann ausgesetzt und können eine „Teilnahme" nicht ablehnen. Sie merken in den Interviews an, dass sie in diesen Situationen *„psychisch belastet"* sind, wenn ihnen bewusst wird, dass bei ihnen erste Anzeichen dieser Entwicklung erkennbar sind. Ein älterer Mann berichtet während des Krankenhausaufenthaltes, dass ihn die Situation *„betrüblich"* stimmt.

*„(...) wenn sie dann die, das Umfeld sehen, dann stimmt das sehr nachdenklich. Wenn man noch mal ein bisschen in den Broschüren liest, welche verheerenden /ehm/*

*Möglichkeiten noch in Aussicht stehen, wird man nachdenklich und /ehm/ psychisch belastet."* (Pat)

Stationäre Aufenthalte können entsprechend zu ungewollten Begegnungen mit Betroffenen im weiteren Verlauf eines Parkinsonsyndroms führen und sind in dem Fall keine freiwillige Dimension des Ausprobierens des Kontaktes zu Gleichbetroffenen, sondern eine eher passive Situation der Begegnung. Besonders spielt hier das *„Auffangen"* der Betroffenen durch andere eine Rolle, um den Umgang mit der Erkrankung in dieser Situation zu unterstützen, denn

*„die Patienten fallen fast alle in ein tiefes Loch und niemand fängt sie auf."* (Pat)

Betroffene in höherem Alter werden aufgrund anderer Erkrankungen auch in anderen Fachzentren akutstationär behandelt. Krankenhausaufenthalte im weiteren Verlauf sind also nicht immer mit dem Parkinsonsyndrom verbunden, aber werden durch dessen Vorhandensein in der Versorgung oft komplizierter. Eine erforderliche Zusammenarbeit der einzelnen Fachdisziplinen bleibt sowohl aus Sicht der Betroffenen als auch der befragten Professionen häufig aus. So berichtet eine ältere Frau von einem Aufenthalt in einer nicht neurologischen Klinik, in dessen Folge sie vollständig auf Hilfe angewiesen war und in Pflegestufe III eingestuft werden musste. Mittels eines gezielten Rehabilitationsaufenthaltes in einer Fachklinik erlangte sie ihre Selbstständigkeit teilweise wieder und konnte in die Pflegestufe I „zurückgestuft" werden. Die Erfahrungen dieser Betroffenen sind aufgrund dieses Krankenhausaufenthaltes vielfältig. So sieht sie den Hauptgrund für die Abwärtsspirale ihres Gesundheitszustandes in der mangelhaften Kommunikation zwischen den Gesundheitsprofessionen, innerhalb der verschiedenen Gesundheitsprofessionen und die Ignoranz gegenüber den Äußerungen der Betroffenen.

*„(...) dass ich mich so ungerecht behandelt fühlte. (...) Ich habe dann mal kurz vor sieben Uhr gefragt, da die Schwester dann ins Zimmer kam und ich habe gesagt, „ich brauche jetzt eigentlich meine Medikamente", da hat die mich angebrüllt, „was wollen sie denn, es ist zwei Minuten vor sieben. //mmh// .. Das ist also /ehm/, da fragt man nicht noch einmal."* (Pat)

Dass man mit Betroffenen *„ganz normal"* und *„ehrlich"* reden sollte, *„nicht wie mit einem Kind"*, merken auch andere Betroffene aufgrund ihrer Erfahrungen in Fachkliniken an. Während zur Verringerung der Komplikationen Betroffene Kenntnisse über die Erkrankung und einen Umgang auf Augenhöhe mit den Gesundheitsprofessionen fordern, zeigen diese eher eine Tendenz zur Entwicklung interdisziplinärer *„Qualitätszirkel"*, um zu besprechen wie sie Patienten vor allem nach chirurgischen Eingriffen am besten vor Psychosen und anderen Komplikationen bewahren können. Betroffene selbst werden hier nicht involviert.

## Behandlung in anderen Fachzentren

Einige jüngere Betroffene achten besonders zu Beginn der Erkrankung darauf, bei Klinikaufenthalten anderen Betroffenen nicht zu begegnen. Sie haben die Erkrankung noch nicht angenommen und befinden sich in mitten der Auseinandersetzung mit ihr und deren Bedeutung für das zukünftige Leben. Doch auch sie probieren stationäre Behandlungen aus und wählen dafür bewusst Kliniken aus.

Betroffene meiden zunächst den Kontakt zu allen *„Abstufungen"* der Erkrankung und suchen daher andere Kliniken auf, die ihnen *„gut tun"*. Dabei stehen zu Beginn eher Kurkliniken als akutstationäre Settings im Vordergrund. Eine orthopädische Klinik wird dabei wegen ihres Sportangebotes und eine ayurvedische Klinik wegen ihrer psychotherapeutischen Behandlung ausprobiert. Zudem bieten diese Aufenthalte eine therapeutische Ergänzung im Sinne eines Auffangens.

Im Rahmen des Ausprobierens von stationären Behandlungen zeigt sich ein wiederholendes Muster, sich etwas *„noch"* nicht antun zu müssen. Das heißt, man ist noch nicht soweit im Krankheitsverlauf fortgeschritten, dass man wirklich dazu gehören muss und noch nicht soweit im Lernprozess vorangeschritten, dass man die Situation annimmt, dazuzugehören.

Mit der Wahl der Klinik und der Wahrnehmung als Verwöhnurlaub zeigen Betroffene, dass sie zu Beginn des Lernprozesses dem Stress, der an anderer Stelle als Einflussfaktor auf Symptome beschrieben wird, zu entfliehen versuchen. Das heißt, der Belastung im Alltag, wird versucht, einen Ausgleich entgegen zu setzen, indem man sich einen Klinikaufenthalt gönnt. Dabei greifen Betroffene nicht immer auf die gleiche Einrichtung zurück, sondern probieren verschiedene Kliniken aus. Es zeigt sich bei den meisten Betroffenen das Konzept der eher aktiven Suche nach einem optimalen stationären Aufenthalt.

Ältere Betroffene erfahren, aufgrund mangelnder Kenntnis seitens der Gesundheitsprofessionen außerhalb von Fachzentren, fälschlicherweise als Demenzbetroffene eingestuft oder generell mit dem Stigma des alten Menschen konfrontiert zu werden. Eine ablehnende, die Betroffenen nicht für voll nehmende Haltung seitens der Gesundheitsprofessionen führt zu Misstrauen gegenüber den Gesundheitsberufen. Alle Betroffenen erwarten das von ihnen geforderte Vertrauen in die Versorgung ebenso von den Gesundheitsprofessionen.

> *„(...) aber ich kann doch nur Vertrauen aufbauen, wenn das Vertrauen entgegen gebracht wird."* (Pat)

Aus solchen Erfahrungen folgert auch die Wahrnehmung der Betroffenen, dass sie das *„schwächste Glied"* in der Versorgung sind. Sie verhalten sich dann eher konform gegenüber dem System als gegenüber der Erkrankung, denn *„man ist darauf angewiesen"*, auf die Hilfe der Gesundheitsprofessionen.

> *„Viele haben Angst. Mächtige Angst. Sie denken, sie sind angewiesen auf andere. .. Sind wir auch. Wir sind es. Mächtig gewaltig sind wir angewiesen. Aber wir verfallen in eine Abhängigkeit wenn wir nichts sagen."* (Pat)

Betroffene sind nicht immer in der Lage, ihre Situationen insbesondere im Rahmen von Spätkomplikationen wie On-Off-Fluktuationen, also Schwankungen der Bewegungsfähigkeit oder Dyskinesien, unwillkürliche Überbewegungen, gegenüber den Gesundheitsprofessionen zu verdeutlichen. Sei es aus Angst oder mangelnder Kompetenz in der Kommunikation mit vermeintlichen Experten. Sie fühlen sich dementsprechend *„aufgehoben"*, wenn dies andere für sie tun, vor allem wenn es Angehörige von Gesundheitsprofessionen tun.

> *„wenn man eben nicht, nicht ruhig sitzen kann, dann .. ich war vorher in einem anderen Krankenhaus, da hatte ich eine andere Operation gehabt, und als die Fäden rauskamen, da hat mich auch die Krankenschwester angebrüllt, /ehm/ „sitzen Sie gefälligst ruhig!". Und der Arzt wusste aber Bescheid, hat sofort gesagt, „sie dürfen /ehm/ die Patienten nicht so anbrüllen, die hat Parkinson, die kann das nicht." Also dann fühlt man sich gleich schon besser aufgehoben."* (Pat)

Gesundheitsprofessionen haben einen anderen Einfluss auf Kolleginnen im pflegerischen und medizinischen Bereich, als es Betroffene selbst oder deren Angehörige haben. Anregungen durch die Betroffenen selbst wird weniger Folge geleistet, das Wissen der Betroffenen nicht in die tägliche Pflege integriert.

> *„(...) ich habe meine Verordnungen immer im Tagebuch stehen und habe das auch sofort gezeigt. Und auch gesagt, dass ich alle drei Stunden die Medikamente brauche. (...) da waren zwei jüngere Ärzte, die sind auch darauf eingegangen, aber die sagten dann, „ja aber was die Schwestern machen, dass können sie nicht kontrollieren." (...) mein Sohn hat es ihnen auch immer wieder gesagt, „meine Mutter braucht das", aber .. die Schwestern waren also gar nicht geneigt sich daran zu halten. .. Und das hat mich doch sehr betroffen gemacht."* (Pat)

Eigene Vorkehrungen, wie ein Tagebuch mit aktueller Medikation, führen nicht immer zur Einhaltung des therapeutischen Regimes seitens der Gesundheitsprofessionen. Komplexe Medikamentenregime im weiteren Verlauf der Erkrankung werden von nicht neurologischen Stationen in ihrer Bedeutung für das Wohlbefinden des Patienten nicht erkannt, beziehungsweise nicht in die bestehende Ablauforganisation einer Station eingebunden. So wird die Medikation für alle drei Stunden auf die Gaben morgens, mittags und abends zusammengestrichen.

> *„Ich habe morgens ein ganzes Töpfchen mit Medikamenten bekommen und das kann man sich ja vorstellen, dass das /ehm/ absolut schlimm ist, nicht, wenn sie da viel zu viel auf einmal bekommen."* (Pat)

Solche negativen Erfahrungen sind für Betroffene schlimme Erfahrungen, da sie Beeinträchtigungen der eigenen Handlungsfähigkeit zur Folge haben können. Betroffene fühlen sich gedemütigt und sind trotz ihrer Erfahrungen unsicher, ob sie Grund haben sich so fühlen zu dürfen.

> *„Ja vielleicht, .. klingt das jetzt für andere gar nicht so, so schlimm, aber /ehm/ es (war?) richtig demütigend für mich."* (Pat)

Das Gefühl der Infiltration, in der eigenen Handlungskompetenz unterwandert zu werden, wird hier weniger durch die Erkrankung, sondern primär durch die Versorgungssituation ausgelöst. Diese Erfahrung des Ausgeliefertseins mündet in dem Drang, anderen Betroffenen solche Erfahrungen zu ersparen. Trotzdem diese Betroffene keiner Selbsthilfegruppe angehört, zeigt auch sie eine Verantwortung gegenüber Mitbetroffenen. Das Bedürfnis, für andere etwas gegen diese Unwissenheit der Gesundheitsprofessionen zu unternehmen, ist ihre im Vordergrund liegende Motivation am Interview teilzunehmen.

Es wird deutlich, dass Betroffene dafür kämpfen müssen, als vollwertiger Mensch angenommen zu werden. Einen großen Teil ihrer Energie wenden sie dafür auf, gegenüber der Umwelt ihr Selbst zu schützen. Sie wollen sich nicht allein über die Erkrankung definieren lassen und fühlen sich genötigt zu belegen, dass sie zurechnungsfähig sind. So beschreibt eine ältere Frau, dass sie mit ihrem Mann seit Jahren Gruppenaktivitäten organisiert und begleitet und sich entsprechend auf die Gruppenarbeit vorbereitet und demnach *„geistig aktiv"* sein muss.

Sowohl durch die Unterstützung ihrer Familie während des Krankenhausaufenthaltes, als auch durch den Erfolg der Rehabilitation in einer Fachklinik, erzielt die Betroffene Lernerfolge, dass sie sich auch in Zukunft wieder wehren wird und anders vorbereitet. Das Vertrauen zu Gesundheitsprofessionen bleibt seitens der Betroffenen jedoch zunächst gestört, auch wenn ihre Angehörigen ihr empfehlen die Situation doch zu vergessen. Es ist ihr ein Anliegen diese Erfahrungen an andere Betroffene und an andere Gesundheitsprofessionen weiterzugeben.

> *„Ich habe es überstanden und meine Familie sagt immer, „jetzt vergiss das einfach", aber, ich /ehm/ kann das vergessen, aber /ehm/ ich meine, das bin ich einfach schuldig, anderen Patienten gegenüber..."* (Pat)

Die Pflegeexperten sehen diesen stark ausgeprägten Zusammenhalt, die Gemeinschaft und die gegenseitige Verantwortung als ein besonderes Merkmal Parkinsonerkrankter.

## 3.3.5 Mit Hilfsmitteln und Hilfen den Alltag und das Leben gestalten

In der Phase nach der Diagnosestellung versuchen Betroffene zurück in ihr Leben zu finden und die Normalität aufrechtzuerhalten. Ist dies durch eine erfolgreiche medikamentöse Einstellung i. d. R. zunächst gut möglich, so geht es im weiteren Verlauf mehr darum, durch eine Normalisierung der Situation, die Erkrankung in das Leben zu integrieren und damit zu einer neuen Normalität zu gelangen. Für eine Informantin ist es beispielsweise der *„ganz normale Tagesrhythmus"* erst um zehn Uhr sich versorgen zu können. Betroffene entwickeln teilweise eine gelassene Sicht auf ihre Lebens- und Versorgungssituationen; sie *„stellen sich darauf ein"* und erreichen in dem Lernprozess eine Phase des Damitlebens.

> *„Also dann nehme ich meine Zeitung und lese Zeitung oder ich gucke mir was im Fernsehen an oder höre einen Radiobeitrag irgendwie. Also ich überbrücke dann die Zeit. Und ich merke das auch wann die vorbei ist."* (Pat)

Bevor eine Integration gelingt, bringen insbesondere On-Off-Fluktuationen, also die teils unvorhersehbaren Wechsel von guter und schlechter Beweglichkeit, Betroffene dazu sich zurückzuziehen, sich nicht mehr in die Öffentlichkeit zu *„trauen"*. Gleichzeitig spornen gerade diese Komplikationen vor allem junge Betroffene an, nach anderen Therapiemöglichkeiten oder Hilfsmitteln zu suchen. Bestehendes Wissen und neue Informationen werden in der alltäglichen Praxis umgesetzt, um sich selbst aus einer einschränkenden Situation zu befreien und sich nicht verstecken und zurückziehen zu müssen.

> *„Ich, ich mochte sonst nicht mehr /ehm/ Einkaufen gehen und ((lachend)) so was in so, in, in so, so Möbelhäuser (...) oder (...) diese /ehm/ Einkaufsstraßen, da war ich, da habe ich mich nicht mehr rein ((lachend)) getraut. Wissen Sie, dass war ja viel zu lange für mich. Das konnte auch so sein, das L-Dopa, das hat au-, das /ehm/ dieses Stalevo, die haben gar nicht so gut mehr (...) gewirkt, wie jetzt. (...) das hat sich ganz massiv verbessert, hat sich das jetzt. /Ehm/ durch Belastung /ehm/ verbrauchte sich das damals auch alles viel, viel schneller. //mmh// Und wenn ich dann in diesem /ehm/ Einkaufszentrum ((lachend)) saß und bin dann nur rumgelaufen und so, auf einmal, bums, von einer Sekunde auf, von der einen Minute auf die andere war das ja auch wieder alle, ne. ((lachend)) Ja. Und dann sitzen sie mal da. .. Das war sehr nett. Mein Mann, der hat mir ((lachend)) ein Klapprad besorgt, dann bin ich Fahrrad gefahren da drin. ((lacht)) //mmh// Ja, irgendwie muss man es ja machen, ne."* (Pat)

Das Beispiel zeigt auf, dass sich einige Betroffene hilfreiche Dinge einfallen lassen, mit denen sie diese plötzlichen Blockaden in der Öffentlichkeit überwinden können. Statt sich zurückzuziehen, sind sie aktiv und erfinderisch, denn *„irgendwie muss man es ja machen"*. Es wird deutlich, dass es nicht allein um die Scham geht, sich plötzlich nicht bewegen zu können und dadurch aufzufallen, sondern viel mehr darum, plötzlich hilflos zu sein, in eine Abhängigkeit zu geraten, in der man sich nicht wohl fühlt. Mit Hilfe des Fahrrads fällt die junge Betroffene sicherlich ebenso im Einkaufszentrum auf, aber nicht durch die Bewegungsstarre an sich. Zudem kann sie sich allein fortbewegen und ist unabhängig von anderen. Sich nicht mehr in die Öffentlichkeit zu trauen, ist demnach nicht unbedingt nur Folge der auffallenden Symptomatik, wie Überbewegungen oder ausgeprägtes Zittern, sondern auch Folge der Angst plötzlich hilflos zu sein und mit seiner ganzen Verletzlichkeit der Umwelt offenbart zu werden.

Parkinsonbetroffene müssen im Alltagsmanagement *„erfinderisch"* sein, welches besonders im weiteren Verlauf durch zunehmende Beeinträchtigungen einen hohen Stellenwert einnimmt. Ist es zu Beginn der Erkrankung mittels erfolgreicher medikamentöser Einstellung und der Auseinandersetzung mit der Erkrankung für die Betroffenen einfacher auf einen Weg zurück zur Normalität zu gelangen, wird dies im weiteren Verlauf zunehmend schwieriger. Es geht nicht mehr nur um die Medikation und die best wirksamsten alternativen Therapien, sondern auch um das Nutzen von Hilfsmitteln und Hilfen. Es geht nicht mehr darum die Normalität des bisherigen Lebens wiederzuerlangen, sondern zunehmend um die Normalisierung der gegebenen Situation.

Das Ausprobieren unterschiedlicher Strategien führt mit der Zeit zu Praxiswissen, welches in das Management des Alltags und der Erkrankung unmittelbar einfindet und Betroffenen *„ein anderer gar nicht beibringen"* kann. Ausführlich beschreibt ein älterer Betroffener seinen Umgang mit einem elektrischen Rollstuhl auf unebenen Gehwegen:

> *„(...) und /ehm/ ich habe mir dann so was ausgedacht, so ging es. Wenn hier ((zeigt auf dem Tisch sein Verhalten)), hier stehen die Häuser, das ist der Bordstein, das ist jetzt so, dann bin ich /ehm/ nicht geradeaus gefahren, sondern im bin so ((zeigt es mit der Hand)) berghoch und bergrunter gefahren und da konnte ich nicht rutschen, weil das Gewicht dann anders ist auf die Räder. //mmh// Und das sind so Kleinigkeiten, die, die kriegt man raus nachher."* (Pat)

Trotz fortgeschrittener Einschränkungen durch ein Parkinsonsyndrom und möglicher hinzutretender anderer Erkrankungen wird betont, dass dieses Aneignen von alltagstauglichen Fähigkeiten auch noch bei bereits lang erkrankten Menschen möglich ist. So berichtet ein zusätzlich zur Parkinsonerkrankung an starker Sehstörung leidender Mann:

> *„(...) wenn dann eine Ampel ist, zum Rübergehen, konnte ich oftmals nicht erkennen, ist es jetzt rot oder grün. //ah// Und da habe ich nicht auf die, die Ampel geguckt, sondern ich habe auf den Verkehr geguckt. Ich war ja auch Autofahrer, ich weiß ja wie das ist. Und /ehm/ dann habe ich dann die Lücke, die wenn das, wenn rot ist für die, müss-, fuhren sie ja langsam an und bis /ehm/ bis zur dings und dann bin ich los. .. // mmh// Das kriegt man so mit der Zeit, die Intelligenz ist, ist nicht weg dadurch. ((beide lachen))."* (Pat)

Hilfsmittel, wie ein Hausnotrufsystem, geben Sicherheit und sind insbesondere in fortgeschrittenen Stadien der Erkrankung bei zunehmender motorischer Beeinträchtigung für die Betroffenen von Bedeutung. Betroffene fühlen sich mit Gehstock, Rollator oder Rollstuhl *„gut sicher"* und können Alltagstätigkeiten wie Spaziergänge oder Einkäufe aufrechterhalten. Zudem unterstreicht die nachfolgende Aussage einer Angehörigen den Einfluss von Hilfsmitteln auf weiterhin gemeinsam durchführbare Aktivitäten.

> *„Und da können wir auch noch ein Stück laufen."* (Ang)

Im weiteren Verlauf kann es für Betroffene und Angehörige zunehmend schwieriger werden Alltagsroutinen zu erhalten. So musste beispielsweise ein Mann auf die Hilfe seines elektrischen Rollstuhls verzichten, weil es ihm und seiner Frau irgendwann nicht mehr möglich war die *„zu schwere"* Batterie zur Ladestation zu tragen. Dies hat eine weite Einschränkung der Mobilität des Betroffenen zu Folge und verändert somit den gesamten Alltag durch wegfallende Tätigkeiten wie Einkäufe oder größere Spaziergänge.

Am *„gesamten Ablauf des Tages"* merken Betroffene, dass es schlechter wird. Sie lernen mit der Zeit den Alltag nach der Erkrankung, vor allem in Bezug auf schwankende Symptome im Rahmen der On-Off-Fluktuationen, einzurichten, um sich eine neue Normalität zu schaffen. Dabei geht es nicht darum, *was* Betroffene noch machen können, sondern *„wann sie das machen"* können.

Einerseits erfordern die progressiven Veränderungen eine Ausrichtung des Alltags an die Erkrankung. Andererseits wird deutlich, dass dies aber auch erst im Verlauf der Erkrankung mit zunehmenden Erfahrungen möglich ist.

> *„(...) ich richte meinen Alltag genau danach ein. .. Das geht ganz gut. Man muss das nur erst einmal raus haben."* (Pat)

Ausprobieren heißt auch, herauszufinden, *was* Betroffene *wann* und *wie* selber tun können. Zu wissen wann welche Symptome auftreten und wie diese in Abhängigkeit zur Medikation stehen, ermöglicht Betroffenen den Alltagsrhythmus zu gestalten und gezielt die eigene Abhängigkeit von anderen steuern zu können. Um eine passgenaue Unterstützung beispielsweise im Rahmen der Pflegeversicherung zugesprochen zu bekommen, legen erfahrene Betroffene ihre Einschränkungen und ihren Alltag an *„die Kriterien, die wichtig sind für die Pflegestufe"* an. Betroffene beschreiben Vorgehensweisen, die sie ausprobieren um die Rechte durchzusetzen, die ihnen in ihren Augen zu stehen und für die sie kämpfen und leiden.

> *„Und ich habe bei der Pflegstufe I ein bis zwei Mal die Medikamente weggelassen, da war ich reif für die Insel."* (Pat)

### Einbezug der Angehörigen

Je weiter die Erkrankung fortschreitet und je mehr die Symptome das Selbstmanagement der Betroffenen hemmen, umso bedeutender werden die Rollen der Angehörigen. Zu Beginn sind dies eher vermittelnde und vernetzende oder auffangende Rollen im Sinne des sozialen Netzes beziehungsweise des sozialen Rückhaltes. Auch die Gesundheitsprofessionen erkennen zu Beginn der Erkrankung eine *„psychisch stützende Funktion"* der Angehörigen. Im weiteren Verlauf nehmen Angehörige mehr und mehr die Rolle eines Koordinators gegenüber Gesundheitsprofessionen und die Rolle einer pflegenden und betreuenden Person ein. Dazu zählen neben der Koordination ärztlicher und therapeutischer Termine, auch das Einschalten und Koordinieren des Pflegedienstes und die Strukturierung des Alltags, wie etwa der *„festen Essenszeiten"*. Neben motorischen Spätkomplikationen, wie Fluktuationen der Beweglichkeit, bedingen auch kognitive Veränderungen zunehmend eine Ausrichtung des Alltags an der Erkrankung, welche dann vor allen Dingen durch das Umfeld und insbesondere durch die Partner der Betroffenen geleistet wird.

> *„Ich versuche ihn [den Alltag] zu strukturieren, des- und deswegen /ehm/ sage ich auch, komme ich ohne Pflegerin noch hin, weil wir sind da sehr gut aufeinander eingespielt."* (Ang)

Diese Rollenübergänge gestalten sich häufig unbemerkt und geben sowohl den Betroffenen als auch den Angehörigen plötzlich ein Feedback über den Verlauf der Erkrankung.

> *„Also da merke ich, dass es ganz extrem geworden ist. .. Mein Lebensgefährte hat mir letztens gesagt: Vor vier Jahren hast du mir noch gesagt, ich soll, du sollst, wenn ich Hilfe brauche, dann sage ich es dir. Aber jetzt sage ich, du müsstest es sehen, dass es mir schlechter geht. .. Hm. Das ist so. .. Es ist Wahnsinn. Was soll's." (Pat)*

An diesem Zitat wird das damit einhergehende Konfliktpotential innerhalb der Beziehungen deutlich. Für Angehörige ist es ebenso schwierig zu erkennen, wie viel Hilfe notwendig ist, wie es für Betroffene eine Herausforderung ist die notwendige Hilfe zu benennen und einzufordern. Angehörige nehmen eine sie einbindende Rolle ein und die Perspektive auf den Lernprozess ändert sich gleichsam mehr und mehr in der Perspektive vom *Ich* zum *Wir* und kann somit auch eine Belastung für die Angehörigen bedeuten.

Pflegende beschreiben den Bedarf, dass Angehörige ihren Partner *„einfach auch unter den Verhältnissen neu kennen lernen"*, damit sie es auch leichter haben mit kognitiven Veränderungen umzugehen. Dies beinhaltet nach Ansicht der Pflegeexperten eine Aufklärung, warum welche Symptome auftreten und wie man damit umgehen kann *„ohne sich selber aufzuopfern"*.

Angehörige koordinieren und organisieren Rezepte sowie Medikamente und vereinbaren Arzttermine. Viel bedeutender und im engeren Sinn gar Grundlage des Koordinierens ist die Verantwortung den Gesundheitszustand des Betroffenen einschätzen zu können und das Handeln der Gesundheitsprofessionen entsprechend zu steuern. Eine der Hauptaufgaben ist daher bei zunehmender Verschlechterung insbesondere hinsichtlich kognitiver Störungen und psychotischer Symptome die Beobachtung durch die Angehörigen. Sie kennen die Betroffenen am besten und *„merken (...) wenn da vielleicht was nicht stimmt."*

> *„(...) da sind wir beim Facharzt in Behandlung und, weil ich jetzt aufgrund meiner Beobachtung sage, es ist deutlich eben rückwärts gegangen. Also, alles Sachen, die er noch vorher alleine machen konnte oder das, das bekommt er dann nicht mehr auf die Reihe."* (Ang)

Werden Tagesstrukturen und eingespielte Routinen durch äußere Einflüsse gestört, treten nicht-motorische Problematiken wie Angst in den Vordergrund und es werden dadurch auch die motorischen Symptome des Parkinsonsyndroms stark beeinflusst und die Situation *„droht (...) aus dem Gleis heraus zu laufen"* (Ang). Um die Situationen unter diesen Umständen stabil zu halten, vermeiden Angehörige ganz bewusst Veränderungen und Stress im Alltag. Das beinhaltet nicht nur das Aufrechterhalten von alltäglichen Routinen, um den Betroffenen Sicherheit zu vermitteln, sondern umfasst auch das Aufgeben individueller Bedürfnisse seitens der Angehörigen. Der Kontakt zu den weit entfernt wohnenden Kindern minimiert sich und *„das gesellschaftliche Leben [geht] eben auch ein Stück verloren."* Bemerkbar macht sich das für Angehörige, wenn weniger Leute spontan zu Besuch kommen oder man an gemeinsamen Aktivitäten nicht mehr teilnehmen kann.

Pflegende erwähnen, dass Partner ihren Angehörigen dann *„richtig engmaschig betreuen"*, und dass Pflegende nicht mehr mit dem Betroffenen selbst reden, sondern nur noch mit dem Partner kommunizieren. In der stärksten Ausprägung beschreiben sie dies als ein *„retardieren"* der Betroffenen. Engmaschig heißt weiter, dass *„es auch keine Tablette zwischendrin"* gibt. Scheinbar würden es Pflegende teils begrüßen, wenn Betroffene, einschließlich ihrer Angehörigen, ihre Situation teils eigenverantwortlicher managen würden. Pflegende erkennen gleichzeitig an, dass Angehörige ihr Handeln durchaus als verantwortungsvoll sehen und sie auch Anerkennung seitens des professionellen Systems erwarten. Den Professionen ist bewusst, dass auch Angehörige *ihren* Lebensentwurf revidieren müssen und auch sie sich in einem Lernprozess befinden.

Warum Angehörige oder Betroffene weniger autark das Therapiemanagement handhaben, als von Pflegenden gedacht, zeigt sich in verschiedenen Gründen. Vor allem sind es Erfahrungen mit Nebenwirkungen, Vorwürfen durch Ärzte, Unwissen oder aufgrund von Überlastung und Problemen innerhalb der Partnerschaft.

Angehörige erfahren neben der Belastung durch die Aufgaben an sich auch eine emotionale Belastung durch das Managen des Konfliktpotentials, welches durch eigene Handlungsgrenzen in den Pflege- und Betreuungssituationen noch verstärkt wird, denn sie erwarten an sich selbst, dass sie ihre Aufgaben im Griff haben, sie müssen *„da stehen"*. Die eigene Hilflosigkeit und die Nervosität werden vor Betroffenen verborgen, um die Unsicherheit auf sie nicht zu übertragen. Obschon Pflegekräfte nicht den ganzen Tag *„absichern"* und Angehörige in vielen Situation weiterhin *„gefragt sind"*, wird mit zunehmender Belastung der betreuenden und pflegenden Angehörigen professionelle Hilfe unumgänglich.

Auch Angehörige werden entsprechend im weiteren Verlauf von den Gesundheitsprofessionen als Betroffene wahrgenommen. Pflegende beschreiben dann eine *„Hilflosigkeit"* und *„Ratlosigkeit"* der Angehörigen, die erneut Merkmale der anfänglichen Infiltration erfüllen und somit zeigen, dass dieses Gefühl auch für die Angehörigen zu handhaben ist. Angehörige fühlen sich alleingelassen und haben keinen kontinuierlichen Ansprechpartner. Sie bekommen

> *„mal vielleicht ein Stück Hilfe, beim Hausarzt, da mal ein Stück über den Pflegedienst"* (A)

Insbesondere im weiteren Verlauf ist die alleinige Verantwortung seitens der Angehörigen eine starke Belastung und Pflegende betonen, dass sie

> *„eine bessere Betreuung bräuchten. Also irgendwie einen Ansprechpartner, wo sie sich hinwenden können."* (PDN)

Pflegenden ist dennoch bewusst, dass Angehörige im weiteren Verlauf *„so super informiert"* sind und ein *„unsägliches Wissen"* haben und eigentlich wissen was sie tun. Sie rechnen dem Wissen der Angehörigen das erfolgreiche Alltags- und Medikamentenmanagement zu und betonen, es komme dann auch zu geringeren Klinikaufenthalten, als bei Menschen, die nur ein kleines soziales Netz haben und nur über einen geringen sozialen Rückhalt verfügen. So berichten Pflegende und Ärzte von vielen Betroffenen im fortgeschrittenen Stadium, die in Pflegeeinrichtungen *„total unterversorgt"* sind.

## Professionelle Hilfe annehmen

Wenn im weiteren Verlauf die Therapien komplexer werden, wie zum Beispiel bei einer Dopaminagonistenapplikation mit einer Apomorphinpumpe, ist häufig die Unterstützung durch einen Pflegedienst im häuslichen Bereich erforderlich. Allerdings wird diese Unterstützung oft als Einschränkung der eigenen Unabhängigkeit empfunden und steht damit konträr zur hinzugewonnenen Unabhängigkeit durch besser wirksame Medikation. Betroffene entscheiden sich dann zur Übernahme dieser Tätigkeiten und probieren nach dem *„Zugucken"* selber aus. Unabhängigkeit zu bewahren, erfordert große Eigeninitiative der Betroffenen. Sie lernen durch zuschauen und ausprobieren und müssen bereit sein, sich etwas beibringen zu lassen.

> *„(...) sie haben auch /ehm/ was beig-, mir beigebracht, was ich noch nicht wusste. // mmh// Aber /ehm/ die konnten aber auch nicht alles. Es waren immer wieder andere Mädchen, die da helfen, ja, und mir wäre es lieber gewesen, nachher ist es ja auch so gemacht worden, dass immer dieselbe kommt. Die sich dann mit der, mit meiner Sache, mehr befassen, befassen kann."* (Pat)

Fehlende individuelle Betreuung durch den Pflegedienst zeigt sich durch häufig wechselndes Personal, welches dann Besonderheiten des Betroffenen nicht kennt. Die zeitlichen Beschränkungen der Besuche reduzieren die Möglichkeiten Fragen zu stellen. Hinzukommt ebenso wie bei Pflegenden in stationären Settings außerhalb einer Fachklinik, dass Betroffene den Eindruck haben, Pflegende *„kennen sich auch nicht aus"*, mit dem *„Medizinischen"* der Erkrankung. Auch Pflegende bemängeln, dass Mitarbeiter von Pflegediensten hinsichtlich der Versorgung Parkinsonbetroffener *„von ganz vielen Sachen da wirklich keine Ahnung haben"*. Zwar sind die Pflegeexperten stationär tätig und können vieles nur auf Schnittstellenerfahrung begründen, insbesondere da nach ihrer Auskunft Betroffene wenig von zuhause berichten, doch gerade der zitierte Auszug stammt von einer Pflegekraft, die auch im ambulanten Pflegedienst tätig ist.

Diese Aspekte können dazu führen, dass Betroffene und ihre Angehörigen nach Ausprobieren von Pflegediensten sich entscheiden, die Pflegearrangements so lange wie möglich allein zu gestalten. Wenn dieses Aufrechterhalten nicht mehr gelingt, sind Betroffene auf die Unterstützung ambulanter Pflegeeinrichtungen unweigerlich angewiesen. Meist sind es dann Haushalte, in denen der Betroffene alleine lebt und die Aufgabe der Pflegenden ist nicht mehr nur die grundpflegerische Hilfe oder das Sicherstellen des Medikamentenregimes. Pflegende können dann dazu beitragen, dass sich Menschen wohl, geborgen und mit ihrer Krankheit angenommen fühlen. So liest ein Interviewpartner ein Abschiedsgedicht an seinen Pflegedienst vor, bevor er in eine stationäre Einrichtung umzog.

*„(...) Nun aber husch, husch, es wird geduscht, zuerst mit Duschgel eingeseift, von Kopf bis Fuß, dazu ein Wasserstrahl, die Füße noch einmal. Danach mit Creme eingeseift, die Körperpflege wird nicht vergessen, man macht ja was man kann, fertig ist so frisch der Mann. Es duftet auch und riecht so gut, eine milde Hand berührt mich, wie eine Mutter tut – ihr seid so gut. (...)"* (Pat)

## 3.3.6

## Fazit

Es bleibt festzuhalten, dass Menschen mit Parkinsonsyndrom und ihre Angehörigen zahlreiche Gesundheitsexperten, Therapiemethoden, Einrichtungen und Hilfsmittel ausprobieren. Oberstes Ziel ist eine bestmögliche Therapie, größtmögliche Unabhängigkeit und gutes psychisches Wohlbefinden zu erlangen und in einer langen stabilen Phase des Krankheitsverlaufes zu verbleiben. Weder Pflegende noch Ärzte erwähnen zielgerichtete Interaktionen, die das Ausprobieren im Alltag unterstützen oder fördern.

Es kristallisiert sich ein bedeutender Einfluss der Bereitschaft, sich zu kümmern heraus, da in der Perspektive der Betroffenen die Interaktionen mit Gesundheitsprofessionen häufig keine Unterstützung im Erreichen dieser Ziele darstellen, sondern diese sogar zu Komplikationen, Demütigungen und falschen Umgang mit der Erkrankung führen. Generell scheinen Rahmenbedingungen wie Zeit und Quantität und Qualität des Personals vor allem die stationäre Versorgung Betroffener mit zu gestalten, insbesondere ob und warum ein Aufenthalt in einer psychiatrischen Abteilung erfolgen muss.

Vor allem wünschen sich Betroffene eine bereits früh einsetzende psychische Begleitung durch Professionelle. Psychosoziale Unterstützung findet im stationären Setting meist zwischen Tür und Angel statt und wird womöglich auch daher im Betroffenenblick nicht als solche erkannt. Ein kontinuierlicher Ansprechpartner wird auch von Seite der Gesundheitsprofessionen sowohl für die Betroffenen, als auch zur Unterstützung der häufig allein gelassenen Angehörigen als wünschenswert erwähnt. Wer dieser Ansprechpartner sein kann, bleibt weitgehend unklar.

Menschen mit Parkinsonsyndrom und im Verlauf auch deren Angehörige sind mit eigenständigem Ausprobieren befasst, für welches sie bereit sein müssen, sich zu kümmern. Diese Bereitschaft ist damit auch Konsequenz aus Erfahrungen des Ausprobierens. Um Situationen bestmöglich zu gestalten und um einen möglichst stabilen Verlauf der Erkrankung mittels des Ausprobierens zu erhalten, streben Betroffene nach Wissen und Informationen, um den eigenen Versorgungsweg mitzubestimmen. Inwieweit welche Strategien diesbezüglich angewendet werden und welche Erfolge oder Misserfolge mit ihnen erzielt werden, zeigt dass nachfolgende Unterkapitel auf.

# 3.4 Herantasten an Wissen

Bemerken Betroffene und/oder deren Angehörige Veränderungen, welche sie nicht oder nicht mehr durch Erklärungen aus dem Alltag interpretieren können, werden sie verunsichert und verängstigt, was mit ihnen passiert und in ihnen vorgeht. Diese Unsicherheit wird durch das Unwissen über den Ursprung der Veränderungen und die Orientierungslosigkeit darüber, wohin oder an wen man sich wenden könnte, verstärkt. Wie bereits weiter oben erwähnt probieren sie zunächst selber verschiedene Dinge aus, die vermeintlichen Anzeichen einer Gesundheitsstörung in den Griff zu bekommen (Kap. 3.3). Für Betroffene ist es zudem ein wichtiges Ziel bei den Gesundheitsexperten Antworten auf ihre Fragen zu finden, woher kommen die Veränderungen und was kann man dagegen tun. Betroffene erhoffen sich durch das Wissen einer Diagnose auch eine entsprechende Therapie zur Heilung beginnen zu können. Je nach Reaktion auf und je nach Art der Diagnosestellung beginnt ein gezieltes Herantasten an Wissen.

## 3.4.1 Die Diagnose wissen wollen

Zum Zeitpunkt der Diagnosestellung sind die Reaktionen der Betroffenen und damit deren Handeln mit dem Ziel Wissen über die Erkrankung und die Zukunft mit der Erkrankung zu erlangen unterschiedlich. Je weniger *„Ahnung"* Betroffene und Angehörige vom Parkinsonsyndrom haben, desto weniger macht ihnen die Diagnose Parkinsonsyndrom Sorgen; desto eher sehen sie die Situation *„nicht als so tragisch"* an.

> *„Das hat mir (?) überhaupt nichts ausgemacht, weil ich damit nichts anfangen konnte. //ach so// .. Ich habe für mich gedacht, nun ja, wartest du mal ab, was ist, was kommt."* (Pat)

Ein geringes Wissen zum Zeitpunkt der Diagnosestellung hat nicht zur Folge, dass die Strategien der Betroffen sofort darauf abzielen würden Wissen zu erlangen. Je weniger Betroffene mit der Diagnose anfangen können und je geringer ihre Symptomatik ausgeprägt ist, desto eher geraten sie in eine zunächst passive Haltung. Diese Betroffenen erinnern sich auch nicht mehr an den genauen Zeitpunkt der Diagnosestellung. Vor allem ältere Betroffene zeigen ein Verhalten des „Abwartens" oder „Aussitzens". Meist liegen weitere Gesundheitsstörungen vor, die ihre Aufmerksamkeit zusätzlich erfordern. Eine Betroffene sagt beispielsweise ganz deutlich, dass sie auch *„nichts wissen wollte"*, und es solle sie *„(...) keiner ansprechen deswegen"*, sondern *„in Frieden lassen"*. Durch nichts-wissen-wollen sichern sie sich eine scheinbare Befreiung von der Infiltration – einen Frieden.

Wenn Betroffene zum Zeitpunkt der Diagnosestellung bereits Fragen an den Arzt richten, sind die Antworten abhängig von der Kompetenz des Arztes. So beschreiben zwar einige Betroffene, dass der Arzt *„tröstet"* und im Rahmen eines *„Erstgespräches"* informiert und Hinweise gibt. Andere Betroffene erhalten jedoch keine oder falsche Informationen und keine medikamentöse Therapie, sondern lediglich die Auskunft über die Diagnose.

> *„Sie haben Parkinson. Sage ich, und was mache ich? Ja, sagt er, nichts. Da gibt es nichts dafür. Müssen sie sehen wie sie es in den Griff bekommen. Na ja, gut."* (Pat)

Die Erfahrungen, die Betroffene im Aneignen von Wissen während der Diagnosephase und der Diagnosestellung machen, prägen ihre weitere Haltung innerhalb des Lernprozesses. So geht dieser Betroffene seither nicht mehr zum Arzt, er würde ihm ohnehin nicht helfen können. Auf die Frage, wie oft er denn zum Neurologen gehe, antwortet er:

> *„Ich gehe sowieso nicht, ich war jetzt, ich bin jetzt vier Monate daheim, ich war noch nicht bei meinem Hausarzt. Ich war noch nicht draußen. Es ist mir zu blöd, gelle. (...) Das behindert mich nicht, gelle. Es ist schon blöd, natürlich. Aber keiner weiß was."* (Pat)

Seine persönliche Deutung der Situationen und seine Erfahrungen mit chronischer Krankheit bringen ihn jedoch zu einer gelassenen Haltung gegenüber der Erkrankung. Er fühle sich *„nicht behindert"*, ebenso wenig wie durch die Folgen einer Krebserkrankung. Dass sich dieser Betroffene mit seiner Situation nur teils abfindet und die Erkrankung als solche nicht annehmen kann, zeigt seine Ambivalenz zwischen *sich-nicht-kümmern* und der Hoffnung auf eine gut wirksame Therapie.

> *„Na ja nun, da gibt es halt nichts, zu empfehlen gibt es halt nichts, ne. Vielleicht sind sie auf dem Weg irgendwie, dass da doch was gemacht wird. Oder gemacht werden kann, das weiß ich noch nicht. Ich kümmere mich auch nicht darum."* (Pat)

Neben seinen Erfahrungen mit anderen chronischen Erkrankungen ist seine isolierte Lebenssituation mit Grund für sein eingeschränktes, eher passives Bewältigungshandeln. So hat er nur die Möglichkeit über ein homecare Unternehmen und einen ambulanten Dienst Kontakt zu Gesundheitsprofessionen aufzunehmen. Sein soziales Umfeld beschränkt sich auf Nachbarn ohne Funktion eines sozialen Rückhaltes. Sich nicht kümmern ist womöglich weniger ein Nichtwollen, denn mehr eine Nichtkönnen. Zudem wird deutlich, dass andere Ärzte als Neurologen durch ihre Fehlinformationen, dass

*„es keine Pille dafür [gibt]"*, zu einer passiven Grundhaltung des Betroffenen gegenüber der Diagnose Parkinson beitragen können. Der Betroffene lernt, dass ihm scheinbar niemand helfen kann. Zwar ist er abhängig von den Informationen der Ärzte, doch liegt in seinen Ausführungen, dass er sich nicht kümmert, die Entscheidungsgewalt bei ihm; es gibt nichts, aber *ich* kümmere mich nicht darum. Das selbstbestimmte *Nicht-kümmern* stellt ebenso einen Versuch dar, die Kontrolle über die eigene Lebens- und Versorgungssituation aufrechtzuerhalten, wie eine aktive Suche nach Wissen über Therapien. Aufgrund der mangelnden Kompetenz der Ärzte, seines geringen sozialen Netzes und mangelndem sozialen Rückhalt, geht er eine bewusst passive Haltung ein, mit der Erkrankung leben zu lernen.

Anders reagieren Betroffene, deren Diagnosephase besonders lang dauert und sich deren Leben besonders prägend unter diesen Veränderungen zeichnet. Vor allem jüngere Menschen gehören dieser Gruppe von Betroffenen an. Sie reagieren teils erleichtert auf die Diagnosestellung, denn sie haben endlich einen Namen für die Veränderungen.

> *„Ich war ganz /ehm/ erleichtert. Ja. //mmh// Irgendwas war da, man hatte irgendwie einen Namen oder so was, ne. Ich wusste überhaupt nicht, ich wusste ja vorher überhaupt nicht, was los ist. Ich war so hilflos, irgendwie so, ne. Und dann bin ich sofort nachmittags zum Neurologen (...)."* (Pat)

Sie können schließlich gezielt nach Informationen suchen und beginnen unmittelbar nach der Diagnosestellung ihr Wissen bezüglich der Erkrankung zu erweitern. Schritt für Schritt gehen sie einen Weg aus der Hilflosigkeit und nutzen vor allen Dingen das Internet, um sich Informationen zu beschaffen.

Junge Betroffene mit kurzen Phasen der Diagnose reagieren hingegen geschockt und sind zunächst nicht in der Lage sich Wissen anzueignen. Erst *„irgendwann im Laufe der Zeit"*, wenn sie sich *„trauen"*, folgt das Herantasten an Wissen. Insbesondere sind es die fehlenden Aussichten auf Heilung, die Prognose einer immer weiter fortschreitenden Erkrankung, die Betroffene zunächst daran hindern aktiv zu werden. Betroffene scheinen auch noch Monate nach Diagnosestellung die Krankheit zu verdrängen. Sie wollen es nicht wahrhaben, von dieser Erkrankung betroffen zu sein.

> *„So zunächst mal ist im Grunde gar nichts passiert. (...) Und /ehm/ ich gebe schon zu, dass ich dann erstmal in ein sehr tiefes Loch gefallen bin. So, dass hat auch Monate gedauert bis man, ja ich, ich konnte damit überhaupt nichts anfangen. Wie gesagt ich hatte am Anfang so den Eindruck, ja Parkinson, was ist das eigentlich, /ehm/ das habe ich eigentlich gar nicht, kann ich gar nicht haben, bin ich viel zu jung für, geht gar nicht."* (Pat)

Das Erstgespräch mit dem Arzt vermittelt zwar Informationen, aber die Betroffenen fallen dennoch in ein emotionales Loch und können die Informationen nicht richtig aufnehmen. Mitunter werden die ersten Informationen der Ärzte als *„Sprüche"* seitens der Betroffenen abgetan. Es würde nicht viel Aufklärung erfolgen und *„man wird dann, ist dann, doch so <u>nicht wirklich</u> informiert"*. Die Erwartung der Betroffenen ist anfangs auf eine Aufklärung seitens der Professionellen gerichtet, *man wird* nicht informiert, und wird durch die Erkenntnis, nicht wirklich informiert zu werden und sich selber kümmern zu müssen alsbald revidiert, *man ist* nicht richtig informiert. Betroffene starten, zum Teil erst nach Monaten des Versuches, die Erkrankung anzunehmen, die Suche nach einem Neurologen, der sie auf der *„individuellen Ebene"* behandelt, über die Sprüche und Phrasen hinaus informieren und aufklären kann. Hier zeigt sich auch die enge Verknüpfung beider Strategien der Betroffenen, die in einigen Situationen nur schwer voneinander getrennt darzustellen sind, da sie sich teils gegenseitig bedingen. Für eine bessere Aufklärung und eine individuelle Betreuung entscheiden sich Betroffene andere Ärzte aufzusuchen, sie auszuprobieren, und erhalten Antworten auf die Fragen, die sie stellen, wenn sie sich an neues Wissen herantasten.

### Angehörige suchen Aufklärung

Unabhängig davon ob Betroffene schon in der Lage sind sich Wissen anzueignen, erwarten Angehörige, vor allem Partner älterer Betroffener, bereits bei Diagnosestellung Aufklärung durch den Arzt, was aber häufig nur unbefriedigend erfolgt.

> *„Das überrollt einen und man muss ich selber weiterbilden. Muss sehen, es liegen überall diese Parkinsonhefte aus und und die habe ich gelesen und ..."* (Ang)

Ähnlich wie Betroffene selbst, empfinden sie Erklärungen, die sachlich und direkt sind, gekoppelt an Tipps für ihre Situation hilfreicher als allgemeine Äußerungen. Auch nach Sicht der Experten ist es Angehörigen bereits zu Beginn der Erkrankung *„sehr wichtig"* zu erfahren, was ist Parkinson, wie sind die therapeutischen Möglichkeiten und die Prognose. Eine solche Aufklärung zu Anfang wird sowohl als Aufgabe der Mediziner, aber auch als Teil der Aufgaben der Pflegeexperten formuliert.

Das Wissen, welches Betroffene in der Zeit bis zur Diagnosestellung generieren, beinhaltet demnach in erster Linie Erfahrungswissen im Umgang mit Gesundheitsprofessionen. Sie erfahren weniger Wissen zur Erkrankung oder Therapie, vielmehr erlangen sie strukturelles Wissen, an wen können sie sich wenden und an wen eher nicht. Trotz Diagnosestellung, bleibt aufgrund des progredienten Verlaufs der Erkrankung die ungewisse Zukunft und damit eine Form der Orientierungslosigkeit und Unsicherheit das eigene Leben zu gestalten weiter bestehen. Wie sich die Erkrankung weiterentwickelt bleibt unklar und Betroffene müssen immer wieder darauf gefasst sein, dass neue Veränderungen auftreten, die für sie besondere Herausforderungen darstellen können. Prognosen können nur schwer oder gar nicht gestellt werden und so bleibt es eine Infiltration durch Parkinson, welche sich in unregelmäßigen Abständen immer wieder durch neue oder stärker ausgeprägte Symptome zeigt. Sich dessen bewusst zu werden drängt Betroffene zu einem Bedürfnis *„Bescheid zu wissen"*, als eine Art *„vorbereitet sein"* oder *„gewappnet sein"*. Durch Wissen versuchen Betroffene die Gefahr zu handhaben, können Pläne schmieden und Routinen bereithalten.

## 3.4.2

## Bescheid wissen wollen – Zusammenhänge verstehen

Neben langen Diagnosephasen führen erst mangelnder Therapieerfolg oder eine eintretende Verschlechterung der Symptomatik und in Folge dessen deutliche Einschränkungen in Alltag und Beruf zur aktiven Suche mehr über die Erkrankung zu erfahren. Waren Betroffene bei Diagnosestellung zunächst geschockt, so sehen sie nun langsam die Notwendigkeit gegeben, sich mit der Erkrankung und mit sich selbst zu beschäftigen. Sie wollen *„informierter sein"* und eigens die bestmöglichste Therapie herausfinden und ausprobieren. Um sich zu informieren wählen Betroffene *„alle möglichen Medien"*, wie z. B. Internetforen, Symposien, Vorträge und Studienteilnahmen.

Betroffene begeben sich oft nur langsam auf die Suche nach Wissen über die Erkrankung, den Verlauf und die Behandlungsmöglichkeiten. Vor allem ältere Betroffene reagieren insgesamt gelassener und suchen trotz zunehmender Symptomatik weniger aktiv nach Wissen. Doch auch jüngere Betroffene begeben sich nicht sofort und unmittelbar gezielt auf die Suche nach Informationen.

> *„Ich habe dann auch geguckt, dass es mich /ehm/, wenn es mich zu sehr belastet hat, habe ich da /ehm/ weggeguckt oder bin weggegangen. Da habe ich mir das so, habe ich mich vorsichtig heran getastet, wie an so einen /ehm/ Tiger."* (Pat)

Informationen können für Betroffene zwar Möglichkeiten eines erfolgreichen Handelns offerieren, aber auch eine Bedrohung im Sinne eines Raubtieres bedeuten, welches ihnen Mut und Hoffnung rauben kann. Es geht für Betroffene daher darum, nicht zu viel auf einmal zu erfahren und Stück für Stück Informationen zu erhalten. Es ist für Betroffene von Bedeutung, die Anzahl der zu erhaltenden Informationen selbst zu bestimmen.

> *„(...) wenn es mich zu sehr belastet hat, habe ich da /ehm/ weggeguckt oder bin weggegangen."* (Pat)

Um mehr über die Erkrankung und die Therapieoptionen zu erfahren nutzen Betroffene unterschiedliche Strategien des Herantastens an Wissen, welche in der nachfolgenden Abbildung (Abb. 11) übersichtsartig dargestellt sind. Sie gibt einen Überblick über die verschiedenen Wege, die Betroffene teils gleichzeitig gehen. Waren sie in der Diagnosephase bisher vor allem auf die Informationen der Ärzte konzentriert, beginnen sie mehr und mehr eigenständig nach Informationen zur Erkrankung und zu Hilfen zu suchen.

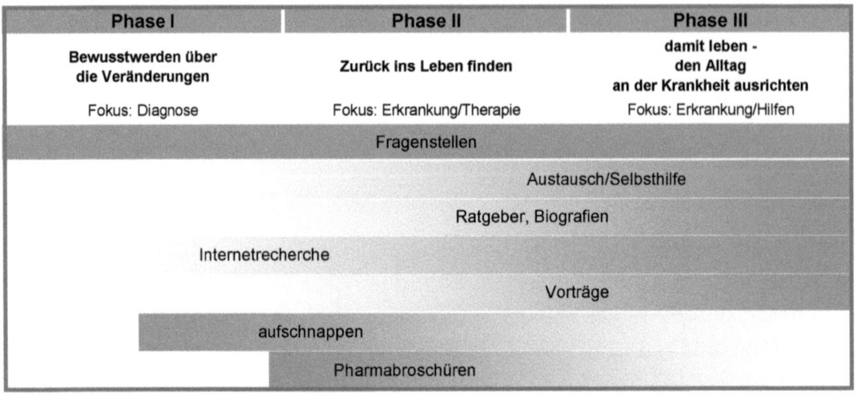


*Abb. 11: Arten des Herantastens an Wissen im Phasenverlauf des Lernens*[8]

Die von links nach rechts heller verlaufenden Strategien, aufschnappen und Pharmabroschüren, sind eher durch eine passive Haltung, die von rechts nach links heller verlaufenden Maßnahmen, durch eine eher aktive Haltung der Betroffenen geprägt. Die eher passiven Verhaltensweisen zeigen eine eher unbewusste oder zögerliche Haltung auf, die unmittelbar durch die jeweilige Verlaufsphase und den damit einhergehenden Bedingungen wie Art und Intensität der Symptome oder einem vorhandenen sozialen Netz beeinflusst sind. Die überwiegenden, eher aktiven Ausprägungen der Strategien, allen voran das Fragenstellen, welches sich durch alle Phasen gleichermaßen zieht, zeigen den Bedarf an der Bereitschaft, sich selbst zu kümmern. Selbst *„loszutuckern"*, um Wissen zu erlangen ist somit häufig Voraussetzung für das weitere Handeln innerhalb der Lebens- und Versorgungssituation der Betroffenen.

Die Themen, an die sich Betroffene herantasten, reichen von Ursache und Prognose der Erkrankung über Therapiemöglichkeiten und Heilungschancen hin zu Fragen zu Sexualität und Handlungsmöglichkeiten bei auftretenden Nebenwirkungen, sowie im weiteren Verlauf zu Berentung, Hilfsmitteln und Pflegebedürftigkeit. Die nachfolgende Abbildung (Abb. 12) gibt Auskunft über diese Themen.

[8] Zum besseren Verständnis soll erwähnt sein, dass diese Strategien zunehmend auch von Angehörigen umgesetzt werden, vor allen Dingen wenn die Perspektive im Verlauf vom Ich zum Wir übergeht. Daher ist trotz möglicher kognitiver Störungen im weiteren Verlauf in Phase III kein Abfall einer Umsetzung einer Strategie visuell dargestellt, da dies durch das soziale Umfeld ausgeglichen werden kann.

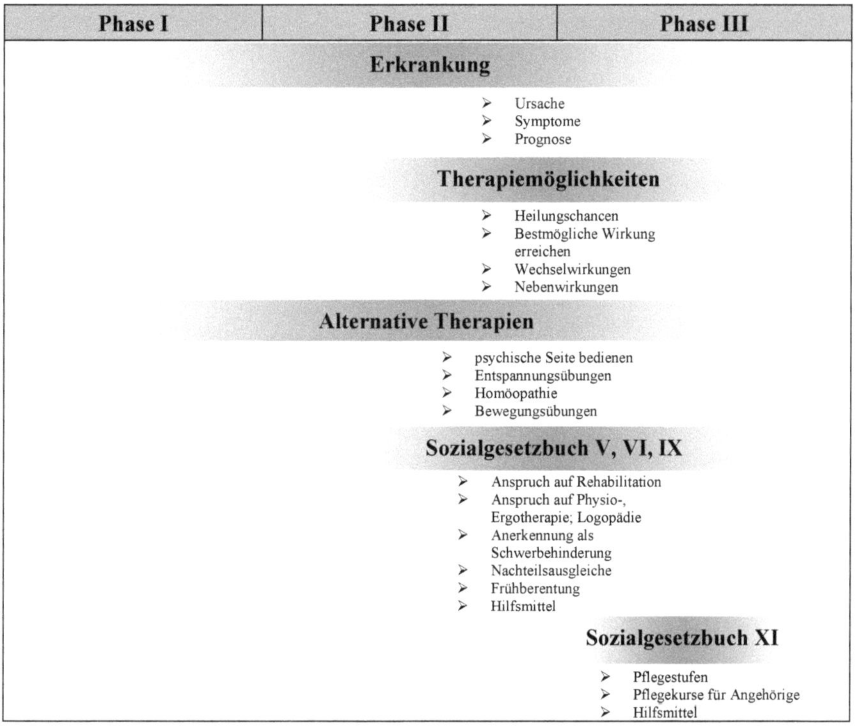


*Abb. 12: Themen der Suche nach Informationen*

Ebenso wie die Strategien an sich, lassen sich auch die Themen – in ihrer Abhängigkeit von den intervenierenden Bedingungen – grob schematisch den einzelnen Phasen zuordnen. Dadurch wird der Fokus der Handlungen der Betroffenen in ihrer jeweiligen Situation und mit Hinblick auf das Lernen mit der Erkrankung zu leben detaillierter dargelegt.

## 3.4.2.1

## Fragenstellen

Während Betroffene zu Beginn der Phase *Zurück-ins-Leben-finden* zwar die kurzen Arztbesuche für Fragen nutzen, bieten Selbsthilfegruppen eine effektivere Möglichkeit Fragen zu stellen. Allein aufgrund der unterschiedlichen Intervalle von in der Regel vierteljährlichen Arztbesuchen und monatlichen Selbsthilfegruppentreffen sowie des zeitlichen Umfangs der Möglichkeiten Fragen zu stellen, unterscheiden sich beide Alternativen eindeutig. So beschreibt eine Angehörige den ambulanten Arztbesuch wie folgt:

> *„(...) sechs Stunden gewartet, fünf Minuten rein, Aufwiedersehen, ne. Hat die Medikamente verschrieben und wieder raus."* (Ang)

Dass die Aufklärung durch den Arzt für die Betroffenen meist nicht ausreichend ist, zeigen Aussagen von Betroffenen, dass sie selbst

> *„ganz schön rum machen musste[n], bis sie da was erfahren"*

Eine ausreichende Aufklärung geht nach Sicht der Betroffenen über das bloße Vermitteln von Informationen hinaus und bleibt aber aufgrund zeitlicher Einschränkungen häufig auf der Strecke. Zeitlich knappe Arztbesuche und die teils geringe Erfahrungskompetenz einiger Ärzte führen zu erneutem Arztwechsel.

Die erste Frage, die Betroffene nach Angaben der Professionellen stellen, ist: *„Warum ich?"* Diese und weitere Fragen nach Fehlern in der Lebensweise, ob sie sich falsch ernährt haben, zu Prognosen und Möglichkeiten der *„Überlebensplanung"* sind für die Gesundheitsprofessionen gar nicht oder nur sehr schwer zu beantworten. Diese Fragen drehen sich um das Fortschreiten einzelner Symptome oder um die Ausübung des Berufes und die Familienplanung. Sowohl Ärzte als auch Pflegende werden durch Fragen mit Ängsten und Sorgen der Betroffenen konfrontiert. Diese ersten Fragen vermitteln ihnen die Panik vor allem der jüngeren Betroffenen, den eigenen Lebensentwurf aufrechtzuerhalten.

In den Selbsthilfegruppen besteht die Möglichkeit die Meinung von unterschiedlichen Experten zu hören und von unterschiedlichem Wissen zu profitieren. Dafür schaffen Selbsthilfegruppen teils eine eigene Infrastruktur und bieten bestmögliche Situationen für Betroffene, um Fragen an Gesundheitsexperten zu stellen. Dabei pflegen sie enge Kontakte zu regionalen Experten in der Versorgung. In erster Linie sind es Neurologen, aber auch andere Therapeuten, Sanitätshäuser und Pflegedienste, die regelmäßig in die Gruppen eingeladen werden.

*„Wir haben ganz engen Kontakt zu dem Krankenhaus hier in (Stadt-S) //mmh//, da kommen die Ärzte auch immer zu solchen /ehm/ Veranstaltungen. Und dies-, wir haben auch wel-, wir hatten jetzt 25jähriges Bestehen von der Selbsthilfegruppe, die sind länger geblieben als die Gäst-, die anderen Gäste. Da si-, also dass sie sich wirklich wohlfühlen. So als wenn (Pflichttermin?) ist, da trinkt man ein Täsch-, eine Tasse Kaffee, hört sich da die Laudatio an und verschwindet wieder. Aber die waren vier, fünf Stunden waren die da, auch zur Weihnachtsfeier. Also ich bin, es ist immer erstaunlich."* (Pat)

Das Fragenstellen im Rahmen von Selbsthilfe kann im Rahmen von Onlineselbsthilfegruppen auch losgelöst von persönlichen Treffen stattfinden, indem Fragen im online Forum gestellt werden und untereinander im Sinne eines Austausches beantwortet werden.

*„Und unsere Gruppe und so was, ne, das ist //ja// also sehr, sehr /ehm/ hilfreich, ne. //ja// Wenn sie eine Frage haben, dann setzen, fragen sie einfach mal, setzen sie sie rein und dann guckt mal jemand ((lacht)) und sagt was dazu, ne. //mmh// Da, irgendeiner hat Erfahrung oder weiß was."* (Pat)

Viele der Fragen ergeben sich erst in bestimmten Situationen und Settings, wie beispielsweise im Rahmen eines stationären Aufenthaltes und des medikamentösen Behandlungsplanes. Eine Betroffene gibt etwa an, sich über die Umstellung oder mögliche Nebenwirkungen alles andere als informiert gefühlt zu haben.

*„Man hat sehr radikal die Medikamente runter gefahren. .. Und ... ich bin mit 800 rein gekommen und jetzt habe ich noch 400, was ja auch gut ist, irgendwo ist es ja super, aber, mit dem Dopa, aber man hat es mir nicht gesagt, man hat mich einfach auflaufen lassen."* (Pat)

Fragenstellen als Strategie Wissen zu generieren, um mit der Erkrankung und dem durch sie infiltrierten Leben, leben zu lernen, betrifft demnach sowohl Themen, die planbar sind als auch Aspekte, die aus Situationen an sich Fragen aufwerfen und in denen Betroffene häufig sofort Antworten benötigen würden.

Die stationär tätigen Pflegexperten berichten, dass die Fragen sowohl an sie als auch an Ärzte gerichtet werden. Pflegende werden dann mit Fragen konfrontiert, die Betroffene beschäftigen und *„beim Arztgespräch nicht im Kopf"* sind. Betroffene passen den rechten Augenblick ab und stellen dann ihre Fragen, *„wenn mal Zeit ist"*. Nach Eindruck der Pflegenden suchen sie *„eigentlich immer das Gespräch"*. Zudem sind die Pflegenden meist die ersten Ansprechpartner, da sie *„auch einfach am Greifbarsten (...) 24 Stunden da sind"*.

Pflegende beschreiben ihr Bedenken, inwiefern sie ohne definierten Auftrag über Diagnosen aufklären dürfen. In der Praxis würden die Ärzte ihre Aussagen zwar alle decken und daher würden sie beratend tätig werden. Sie beschreiben dennoch einen *„Konflikt"*: was ist medizinisch, was muss der Arzt beantworten. Die in diesen Situationen entstehenden Interaktionen mit den Patienten gleichen einer Art *„Fragenspiel"*. Der Konflikt begründet sich nicht nur auf die Aufgabenverteilung und die Verantwortung Auskunft über bestimmte Themen zu geben, sondern im Bezug auf das Verhalten der Pflegenden gegenüber den Betroffenen. Betroffene haben im Augenblick des Fragenstellens Sorgen, die sie *„drücken und berühren"* und es bleibt an dieser Stelle scheinbar ein zu hinterfragender Punkt, wie ethisch vertretbar ein Vertrösten der Betroffenen ist. Pflegende lösen den Konflikt, indem sie

> *„(...) versuchen eigentlich erst einmal die ersten Ängste zu nehmen und die sind denn meistens auch wirklich /ehm/ ganz enorm da. Weil eben auch die Diagnose Parkinson für die /ehm/ viele denn eben wirklich auch nicht wissen wie es denn /ehm/ von der Lebenssituation weiter geht."* (PDN)

Zwar würden Betroffene und Angehörige sich bei medizinischen Fragen, wie zu Halluzinationen, an den Arzt wenden, um zu erfahren, was zu tun ist. Pflegende berichten jedoch, dass

> *„(...) ist eben unser Problem, dass eben bis 16 Uhr ein Arzt zugänglich ist und erstaunlicherweise die Probleme ((lacht)) erst danach auftreten."* (PDN)

Während Betroffene sich an Wissen herantasten, wenn sie sich trauen und die Diagnose angenommen haben, sehen Professionelle zudem, dass Fragen dann gestellt werden, wenn Zeit dafür da ist und Ansprechpartner vorhanden sind. Die Gelegenheiten zu fragen, nutzen Angehörige während stationärer Aufenthalte. Im Gegensatz zur Betreuung durch den niedergelassenen Neurologen fühlen sich Angehörige in Fachkliniken *„gut aufgeklärt"*.

> *„Also ich bin ja nur Besuch da gewesen, ne. (...) wenn ich da war, konnte ich mit den Ärzten sprechen und die haben mich auch gut aufgeklärt, aber ansonsten war natürlich nichts, ne. (...) Aber ich muss sagen, vom Personal her, (...) sie sind sehr hilfsbereit, haben also tolle Einfälle auch und /ehm/, also ich bin begeistert. Muss ich wirklich sagen."* (Ang)

Auch hier scheint eine *„individuelle"* Ebene seitens der Aufklärung durch die Ärzte zwar vermisst zu werden, denn etwas scheint zu fehlen. Mehr an oder mehr als Aufklärung durch die Gesundheitsprofessionen zu bekommen, ist demnach gewünscht, wird aber nicht unbedingt von Angehörigen erwartet. Die Bedeutung des stationären Sektors für das Wissen *und* das Handeln und damit auch für die Krankheitsbewältigung steigt insbesondere im weiteren Krankheitsverlauf an, wenn die Symptomatik komplexer, medikamentöse Einstellungen immer schwieriger und stationäre Aufenthalte automatisch häufiger werden. Vor allem Angehörige erhalten dann Informationen den Alltag bestmöglich an der Erkrankung auszurichten.

Im Krankheitsverlauf verschiebt sich ein Stück weit der Fokus des Fragenstellens. Waren es zu Beginn Fragen zur Erkrankung, Verlauf und Therapiemöglichkeiten, geht es im weiteren Verlauf vor allem um Therapie und Unterstützungsmöglichkeiten im Alltag. Die Fragen werden zudem vermehrt auch von Angehörigen gestellt und betreffen mitunter auch ihre Rolle und Entlastungsmöglichkeiten. Angehörige nutzen im weiteren Verlauf Möglichkeiten pflegespezifische Fragen an Pflegende von Pflegediensten zu richten.

*„Ja, alles in diesem Beratungsgespräch. Sie hat Lektüre mitgebracht. Und /ehm/ die habe ich mir dann durch studiert und jedes Mal wenn ich wieder eine Frage oder was habe, dann sagt sie, das gibt es Frau (Name), das gibt es, das ist das, das geht noch extra, das können sie in Anspruch nehmen. //Toll, ja// Und, also, sie ist da ganz hervorragend. Ich bin also so froh, dass ich da (Pflegedienst), ich weiß nicht wie andere sind, das weiß ich nicht, aber /ehm/ da bin sehr gut aufgeho-, fühle ich mich sehr gut aufgehoben."* (Ang)

Im alltäglichen Besuch durch die Pflege in der ambulanten Versorgung bleibt jedoch wenig bis keine Zeit für Fragen und

*„(...) was man vielleicht fragen wollte, das stellt man dann /ehm/ an den Schluss und dann ist /ehm/, sagt man, ach, lass' es doch."* (Ang)

Aufgrund dessen bietet ein Beratungsbesuch nach § 37 (3) SGB XI Zeit und Raum für einen Austausch zwischen Pflegenden und Betroffenensystem. Zwar sind die Intervalle zwischen den Besuchen gar länger als die vierteljährlichen Arztbesuche, aber sie finden im häuslichen Setting statt und haben unmittelbaren Alltagsbezug. Zudem geht es nicht nur um Fragen stellen, sondern auch um den Erhalt passgenauer Unterstützungsangebote. Dieser Raum für Fragen und Beratung gibt Angehörigen das Gefühl gut aufgehoben zu sein. Möglicherweise liegt hier eine Parallelität zur gewünschten *„individuellen Ebene"* der ärztlichen Betreuung vor. Wenn Betroffene sich in ihrer individuellen Lebenssituationen angenommen fühlen, führt das zu einem Gefühl der Sicherheit und erleichtert den Bewältigungsversuch mit der Erkrankung leben zu lernen. Dennoch müssen auch hier die Betroffenen sich kümmern und *„Bescheid sagen"*.

*„Es kommt alle viertel Jahr oder alle halbe Jahr, /ehm/ da kommt ein Pflegedienst. Seitdem mein Mann die Pflegestufe hat, /ehm/ müssen wir also alle halbe Jahr jemand Bescheid sagen, der dann überprüft, ob die Pflege auch gut gewährleistet ist. Und die frage ich dann."* (Ang)

Aufgrund der langen Intervalle zwischen solchen gezielten Beratungsgesprächen, sind kurzfristige Probleme auf diesem Wege nicht zu behandeln. Alternative Möglichkeiten können Betroffene diesbezüglich keine erwähnen. Auch Gesundheitsprofessionen zeigen auf, dass im weiteren Verlauf von Angehörigen Themen rund um Scherbehinderung, *„Initiierung"* eines stationären Aufenthaltes, Fragen zu Hilfen und Hilfsmitteln und zum Umgang mit herausforderndem Verhalten eingebracht werden. Ärzte bekunden das Problem einer Vermittlung eines sachkundigen Ansprechpartners, der sich mit diesen Themen auskennt. Sie wünschen sich

*„eine zentrale Anlaufstelle, wenn sie Fragen haben im sozialen und pflegerischen Bereich."* (A)

Neurologen wissen zwar um die zahlreiche *„Literatur von den Pharmafirmen"*, aber diese Informationen ersetzen keine Beratung und helfen den Betroffenen nicht, sich im eigenen räumlichen Umfeld zu orientieren und einen richtigen Ansprechpartner zu finden. Damit werden Aussagen von Betroffenen gegenüber der geringen Nützlichkeit von Broschüren der Pharmafirmen ohne individuelle Beratung unterstrichen. Denn nach Ansicht der Professionellen ist es von Bedeutung, *„den ganzen Kontext einzufangen (...) und Wissen zu vermitteln"*. Diese Vermittlung ist durch Fachärzte nicht oder kaum zu erwarten, denn sie wissen nicht wie:

> *„Ich wüsste auch nicht ((lächelt)), /ehm/ <u>wie</u> ja im Prinzip, wie das, was alles über Pflegdienste und Hausärzte und /ehm/ ja."* (A)

Einzelne Professionelle berichten von Veranstaltungen für Parkinsonbetroffene und deren Angehörigen, sowie über gezielte Zusammenarbeit mit Selbsthilfegruppen, um das Wissen der Betroffenen immer wieder zu vertiefen und auch Themen anzusprechen, die außerhalb des Therapiemanagements liegen. Solche Veranstaltungen umfassen teils verschiedene Teile,

> *„(...) wo auch immer vormittags bekannte Referenten da sind und nachmittags wir in Workshops arbeiten, wo wir spezielle Fragestellungen mit Patienten jeweils in Kleingruppen diskutieren und da erfährt man natürlich schon sehr viel über die Versorgung draußen."* (A)

Gleichzeitig bieten diese Treffen die Möglichkeit, dass Ärzte von der Versorgung *draußen* erfahren. Sie stellen damit die Möglichkeit für einen Austausch zwischen Betroffenen und Ärzten dar, welcher auch, wie die Daten der interviewten Betroffenen zeigen, gewünscht wird. Nach Auskunft eines Arztes zeigt sich der Bedarf solcher Veranstaltungen vor allem auch für Angehörige, indem insbesondere die Workshops für Angehörige *„immer am schnellsten ausgebucht"* sind.

Da es auch im niedergelassenen Bereich nur eine begrenzte Zeit zum managen der Erkrankung gibt und der Neurologe auch nicht ständig angerufen werden kann, kommen Pflegende und niedergelassene Ärzte zu dem Ergebnis, dass es

> *„separat (...) jemand geben müsste, der sich darum kümmert."*

Betroffene und Angehörige würden sich bei einem offiziellen Ansprechpartner möglicherweise weniger *„schämen"* immer wieder zu fragen. Mit einer solchen Unterstützung sind psychosoziale Interventionen einerseits, aber auch Beratungen zu Hilfen und Hilfsmittel im ambulanten Bereich gemeint, welche im stationären Setting vom Sozialdienst *„aufgefangen"* werden. Die Vorstellungen gehen auch dahin, dass sich Pflegekräfte in einem für Beratung reservierten Zeitrahmen *„wirklich offen anbieten"* und damit den Betroffenen die Bereitschaft, sich selbst zu kümmern, erleichtern würden. Sich anbieten, hieße aus Sicht der Pflegeexperten dann auf die Betroffenen zu zugehen.

### 3.4.2.2

### Lesen und Internetrecherche

Betroffene versuchen in erster Linie zunächst kompetente Gesundheitsprofessionen zu kontaktieren und sich mit Gleichbetroffenen auszutauschen, um Fragen in einem persönlichen Gespräch klären zu können. In zweiter Linie stützen sich ihre erlangten Informationen aber vor allem auf populärwissenschaftliche Literatur. Sind es zu Beginn im Wesentlichen eher Broschüren oder Zeitungsartikel zur Erkrankung, die Betroffene teils von Ärzten im Rahmen der Diagnosephase ausgehändigt bekommen, beginnt mit zunehmenden Beeinträchtigungen die selbstständige Suche nach Literatur, um sich einen Überblick über die Erkrankung zu verschaffen.

> *„Beziehungsweise, man verschafft sich ja dann selber Literatur, ne. Um sich da fit zu machen. .. Aber es ist schon eine ganz schön blöde Krankheit."* (Ang)

Dabei gestaltet sich die Suche nach schriftlichen Informationen jedoch nicht einfach, da gewöhnliche Bibliotheken nach Angaben der Informanten kaum aktuelle Literatur vorhalten. Gerade junge Betroffene nutzen auch *„Fachliteratur"* und autobiografische Literatur von bekannten Parkinsonerkrankten.

> *„Ja, ich habe jetzt gerade das Buch hier von Michael J. Fox gelesen und da ist es auch sehr trefflich zu /ehm/ beschrieben und .. Ja, was man so aus der Fachliteratur erfahren kann, habe ich mir angelesen. Deswegen weiß auch so ein bisschen Bescheid über die, (die Dinge, die Medikamente, die ich nehmen kann?)"* (Pat)

Das Bedürfnis sich selber weiterzubilden, nimmt im Laufe der Erkrankung zu. Den Alltag zu erhalten und auf einer stabilen Ebene zu verbleiben, ist die Motivation der Betroffenen, viel zu lesen, um alle Möglichkeiten des eigenen Handelns ausschöpfen zu können. Neben für sie relevante Informationen deckt das Lesen vor allen Dingen Fachtermini auf, welche Betroffene in ihren Sprachgebrauch überführen und auch in den Interviews nutzen, um ihren erworbenen Wissenstand deutlich zum Ausdruck zu bringen. Durch Fachtermini können sie Symptomerfahrungen und Wirkungen der Medikation kompetent mit Gesundheitsprofessionen kommunizieren, obgleich sich unwissend Fehler einschleichen, die mitunter zu Verwechslungen führen können. So spricht eine Betroffene hinsichtlich ihrer einzunehmenden Medikamente z. B. von Dopamin*anta*gonisten anstatt Dopaminagonisten.

Ebenfalls als Quelle von Informationen dient Betroffenen das Internet. Neben dessen Bedeutung für den Austausch unter den Betroffenen, bietet es zahlreiche Möglichkeiten verschiedene Aspekte zur Erkrankung nachzulesen. Bereits zu Beginn des Lernprozesses versuchen Betroffene bei den ersten bewussten Anzeichen einer Gesundheitsstörung Antworten im Internet zu finden. Im weiteren Verlauf erfahren sie im Rahmen der Auseinandersetzung mit der Erkrankung im Internet von Therapien und alternativen Methoden sowie von unterstützenden Maßnahmen wie Aktionen der Selbsthilfegruppen.

Das Internet wird bereits früh im Rahmen der Auseinandersetzung mit der Erkrankung genutzt. Zum einen ist es bei einigen Betroffenen ein gewohntes Medium zum Wissenserwerb. Zum anderen können Betroffene bequem von zuhause aus Recherchieren und müssen sich nicht in der Öffentlichkeit zeigen oder über intime Probleme mit anderen Personen von Angesicht zu Angesicht sprechen. Sie können ihre Suche *„im Netz"* nach Informationen selbst dosieren und inhaltlich festlegen, je nachdem, inwieweit sie sich trauen *„ein bisschen mehr zu gucken"*. Gleichzeitig bergen die Weiten des Internets aber auch zahlreiche Informationen über Therapien und Heilungsmethoden, deren Erfolge wissenschaftlich nicht begründet sind, teils eher gar widerlegt werden.

> *„Das Internet hielt noch mehr Heiler und Menschen mit besonderen Fähigkeiten für mich bereit."* (Pat)

Wie in der Diagnosephase nutzen Betroffene die Internetrecherche im weiteren Verlauf vor allen Dingen als eine Möglichkeit, sich über Experten in der Behandlung von Parkinsonsyndromen zu informieren.

### 3.4.2.3

### Sich austauschen, aufschnappen, Vorträge besuchen

Ein Austausch über das Gelesene und Erfahrene erfolgt nicht nur in persönlichen Gesprächen mit Gleichbetroffenen, sondern auch über Chatrooms im Internet. Dabei gibt es neben fachlich moderierten Foren auch Austauschräume für Betroffene im Sinne von Selbsthilfegruppentreffen. Der Austausch mit anderen Parkinsonerkrankten ist von Bedeutung, um auch das eigene Wissen zu validieren, ebenso wie von Fachvorträgen *„Bestätigungen"* der eigenen Kenntnisse erwartet werden. Der eigene Wissenstand und die eigene Situation können im Austausch mit anderen verglichen werden. Ideen für Hilfen im Alltag und Anstöße für Therapieversuche werden gesammelt. Dies geschieht bei einer bestimmten Problematik eher gezielt durch das Stellen von Fragen. Oder aber es geschieht eher zufällig, dass Betroffene hier und da etwas *„aufschnappen"*. Dieses Aufschnappen, durch das miteinander austauschen, bietet auch für Betroffene mit einer eher passiven Haltung die Möglichkeit an Informationen zu gelangen. Sowohl durch das bloße Beiwohnen an Selbsthilfegruppentreffen, mehr noch aber durch das Lesen von Beiträgen in Internetforen, für das eine Anmeldung meist nicht erforderlich ist und somit gerade zu Beginn der Auseinandersetzung mit der Erkrankung größtmögliche Anonymität und damit einen Schutz für das infiltrierte Ich der Betroffenen bietet. Weitere ungeplante, eher zufällige Situationen, um sich mit Gleichbetroffenen auszutauschen finden sich beispielsweise während eines Krankenhausaufenthaltes.

Der Austausch mit anderen Betroffenen schafft Möglichkeiten Wissen zu erlangen, Vergleiche zu anderen zu ziehen und sich emotional nicht zu verstecken. Dies ist vor allem für Angehörige von Betroffenen eine Entlastung. Angehörige fordern sich gar einen eigenen Raum sich unter einander auszutauschen.

> *„Also, wir haben die Angehörigengruppe. Und /ehm/ ich wollte mich da einklinken und /ehm/ die Gruppe leiten. . Weil ich auch eine Ausbildung als Gruppenleiterin habe. Und dann sagten die, nein, wir möchten alleine sein. Wir möchten einfach nur mal weinen und klagen."* (Pat)

Ein solcher Austausch geht dann weit über die Generierung von Wissen hinaus und bietet durch das Teilen von Erfahrung und darbieten von Informationen vor allem bei begleitender Demenzsymptomatik psychischen Halt für Betroffene und ihre Angehörigen. Es erleichtert ihnen die Situation so anzunehmen, wie sie ist.

> *„Die Symptome sind bei den anderen ganz ähnlich. Also /ehm/ das war erstaunlich, also /ehm/ ja, es ist auch /ehm/, es gibt bestimmte Merkmale, also eben gerade, sagen wir mal, jetzt, aber alles mehr ver-, vermerkt Demenz betreffend eben /ehm/ und die sind überall mehr oder weniger gleich. (...) das ist alles eben, das ist so."* (Ang)

Sich mit anderen auszutauschen und Mitbetroffenen zu begegnen, kann die Angst vor einer ungewissen Zukunft mildern. Sind Betroffene gerade aufgrund der Begegnung mit Parkinsonbetroffenen in fortgeschrittenen Stadien gehemmt an Selbsthilfegruppen teilzunehmen oder zur Behandlung in eine Fachklinik zu gehen, so kann eine Begegnung mit Menschen im fortgeschrittenen Stadien der Erkrankung aber auch motivieren und Angst vor der Zukunft nehmen.

> *„Da sind wirklich /ehm/ alte Parkis dabei. Die sind auch noch fit. //mmh// Fahren noch durch die Gegend und so. Da hat man nicht so viel Angst, ne, //mmh// ((schnalzt)) dass man da dann irgendwann landet oder so, ne."* (Pat)

Ein Austausch mit Gleichbetroffenen kann demnach, unabhängig davon wie lange ein Betroffener bereits an einem Parkinsonsyndrom erkrankt ist, dazu beitragen, die Erkrankung anzunehmen, Angst vor der Zukunft abzubauen, Hoffnung für die Zukunft zu geben und helfen, durch eine Integration der Erkrankung in das Leben, das alltägliche Leben auch an ihr auszurichten.

Durch die Teilnahme an Veranstaltungen für Patienten kommen Betroffene in die Gelegenheit Fachvorträge zu einzelnen Themen rund um die Erkrankung wahrzunehmen. Von diesen Veranstaltungen erfahren Betroffene teils von ihren Ärzten, teils von anderen Betroffenen oder durch Hinweise aus dem persönlichen Umfeld.

Aus dem Bedürfnis heraus mehr über die Erkrankung zu wissen und mehr über sich zu erfahren, werden auch Vorträge im Rahmen von Vorlesungen an Universitäten besucht. Ein Betroffener berichtet z. B. aus diesem Grund ein Psychologiestudium begonnen zu haben und zeigt damit eine sehr aktive und bewusste Form mit der Erkrankung leben zu lernen.

> *„Ich habe Psychologie studiert in (Stadt) und /ehm/ eigentlich war der Schwerpunkt sich mit mir und der Krankheit erstmal auseinander zu setzen. Das mündete dann al-*

*lerdings darin, dass ich die Psychotherapieprüfung abgelegt habe und heute auch mit Parkinsonpatienten selbst arbeite."* (Pat)

Sich bewusst mit sich selbst und der Krankheit auseinanderzusetzen, zeigt sich vor allen Dingen bei den jüngeren Betroffenen. Es geht ihnen nicht nur darum informiert zu sein, sondern auch darum,

> *„(...) so ein bisschen darauf achten, was mit mir ist, mit meinem Körper ist, verändert sich was. Dass ich das so mitkriege."* (Pat)

Dieses Wissen, welches sich Betroffene mit der Zeit aneignen, dient ihnen die Veränderungen des Körpers wahrzunehmen. Wissen sensibilisiert sie, auf bestimmte Aspekte der Erkrankung zu achten. Durch das *Mitkriegen-wollen,* zielen sie darauf das Heimliche der Erkrankung zu minimieren und die Möglichkeit das Gefühl der Infiltration somit zu mildern oder für einen bestimmten Zeitraum im Hier und Jetzt gar abzuwenden. Sind sie einerseits teils gezwungen sich selbst zu kümmern, ermöglicht ihnen dies andererseits die Selbstbestimmung, Wissen in für sie erträgliche Einheiten und mit für sie relevanten Inhalt anzueignen. Dennoch zeigen die Darstellungen, dass insbesondere bei akuten Fragen für Betroffene Ansprechpartner fehlen.

## 3.4.3

## Fazit

Die vorangegangenen Darstellungen zeigen auf, dass Betroffene und ihre Angehörigen verschiedene Wege gehen, um Wissen über die Erkrankung, die Behandlungsmöglichkeiten und über Hilfen und Hilfsmittel zu erfahren. Im Verlauf der Erkrankung verändern sich die Themen der Suche nach Wissen. Es zeigt sich sowohl in den Ausführungen der Betroffenen, als auch der Angehörigen und der Gesundheitsprofessionen, dass begleitende Ansprechpartner für die Betroffenen fehlen.

Nicht überall sind Ärzte und Therapeuten entsprechend vernetzt und starten Initiativen für die Betroffenen. Somit hängt der Einfluss der Bedingung der Wohnregion auf das Handeln der Betroffenen unmittelbar mit den Kompetenzen und dem Engagement der Ärzte vor Ort zusammen. Kompetenz und Wissen sind auch entscheidende Faktoren für Auskünfte seitens der Pflegenden. Selbst in manchen auf Parkinson ausgerichteten Kliniken wissen Pflegeexperten zwar um Selbsthilfegruppen, Empfehlungen bleiben dennoch aus. Zudem zeigen die Ausführungen aller Befragten, dass nicht ausreichend Zeit für Aufklärung und Beratung vorhanden ist.

Somit sind Wissen, Kompetenz, zeitlicher Rahmen und strukturelle Bedingungen von Organisationen wichtige Aspekte, die die Interaktionen der Professionen mit Betroffenen stark beeinflussen.

Es bleibt abschließend festzuhalten, dass den Gesundheitsprofessionen durchaus bewusst ist, dass Betroffene und Angehörige unter bestimmten Bedingungen ganz eigene Schwierigkeiten haben Informationen zu erlangen und in das eigene Handeln zu integrieren. Sie beschreiben Komplikationen, wenn Betroffene in ihren Situationen allein gelassen werden, formulieren aber eine offene und zugehende Unterstützung für die Betroffenen nur als Wunsch und es bleibt eine Lücke zwischen ihnen und den Betroffenen, weil kontinuierliche Ansprechpartner fehlen.

## 3.5

## Ich selbst sein und bleiben können

*Ich selbst sein und bleiben können* ist vor allem im weiteren Verlauf der Erkrankung nicht mehr nur Konsequenz der Art und der Intensität der Symptome der Erkrankung, sondern mehr und mehr Ergebnis des Lernens mit der Krankheit zu leben. Menschen mit Parkinsonsyndrom haben unter dem Einfluss der professionellen Interaktionspartner mittels der Strategien des Ausprobierens und des Herantastens an Wissen gelernt, *sich nicht zu verstecken* und sich für die Zukunft zu *wappnen.*

Bestenfalls sind sie dadurch befähigt Kontrolle auszuüben und Verantwortung zu übernehmen. Sie können ihre Situation einschätzen und haben gelernt entsprechend ihrer Einschätzung zu handeln. Im ungünstigsten Fall können Betroffene die Strategien des Lernprozesses weniger erfolgreich umsetzen. Dies schränkt sie im Verlauf der Erkrankung in ihrem Selbst und ihrer Autonomie ein. Sie haben dann weniger Wissen generieren können und weniger Erfahrungen gesammelt. Treffen sie auf Grundlage dieser unzureichenden Lernergebnisse Entscheidungen, so können dieses Konsequenzen zu negativ erlebten Lebens- und Versorgungssituationen führen. Infolge dessen können sie weniger sie selbst sein und verlieren sich mehr in der Infiltration durch das Parkinsonsyndrom.

Im Folgenden sind sowohl positive wie negative Konsequenzen des Lernprozesses für das Erleben der Betroffenen, als auch der Einfluss der Bedingungen zusammenfassend dargestellt.

## 3.5.1

## Sich-nicht-verstecken: sich offenbaren

Je mehr Betroffene über die Erkrankung wissen und in dessen Folge Zusammenhänge verstehen und je eher sie sich und ihre Situation entsprechend einschätzen können, versuchen sie die Erkrankung, sowohl in der Familie und im sozialen Umfeld, als auch im beruflichen Umfeld und in der Gesellschaft allgemein zu offenbaren.

Betroffene konstatieren, dass zunehmende Schwierigkeiten in der Ausübung ihrer Aktivitäten eine *„Einschränkung der Lebensqualität"* bedeuten und sie daher versuchen *„auch nach Außen so viel wie möglich zu agieren"*. Dieses öffentliche Leben aufrechterhalten zu können, ist auch Ergebnis des Lernens, mit der Erkrankung zu leben. Diese Aktivitäten *„möglichst beibehalten"* zu können ist damit nicht nur Ziel für das Handeln, sondern auch Reflexionskriterium im Jetzt und für die Zukunft, um sich und seine Situation und das damit verbundene Agieren einschätzen zu können. *Sich-nicht-verstecken* ist Ergebnis und Ausdruck des Lernens, sich mit der Erkrankung auseinanderzusetzen und hat eine Rückkopplung auf die für die Krankheitsbewältigung wichtigen intervenierenden Bedingungen des sozialen Netzes und des sozialen Rückhaltes, die teils erst dadurch aktiviert werden können, dass sich Menschen nicht verstecken.

### Der Familie und den Angehörigen offenbaren

Inwiefern Mitglieder der Familie bereits früh in die Erkrankung mit all ihren Facetten eingebunden werden, liegt vor allem am Alter der Betroffenen und demnach daran, wer die Hauptbezugspersonen in der Familie, also wer die nächsten Angehörigen sind. Jüngere Betroffene sprechen eher mit ihrem Partner, den eigenen Eltern und weniger mit den eigenen Kindern über die Erkrankung, während ältere Betroffene die Erfahrungen mit der Erkrankung zwar auch mit dem Partner, aber gehäuft mit den eigenen Kindern und mit Bekannten teilen.

Jüngere Betroffene tragen Verantwortung für ihre Familien, insbesondere für ihre Kinder. Aus diesem Grund befinden sich jüngere Betroffene hinsichtlich der Offenbarung einer unheilbaren Erkrankung eher in einem Zwiespalt als ältere Betroffene dies äußern. So berichtet eine junge Informantin in Bezug auf Unterstützung, dass ihre Familie *„eigentlich"* hilft, aber die

> *„große Tochter, die kann das, glaube ich, gar noch nicht so /ehm/. Die ist jetzt studieren. Ja, die ist immer beschäftigt. Die ist jetzt nach (Stadt) und studiert da (Fach) und die ist total beschäftigt und ja. ((Schnalzt)) (...) Kinder sind sehr egoistisch, müssen sie ja auch sein."* (Pat)

Betroffene gönnen ihren Kindern ihr eigenes Leben und wollen sie nicht mit der Erkrankung belasten. Damit verstecken Angehörige die Situation vor den Kindern, offenbaren sich aber durchaus im Freundeskreis oder in der Selbsthilfegruppe. Wem sich Betroffene und Angehörige offenbaren hängt zum einen am Vorhandensein eines sozialen Rückhaltes und zum anderen auch mit der Verantwortung, nicht nur gegenüber sich selbst, sondern auch gegenüber anderen, wie beispielsweise ihren Kindern zusammen.

Eltern haben teils das Gefühl, die Kinder wollen nicht wissen, was das Leben mit der Erkrankung für die erkrankte Person bedeutet. Eine Angehörige und Mutter von älteren Kindern, die bereits eigene Kinder haben, hat das Gefühl, dass die Kinder bei ihren Familien Prioritäten setzen und die Situation mit dem erkrankten Elternteil eher verdrängen. In den Interviewpassagen wird deutlich, dass die Situationen mit den Kindern zunächst kaum kommuniziert werden. Betroffene drücken zwar ihr Verständnis gegenüber den Kindern aus, dennoch wird aus den Aussagen der Interviewten deutlich, dass sich sowohl Parkinsonbetroffene als auch deren Partner mehr Hilfe und Verständnis von den eigenen Kindern wünschen.

> *„Mmh, da bin ich doch ganz schön alleine. (...) Und die beiden Jungs, die sind, die verdrängen das also völlig."* (Ang)

Sowohl Betroffene als auch deren Angehörige suchen weniger aktiv das Gespräch miteinander. Infolgedessen geht es beiden Seiten nicht gut und es entstehen Unsicherheiten und Sorgen. Unterstützung seitens der Angehörigen wird entweder gar nicht, oder aufgrund falscher Einschätzung der Situationen angeboten. Betroffene versuchen sich zu erklären, wie es ihnen geht.

> *„Bin ich ein Wrack oder wie? Guck mal hier, wie, wie sehe ich aus für dich? Ja, sagt sie* [die Mutter, Anm. T.M.], *eigentlich wie immer. Ich sage, siehst du. Und mir, bevor, bevor du dir <u>solche</u> Sorgen machst, wie du das jetzt-, dann denke mal daran, wie ich vor dir sitze, wie ich komme, mit dem Auto."* (Pat)

Das Autofahren an sich wird als Merkmal eines guten Zustandes herangezogen. Es dient als Evaluationskriterium für die Betroffenen selbst, aber ist auch ein Merkmal, mit dem man sich in der Öffentlichkeit präsentieren kann. Das Maß am bisherigen öffentlichen Leben selbständig teilnehmen zu können, ist Kriterium für einen guten Gesundheitszustand.

Die Entscheidung, mit der Familie über die Diagnose und die Beeinträchtigungen aufgrund der Krankheit zu sprechen, wird oft erst durch den Austausch mit anderen oder der Teilnahme an Informationsveranstaltungen angestoßen. So wurde einer Betroffenen erst durch die Teilnahme an einer Studie bewusst, dass sie *„überhaupt gar nicht mit denen darüber gesprochen hat"* und ihre Angehörigen aber auch nicht nachgefragt haben. Das Verdrängen der Angehörigen erschreckt Betroffene und kann dazu führen, dass sie das ändern wollen, weil es ihnen damit psychisch nicht gut geht.

## Offen sein tut gut

Nach solchen innerfamiliären Gesprächen berichten Betroffene dann, dass es für deren *„zwischenmenschlichen Bereich"* gut war, die Situation anzusprechen.

> *„Es ging mir richtig gut. Und ich denke, meiner Mutter geht es besser damit und meinem Sohn auch."* (Pat)

Es sei gut, offen über das Thema Parkinson zu sprechen, kein Tabu daraus zu machen und keine Angst zu haben. Die Aussprachen haben zum einen Einfluss auf das generelle Wohlbefinden, andererseits fördert es die Möglichkeit des Verständnisses der Angehörigen für die Situation der Betroffenen und auch die Verbalisierung derer *„Sorgen"* gegenüber den Betroffenen. An Parkinson erkrankte Menschen wünschen sich, dass Angehörige auch offen mit ihnen sprechen. Durch die Offenheit kann das persönliche Umfeld der Betroffenen als sozialer Rückhalt gestärkt werden, welcher dann Entscheidungen für bestimmte Therapiemethoden oder Verhaltensweisen mittragen und motivieren kann. Eine Betroffene berichtet beispielsweise über die Reaktion des Sohnes:

> *„J a, sagt er, weißt du, ich bin ja schon froh, dass ich immer sehe, dass du dagegen ankämpfst. Sagt er, ich mache mir schon doch Sorgen, /ehm/ wie das so sein wird und so. Und da gucke ich immer, dass du gut drauf bist und dass du deine Übungen machst und so. Und ich finde das klasse und so. Dass wir, /ehm/ dass du dich wirklich bemühst dagegen anzukämpfen und dich nicht da /ehm/ fallen lässt."* (Pat)

Durch Offenheit im näheren Umfeld wird Betroffenen im weiteren Verlauf meist Verständnis entgegen gebracht. Sie müssen Bewegungsblockaden nicht mehr erklären, stattdessen wird gemeinsam mit Humor die Situation bewältigt, in der Betroffene plötzlich beweglich sind und dann wiederum nicht.

> *„Doch, die* [Erkrankung] *wird verstanden. //wird verstanden// Ja, ja. Die wissen das auch und die wissen auch, bloß die amüsieren sich dann, wenn ich dann plötzlich so flink laufen kann, ohne Stock und alles und meinen Stock sogar vergesse. Und dann wiederum ich mich nicht fortbewegen kann, ne."* (Pat)

Für neue Therapien offen sein, ermöglicht Betroffenen Verantwortung für ihre Lebens- und Versorgungssituation zu übernehmen. Sie verstecken sich nicht hinter ihrer Symptomatik, sondern versuchen das Leben mit der Krankheit aktiv zu gestalten. Bewusste Therapieentscheidungen zeigen eine klare Sicht von sich selbst und von einer möglichen Zukunft. Deutlich wird dies am Beispiel einer Betroffenen, die auf Grundlage von Wissen und Austausch mit anderen Betroffenen Verantwortung übernimmt und mit der THS einer Therapie zustimmt, vor der viele anderen *„Angst haben"*. Sie hofft, damit für eine längere stabile Phase in der Zukunft gesorgt zu haben.

Andere Betroffene schildern aufgrund ihrer Suche nach Informationen und durch Ausprobieren verschiedener psychosozialer Hilfen zu lernen, die Erkrankung anzunehmen und sich nicht wegen ihr zu verstecken. Nicht zuletzt führt eine offener Umgang mit der Krankheit dazu, dass gewohnte Aktivitäten auch in Gemeinschaft weiterhin ausgeübt werden können.

*„(...) die Freizeitakt-, aktivitäten nehme ich genauso wahr wie früher. //mmh// Meine Bekannten wissen das, wissen von meiner Krankheit. (...) also das, ich verstecke, verstecke mich nicht, ich bin nach wie vor in der Öffentlichkeit."* (Pat)

Jüngere gehen trotz Einschränkungen, durch sozialen Rückhalt gestärkt, Freizeitaktivitäten im gesellschaftlichen Leben nach. Selbst wenn diese *„schlauchen"*, wird körperliche Ermüdung für das psychische Wohlbefinden in Kauf genommen.

*„Das machen wir heute auch noch, Tanzen, allerdings mit Einschränkungen. Wandern geht auch nicht mehr, nur noch kurze Strecken, aber /ehm/ Bewegung muss sein."* (Pat)

Gleichsam zeigen Angehörige im Verlauf des Lernprozesses durch einen offenen Umgang mit der Krankheit gegenüber ihrem sozialen Umfeld, dass sie Kontakt zu anderen pflegenden Angehörigen bekommen oder wieder Freizeitaktivitäten nachgehen können, da das soziale Umfeld sich der Situation der Betroffenen anpasst.

*„Und ich habe jetzt was Neues ins Leben gerufen, die kommen zu mir nach Hause. Da wollen wir Aquarellmalerei wieder machen und ... das geht ja denn auch, da ist er ja in der Nähe."* (Ang)

### Unverständnis des weiteren Umfeldes führt teils zur Resignation

Doch nicht immer findet ein offener Umgang mit der Erkrankung im sozialen Umfeld Gehör und durch einen Rückzug von anderen Menschen erfahren Betroffene trotz offenem und bewussten Umgang mit der Erkrankung einen Einschnitt in ihre Lebensqualität.

*„(...) ich sage das mal so, man darf vieles sein, nur nicht chronisch erkrankt. Oder / ehm/ ja, man wird sehr schnell in eine Ecke geschoben. Man wird sehr schnell an den Rand der Gesellschaft gedrängt. /Ehm/ auch wenn man gut damit selbst, damit gut umgehen kann, es ist trotzdem so, dass immer wieder, /ehm/ dass man immer wieder feststellt, so /ehm/ ja irgendwie sollte man nicht mehr wirklich dazu gehören. Und das finde ich schon schwierig. Das ist insgesamt für die Lebensqualität sicherlich nicht sehr förderlich. //mmh// Das ist einfach so. Das ist ((atmet tief ein)), ja, es trennen sich Leute von einem, aus welchen Gründen auch immer. Man wird in, in irgendwelche Schubladen gepackt, wie auch immer. Das ist /ehm/, da muss (man auch schon?) lernen damit umzugehen, gar keine Frage."* (Pat)

Die interviewten Professionen dieser Untersuchung erwähnen in vielerlei Hinsicht, dass sich Betroffene *„eigentlich allein gelassen fühlen"*. Sie sehen da jedoch auch einen Einfluss der eigenen Haltung. So denken sie, dass sich viele selbst *„durch ihre Symptomatik einfach auch zurückziehen."* Diese Äußerungen beziehen sich nicht nur auf den Krankheitsbeginn, sondern es werden vor allem auch Spätkomplikationen wie Überbewegungen als Gründe angeführt, warum sich Betroffene nicht mehr in die Gesellschaft trauen. Auch Angehörige seien manchmal nicht in der Lage, ihre Betroffenen aus diesen Situationen rauszuholen, sondern würden das Verhalten, nicht mehr in die Öffentlichkeit zu wollen, durch ihr eigenes Verhalten gar unterstützen. Daher fühlen sich auch Angehörige *„sehr allein"* und *„hilflos"*. Nach Meinung der Ärzte überdeckt der *„publizistische Aufwand"* der Selbsthilfegruppen häufig das Verstecken der Betroffenen.

Die gesellschaftliche Sicht einer chronischen Erkrankung oder einer Behinderung wird von Betroffenen als negativ empfunden und setzt sie unter Druck, möglichst normal erscheinen zu wollen. Betroffene machen sich Gedanken über ihre Außenwirkung und damit über ihre Glaubwürdigkeit. Zwar können sie aufgrund ihres erworbenen Wissens in der Öffentlichkeit ihre Diagnose offenbaren und die Symptome erklären. Sie bemerken aber trotzdem, dass sie im öffentlichen Leben und im weiteren Umfeld auf Unverständnis stoßen.

> *„Also (...) ich gehe ja damit eigentlich sehr offen um, mit meinen Symptomen. (...) Aber ich merke, ich lebe zurückgezogen in so einem kleinen Dorf, ich merke, dass die Leute es nicht verstehen. Manchmal fährt die Frau (Name) mit ihrem kleinen Wägelchen, manchmal kommt sie gelaufen. Manchmal muss der Mann sie abholen, (...) Ich glaube nicht, dass sie es verstehen. Ich verstehe es ja selber manchmal nicht."* (Pat)

Pflegende beschreiben, dass sie die Betroffenen *„ermutigen, dass sie trotz ihrer gewissen Symptomatik die Isolation aufbrechen"*, denn es sei eines der *„wichtigsten Dinge"*, am öffentlichen Leben wieder teilzunehmen.

Im weiteren Verlauf bleibt, aufgrund der Schwierigkeit die fluktuierenden Symptome zu verstehen, das Gefühl, weiterhin infiltriert zu sein, bestehen. Es ist daher nicht einfach, sich in der Öffentlichkeit immer wieder zu offenbaren. Es ist *„oftmals für den* [Betroffenen] *lästig"* und eine zusätzliche Belastung, die dazu führen kann, dass sich Betroffene künftig weiter zurückziehen. Sie wollen sich nicht ständig erklären, warum etwas nicht mehr geht und z. B. gemeinsame Ausflüge mit einer Gruppe nicht mehr erfolgen, weil man sich ausruhen muss und die Schmerzen dazu führen diese Aktivitäten zu reduzieren oder gar aufzugeben. Gleichzeitig sehen sie sich der Gefahr ausgesetzt, sich durch ihren Rückzug selbst in eine Isolation zu drängen.

> *„Und ich denke, man muss sehr darauf achten, /ehm/ auch nicht i n, in eine Art Isolation zu geraten. Das ist auch so eine Art Lebensqualität. Weil man sich vielleicht doch nicht mehr so im Außen bewegt, wie das früher ist."* (Pat)

Bleiben Betroffene aufgrund geringem Kontakt zu Gleichbetroffenen und Gesundheitsexperten uninformiert und unsicher im Umgang mit der Erkrankung, geraten sie eher in eine Isolation, sowohl das gesellschaftliche Leben betreffend, als auch in Bezug zu Hilfs- und Behandlungsmöglichkeiten. Fehlt dann der soziale Rückhalt, wird es immer schwieriger mittels eigener Anstrengung zu lernen, mit der Erkrankung zu leben.

Diese Betroffenen zeigen sich weiterhin betrübt über ihre Situation in der Gegenwart und auch gegenüber ihrer Zukunft. Aufgrund von Ungewissheit und Unwissen haben sie keine Handlungsalternativen und können somit kaum Verantwortung für ihre Lebens- und Versorgungssituation übernehmen. Sie geben die Verantwortung an die Gesundheitsprofessionen ab, die bestmögliche Therapie zu finden. Die Ärzte testen Medikamente und im Gegensatz zu anderen wissen diese Betroffenen nicht die Medikamentennamen. Diese weiterhin bestehende Unwissenheit, die Abhängigkeit von

Dritten und der unvorhersehbaren Entwicklung der Krankheit erhalten das Gefühl der Infiltration aufrecht und Betroffene befinden sich dann eher zwischen der ersten und zweiten Lernphase und zeigen sich meist weiterhin vor allem psychisch belastet. Es gelingt Betroffenen dann nicht, sich auf eine Zukunft *mit* der Krankheit vorzubereiten.

### Gruppenzugehörigkeit als Konsequenz und Bedingung zugleich

Sich nicht zu verstecken, ist ein Resultat des Lernens mit der Erkrankung zu leben und dem Rückzug anderer aus dem persönlichen Umfeld und dem eigenen Verzicht auf soziale Kontakte entgegen zu treten. Gleichsam ist dies wiederum eine Bedingung für den Lernprozess. Der offene Kontakt zu anderen Betroffenen, sei es während stationärer Klinikaufenthalte oder durch Selbsthilfegruppen, lässt Betroffene einen anderen Blick auf ihre Situation bekommen. Der Austausch mit anderen kann im Sinne eines neuen sozialen Rückhaltes die Entscheidung, sich nicht zu verstecken und mit der Erkrankung weiterhin offen umzugehen, beeinflussen. So beschreibt ein Betroffener eine Begegnung mit einer Mitpatientin in einer Klinik:

> *„Aber sie hat das eine Problem, sie hatte bis jetzt zuhause in ihrem Bekanntenkreis noch nicht erwähnt, dass sie Parkinson hat. Und das will jetzt angehen und /ehm/ sie sieht das jetzt auch ganz anders."* (Pat)

Die meisten Betroffenen suchen in der Phase des Zurückfindens ins Leben den Kontakt zu Selbsthilfegruppen, finden aber nicht immer den gewünschten Anschluss, da sich deren Mitglieder *„zu einem ganzen Klub"* zusammen geschlossen haben und Betroffene das Gefühl bekommen: *„bloß nicht in den Kreis eindringen."* Die familiäre Gemeinschaft, die von Mitgliedern der Selbsthilfegruppen als sehr angenehm empfunden wird, kann also gleichzeitig ein Ausschlusskriterium für andere Parkinsonbetroffene sein. Eher junge Betroffene lassen sich durch diese Erfahrungen nicht für immer von der Idee der Selbsthilfe fernhalten. Sie nutzen dann andere Angebote oder gründen eigene Gruppen

> *„Später wollte ich dann in eine Gruppe rein, in (Stadt), aber die wollten kein neues Mitglied haben. Und da habe ich gedacht, was machst du, irgendwas musste ich tun, ich hatte das Gefühl und da bin ich auf das Gesundheitsamt. Dann hatte ich innerhalb von vier Jahren eine Gruppe aufgebaut von 11 Personen auf 84."* (Pat)

Gruppen bieten den Betroffenen einen geschützten Rahmen. Dabei ist es unerheblich, ob es Selbsthilfegruppen für Parkinsonbetroffene, Demenzgruppen oder regelmäßige Treffen mit Sportgruppen sind. In der Gruppe findet ein jeder seinen Platz, der eine eher passiver, der andere als Organisator. Sich als Gruppe zu zeigen, demonstriert zudem Stärke und Ziele lassen sich einfacher erreichen. Wo sonst, wenn nicht in einer Selbsthilfegruppe haben Betroffene und Angehörige die Möglichkeiten einem Arzt eine Stunde lang Fragen zu stellen? Im Schutz der Gruppen lassen sich Dinge ausprobieren, vor allem im Rahmen alternativer Methoden.

Zwar sind die Selbsthilfegruppen auf das Engagement der Gesundheitsprofessionen und im speziellen auch auf ihre unentgeltliche Tätigkeit angewiesen, mit wem die Selbsthilfegruppen letztendlich jedoch zusammenarbeiten, entscheiden sie selbst. Selbsthilfegruppen üben durch ihre Organisation Macht aus. Sie befähigt deren Mitglieder erworbene Kenntnisse in ihren Alltag zu transportieren und umzusetzen.

> *„Ja, also, wir haben schon, auch wenn jemand Hilfe braucht, dann /ehm/ wissen wir wer, wer Hilfe leisten kann, was zu machen ist."* (Pat)

## Keiner Gruppe angehören

Nicht für alle Betroffene findet der Kontakt zu Gleichbetroffenen zum richtigen Zeitpunkt statt und führt dann eher zu Rückzugstendenzen. So beschreibt eine ältere Frau, dass sie *„fertig"* war, als sie all die schweren Betroffenen gesehen hat. Obwohl sie wenig später selbst schwerer betroffen war, hat sie nicht mehr an einer Selbsthilfegruppe teilgenommen.

Dass Betroffene keinen Kontakt zur Selbsthilfegruppe haben wollen, obwohl sie, ob ihrer Wohnregion und ihrer leichten körperlichen Beeinträchtigungen, die Möglichkeit dazu hätten, basiert demnach zum einen auf der geringen Akzeptanz ihrer Person in der Gruppe, auf der eigenen Entscheidung, keine Betroffenen im fortgeschrittenen Stadium sehen zu wollen oder auf dem Gefühl, nicht die Unterstützung zu erhalten, die sie erwarten. An diesen Aspekt knüpfen Aussagen Betroffener an, die sich im Rahmen von Gesprächsgruppen eine professionelle Begleitung wünschen.

> *„(...) das finde ich schon ein Manko wirklich oft. Das da /ehm/ einfach <u>Bedarf</u> besteht, /ehm/, gerade an Fachtherapeuten, die da Kompetenzen, die das auch wirklich gut begleiten können."* (Pat)

Teils erbringen weniger stark Betroffene diesen *„therapeutischen Betreuungsanteil"*. Durch eine professionelle psychosoziale Begleitung könnten womöglich solche Entscheidungen aufgrund negativer Emotionen oder unbefriedigter Bedürfnisse aufgefangen werden und Betroffene würden sich in Folge dessen nicht weiter aus dem gesellschaftlichen Leben zurückziehen.

Bei älteren, allein lebenden Betroffenen reduzieren sich Sozialkontakte im weiteren Verlauf beispielsweise auf das eigene Kind, welches *„guckt"* und *„einkauft"*, auf die Familie, die *„Gesellschaft leistet"* oder auf den Pflegedienst, der regelmäßig zur Versorgung kommt. Ein aktives *Sich-nicht-verstecken* ist hier nicht gegeben. Diese Situationen gleichen eher einem ungewollten versteckt werden, was aber sicherlich nicht allein auf Parkinsonbetroffene im fortgeschrittenen Stadium zutrifft, sondern ein generelles Phänomen alter und pflegebedürftiger Menschen ist. Liegen zusätzlich noch andere chronische Erkrankungen sowie in Folge derer existentielle Lebenserfahrungen vor, zeigen diese – vornehmlich ältere – Betroffenen dennoch in ihrer subjektiven Wahrnehmung eine ausgeglichene psychische Haltung gegenüber ihrer Lebenssituationen, wenngleich sie passiv auf eine heilende Therapie hoffen. Ein aktives Handeln im Sinne eines Selbstmanagements findet sich allerdings kaum.

Gelingt es Betroffenen, sich mit der Diagnose und den Beeinträchtigungen nicht zu verstecken, sie anderen zu offenbaren, so ist dies im Großen und Ganzen die Folge ihrer aktiven Auseinandersetzung mit der Erkrankung. Sie haben Antworten auf Fragen gefunden und können sich entsprechend in der Interaktion mit anderen erklären. Sich nicht zu verstecken führt insbesondere im weiteren Verlauf mittels Wissen und Erfahrungen über das „bloße" Offenbaren hinaus. *Sich-nicht-verstecken* heißt dann für sich und für andere Betroffene zu kämpfen. Betroffene haben gelernt ihr Wissen und ihre Erfahrungen teils routinisiert zu nutzen. Sie geben Auskunft darüber, dass sie für eine Zukunft mit der Erkrankung vorbereitet sind; sie geben an, *„gewappnet"* zu sein.

## 3.5.2

## GEWAPPNET SEIN: EINSCHÄTZEN UND HANDELN KÖNNEN

Im erfolgreichen Lernprozess haben Betroffene durchaus gelernt, die Krankheit und das Leben einander anzupassen. Sie haben Wissen und Erfahrungen gesammelt und können sich und ihre Situationen möglicherweise kompetent, das heißt, zu ihrem – meist subjektiven – Vorteil ihrer Lebens- und Versorgungssituation einschätzen. Das Parkinsonsyndrom mit seinen motorischen Symptomen wird teils soweit in das Leben integriert, dass es auch als Synonym für den erkrankten, oder an die Ausgangssituation anknüpfend, infiltrierten Körper verwendet wird, während die Psyche separat betrachtet wird. Möglicherweise ist es aber auch einfacher gegen etwas Körperliches, als etwas Psychisches anzukämpfen und es gegebenenfalls zu kontrollieren. Es ist einfacher sich einzugestehen, der Körper wurde infiltriert, er wird nicht mehr vollends beherrscht, als zu bekennen, dass die Psyche sich ebenfalls verändert und damit der ganze Mensch eine Veränderung durchlebt. Sich einschätzen zu können, bedeutet auch, alle Veränderungen zu benennen.

> *„Also es ist eine Krankheit, die schon /ehm/ schlimm den Körper und den Menschen verändert. Also ich merke auch, dass ich /ehm/ so /ehm/ häufiger deprimiert bin als früher."* (Pat)

Im Rahmen des Einschätzens und des entsprechenden Handelns können Betroffene sich für oder gegen Therapien entscheiden. Sie bringen den Mut dafür auf und verfügen über das Wissen und die Krankheitserfahrungen, um pro und contra abzuwägen.

> *„<u>Und</u> man muss alle sechs Wochen EKG machen. //mmh// Nein, das ist /ehm/, da habe ich mich geweigert, ne. Allerdings zittert man dann auch überhaupt nicht mehr. //mmh// Aber, /ehm/, dann habe ich, muss ich neues Herz haben und zitter dafür nicht mehr. Dafür wackele ich lieber ein bisschen."* (Pat)

Dieses mitunter kompetente Handeln zeigt sich dann auch in der Einschätzung ihres eigenen Standpunktes im Lernprozess, wenn ihnen bewusst ist – möglicherweise aufgrund bereits erlebter Erfahrung – dass ihnen der Kontakt zu ebenfalls Betroffenen nicht gut tut und sie sich daher bewusst gegen eine Fachklinik entscheiden. Sie suchen stattdessen beispielsweise eine orthopädische Klinik auf, welche auch den erwarteten Erfolg eines sich besser Fühlens bringt. Zwar kann dieses Handeln auch ein Zeichen sein, die Krankheit noch nicht vollends angenommen zu haben, da sich Betroffene im Grunde vor sich selbst verstecken. Sie wollen noch keine *„sabbernden Zombies"* sein und gehen bewusst in Kliniken und versuchen bewusst alternative Methoden, die zu einer jungen und dynamischen Leistungsgesellschaft passen, in der man sich auch mal eine *„Auszeit"* gönnt, indem man Yoga und Nordic Walking und unter der Aufsicht von Sportmedizinern Fitnessübungen absolviert. Damit scheiden sie sich selbst von den chronisch Kranken, von *„denen"*, wollen noch nicht dazu gehören und stellen sich eher als gesund und *„frisch"* dar, obgleich sie dennoch Kontakt zur Selbsthilfegruppe haben, dort aber eher als Leiter agieren. Es zeigt sich, dass Betroffene zwar gewappnet sein können, im Sinne zu wissen sich zu helfen und den Mut dafür zu haben, aber gleichzeitig noch nicht bereit sind, sich vor sich selbst und der Krankheit nicht zu verstecken.

Während sich nicht zu verstecken eher ein Kampf mit sich selbst darstellt, den Mut aufzubringen die Diagnose zu offenbaren und die Krankheit aktiv anzunehmen, ist das *Gewappnet-sein* vielmehr ein Kampf mit der Erkrankung und dem Umfeld. Auf einer Metaebene bleibt es *der* Kampf mit dem eigentlichen Feind, dem Parkinsonsyndrom und dessen Infiltration des Ichs, für den Betroffene gewappnet sind oder sein wollen.

Die Suche und das Ausprobieren der bestmöglichen Therapie richten sich demnach nicht nur nach einer Besserung in der Gegenwart, sondern teilweise auf Gedanken an die Zukunft. Voraussetzung dafür ist jedoch Wissen, unter anderem über die Spätkomplikationen der medikamentösen Therapie des Parkinsonsyndroms. Ob Entscheidungen des Ausprobierens z. B. einer bestimmten Therapie richtig oder falsch sind, können Betroffene meist erst in der Zukunft rückwirkend feststellen. Gewappnet zu sein, ist daher ein Gefühl von Sicherheit, ein Gefühl, alles getan zu haben, was Betroffenen persönlich möglich ist. Die Sicht der Betroffenen auf richtige oder falsche Entscheidungen basiert eher auf den eigenen Erfahrungen und deren subjektiven Bewertung im Verlauf einer Therapie und nicht zu Beginn von Entscheidungen auf Grundlage eines angeeigneten theoretischen Expertenwissens.

> *„Aber ich weiß auch nicht, ob das richtig war oder falsch war. //mmh// Ne, auf jeden Fall denke ich mal, mit meinem Bein, mit den, mit den Überbewegungen, die habe ich auch erst nach der THS bekommen, ne. //mmh// Und /ehm/ ich weiß nicht, ob die nicht vielleicht auch schon viel, viel schlimmer geworden wären, wenn ich /ehm/ nicht die THS gehabt hätte. Aber weiß man auch nicht, ne. //nein, das weiß man dann nicht// Weiß man nicht, ne. Kann man schlecht sagen. Im Moment ist es aber ganz still. Es ist auch nicht viel, es ist nur ein ganz klitzekleines bisschen. //mmh// Das es so ein bisschen ((lachend)) zappelt."* (Pat)

## Bescheid wissen

Während eine Betroffene erzählt, dass sie zu Beginn froh war, dass sich ihr soziales Netz um Informationen und Anlaufstellen kümmerte, weil sie nicht gewusst hätte, wohin sie sich hätte wenden können, so ist sie im weiteren Verlauf nun selbst kompetent zu wissen, wem man was *„vortragen"* kann; woher sie Hilfe und Antworten bekommt.

> *„Jetzt weiß man auch mit den Ärzten, bei wem man hingehen kann, dem ich das vortragen kann. .. Aber wie es manchmal bei den Ärzten ist, die haben alles, nur keine Zeit. Da sitzen sie da, da geht als der Blick auf die Uhr."* (Pat)

Allerdings wird an diesem Zitat auch deutlich, dass nicht nur die erworbene Kompetenz des Betroffenen, zu wissen wo man was mit welchen Beschreibungen vortragen kann, sondern auch die strukturellen Rahmenbedingungen wie die Zeit der Ärzte einen Einfluss auf den Erfolg des Handelns der Betroffenen haben. Somit mögen die Bereitschaft und die Kompetenz, sich selbst zu kümmern als Folge des Lernprozesses vorliegen, aber durch strukturelle Bedingungen möglicherweise nicht oder weniger erfolgreich zum Tragen kommen.

Durch ihr erworbenes Wissen sehen Betroffenen nicht nur aktuelle Therapievorschläge kritisch, sondern sie reflektieren auch vergangene Therapieentscheidungen und schätzen damit die Kompetenz einzelner professioneller Interaktionspartner ein. Mit ihrem gegenwärtigen Wissen stellt sich Betroffenen die Frage, warum bestimmte Dinge nicht probiert worden sind, um z. B. eine Diagnose zu stellen.

> *„Die hätten mir doch 2002 ein bisschen L-Dopa geben können, oder? //mmh// Finde ich so im Nachhinein, oder."* (Pat)

Somit sind Betroffene nicht nur auf einen möglichen Krankheitsverlauf mit seinen Herausforderungen vorbereitet, sondern auch auf die Validierung therapeutischer Entscheidungen im weiteren Verlauf. Wissen hat entsprechend Einfluss auf die Vertrauensbildung zu den Gesundheitsprofessionen. Das erlangte Wissen und ihre Erfahrungen im Ausprobieren medikamentöser und nicht medikamentöser Hilfen führen Betroffene in die Lage, für eine in ihren Augen optimale Versorgung zu kämpfen.

## Den Feind kennen

Den Feind Parkinson zu kennen, ist eng mit den Erfahrungen und den Erkenntnissen aus dem bisherigen Verlauf der Erkrankung und des Lernens mit ihr zu Leben verknüpft. Das will heißen, je länger Betroffene mit der Erkrankung leben lernen, umso besser lernen sie die Erkrankung kennen. Die Aussage *„den Feind zu kennen"*, beinhaltet die Möglichkeiten, die Erkrankung einschätzen zu können und vorbereitet zu sein, eine erneute Infiltration eventuell abwenden zu können. Den Feind einschätzen zu können, bringt Betroffenen Handlungsmöglichkeiten, die wiederum ein Gefühl der Kontrolle und Macht auslösen. Diese Kontrolle über die Lebenssituation mit Parkinson wird im Verlauf des Lernens häufiger nach außen getragen, indem sie für andere Betroffene nützlich gemacht wird. Durch eigene Erfahrungen stehen Betroffene für die Zukunft anderer ein; sie machen sich nicht nur für sich, sondern auch für andere stark und bieten ihnen Hilfe in Situationen an, die sie in ähnlichen Situationen ebenfalls erfahren oder vermisst haben. Dies umfasst nicht nur Hinweise in der Therapie, sondern auch Tipps zu Hilfsmitteln, zu ärztlichen Ansprechpartnern und Kliniken, sowie Informationen zu Selbsthilfegruppen.

> *„(...) ich sage immer: wenn ihr was wollt, kommt auf mich zu, ich gebe euch die Kriterien, die wichtig sind für die Pflegestufe."* (Pat)

Sich für andere einzusetzen, dient auch der Überprüfung der eigenen Selbstwirksamkeit; der Überprüfung von Wissen und Fähigkeiten für das eigene *Gewappnet-sein*. Damit wird weiter das eigene Selbstbewusstsein gestärkt.

Insbesondere der Antrieb Nachteilsausgleiche im Sinne des SGB IX zugesprochen zu bekommen findet sich eher bei jüngeren Betroffenen und ist häufig mit einer generellen Suche nach Entschädigung und dem Versuch sich für eine unsichere Zukunft zu wappnen zu erklären, als mit der direkten Lebenssituation, wie es im Rahmen der Erstattung der Rundfunkgebühren im folgenden Zitat begründet wird.

> *„(...) und zwar will ich das GEZ haben, Gebühreneinzugs-/ehm/ zentrale, ich habe zwar kein Fernsehen, ((lachend)) aber /ehm/ man weiß ja nicht, was noch kommt. Ich, wir haben, die in unserem Alter sind, die haben wenig Rente und müssen eigentlich mit jedem Groschen rechnen. Und ob ich nun 50 Euro im Vierteljahr habe oder nicht habe, ist für ein (ganzes Teil?) Geld."* (Pat)

Gewappnet zu sein, zeigt hier eine weitere Dimension der Perspektive auf das Lernen, indem Betroffene mit *wir* argumentieren. Dies ist einerseits Zeichen des besagten Kampfes *für*einander, anderseits womöglich aber auch ein Bündeln von Interessen und dadurch auch Ausdruck von Stärke und Macht im Sinne eines *mit*einander. Man zeigt sich nicht mehr allein, sonder zunehmend als Teil einer großen Gruppe. Für eine gemeinsame Sache zu kämpfen, ermöglicht das Zeigen von Stärke und Macht. Damit stärken Betroffene vor allem ihre Position in der Versorgungssituation, aber auch in ihrem alltäglichen Leben. *Gewappnet sein* ist somit auch ein Ergebnis eines kollektiven Lernens mit der Erkrankung zu leben, was bereits mit dem Austausch untereinander und in der Bedeutung der Selbsthilfegruppen deutlich wird. *Gewappnet sein* bedeutet, nicht allein zu sein.

### Den Feind spüren

Erfahrene Betroffene merken, wenn sie die Einnahme der Medikation vergessen haben und wissen dann zu handeln. Sie können die Situation entsprechend einschätzen und bleiben gelassen und ruhig. Die Routiniertheit im Umgang mit vergessenen Medikamenten zeigt auch die offene Schilderung derselbigen, ist sie im gesellschaftlichen Blick doch eigentlich kein Zeichen für einen kompetenten, sondern ein „non-compliant" Patienten. Diejenigen, die das Vergessen und das daraus resultierende Handeln schildern, zeigen zugleich klare Handlungsmaximen im Fall des Vergessens auf und unterstreichen damit ihre Routinen und ihre Kompetenz zur Selbsthilfe. Die *„unterschiedlichen"* Zeitpunkte auftretender Phasen der Unbeweglichkeit im weiteren Verlauf der Erkrankung erfordern eine flexible Handhabe der Routinen. Diese Phasen *„sind dann einfach"* da, man kann sie *„nicht einfach vorher berechnen"* und Betroffene bemerken auch, wenn es wieder vorbei ist. Möglicherweise zeigt dieses *Merken* das individuelle Wissen auf, *„was einem niemand beibringen kann"*. Wenn dieses Wissen und daher auch darauf aufbauende Routinen vorliegen, kann die Einschränkung und damit auch das Gefühl der Infiltration gemildert werden, denn Betroffene sind dann auf diese Phasen der Abhängigkeit vorbereitet, sie stellen sich darauf ein.

Betroffene wissen um die Progredienz der Erkrankung und leisten ihren Beitrag, um auf einer Ebene zu bleiben und nutzen dafür die sich entwickelnden Routinen.

> *„Das ist eigentlich jetzt irgendwie schon /ehm/ Routine. //Routine// Ja. Ich stelle mir mittlerweile auch wieder die Uhr, dass ich die Uhrzeit nicht vergesse. .. Habe immer ein Döschen Pillen dann mit .. //ja// .. Damit man dann immer so auf einer Ebene bleibt. ..."* (Pat)

Mit dieser *anderen Ebene* sind vermutlich eben diese Phasen gemeint, in der Therapien ihre Erfolge bringen und Betroffene aufgrund dieser erfolgreichen Therapien kaum Einschränkungen im Alltagsleben verspüren beziehungsweise diese Einschränkungen mit Erfolg bewältigen können. Für ihr Ziel der möglichst lang erhaltenden Selbständigkeit und dem Verbleib auf der stabilen Ebene ist den meisten Betroffenen bewusst, dass sie ihren Beitrag leisten müssen und so entwickeln sie Routinen, um vorbereitet zu sein.

### Erfahrungen als Ausgangspunkt für Innovationen und zukünftigen Verhaltens

Betroffene haben gehäuft das Bedürfnis, Erfahrungen gezielt weiterzugeben und anderen Betroffenen damit negative Erfahrungen zu ersparen und die Versorgung zu verbessern. Aus Erfahrungen der Betroffenen erwachsen Ideen, wie die Versorgung der Betroffenen verbessert werden könnte. Sie wünschten sich z. B. Informationen für Allgemeinkrankenhäuser im Umgang mit Parkinsonbetroffenen oder Unterstützungsangebote speziell für junge Betroffene und deren Familien, um zu lernen, als Familie mit der Erkrankung zu leben. So berichten Betroffene von Trennung in Partnerschaften, was sie selbst als *„Komplikation"* umschreiben. Eigene negative Erfahrungen münden in Ideen und aktivem Bestreben, anderen vorbereitend diese Erlebnisse zu ersparen. Erfahrungen im Umgang mit den Gesundheitsprofessionen und das daraus resultierende oder ausbleibende Vertrauen zu Ärzten und Pflegenden bestärkt sie im Umsetzten von innovativen Ideen, Gründungen von Selbsthilfegruppen und damit dem Einstehen für andere Parkinsonbetroffene.

## 3.5.3

## Fazit

*Ich selbst sein und bleiben zu können* zeichnet sich durch eine Haltung der Betroffenen aus, die es ihnen ermöglicht, sich nicht zu verstecken und offen mit der Erkrankung umzugehen. Der Mut und die Bereitschaft dafür bauen auf Wissen und Erfahrungen der Betroffenen auf. Zudem führen Wissen und Erfahrungen in ihrer Konsequenz zu dem Gefühl, gewappnet zu sein. Gewappnet sein bedeutet, Handlungsalternativen vorzuhalten. Mit ihnen sind Betroffene vorbereitet und können bestenfalls durch einstudierte Routinen trotz Symptomatik den Alltag gestalten. Wissen ermöglicht Betroffenen, ihre Situationen einschätzen zu können und entsprechend Verantwortung auch im Therapiemanagement zu übernehmen. Die Bereitschaft und die Möglichkeit für einen solchen offenen Kampf, für die eigene Unabhängigkeit im Alltag und die bestmögliche Prognose für ein Leben mit der Erkrankung, werden durch einen erfolgreichen Lernprozess erreicht. Fehlen Wissen und Erfahrungen sowie Möglichkeiten für ein selbstbewusstes Handeln, wie etwa ein fehlendes soziales Umfeld, verlieren Betroffene Gelegenheiten sich aktiv zu bemühen, den alltäglichen Kampf zu gewinnen. Die Bedeutung des sozialen Umfeldes zeigt das Beispiel einer jungen Betroffenen, die unter den Bewegungsblockaden im Einkaufszentrum leidet (Kap. 3.3.5). Es ist nicht sie selbst, sondern ihr Mann, der ihr das Klapprad besorgt, mit welchem sie trotz dieser motorischen Einschränkung selbständig und unabhängig bleibt. Mit der Unterstützung des Mannes und ihrer eigenen Bereitschaft es auszuprobieren, gewinnt sie an Möglichkeit am öffentlichen Leben teilzunehmen und alltägliche Dinge wie den Besuch des Einkaufszentrums nicht aufgeben zu müssen. Sie kann weiterhin sie selbst sein, auch wenn die Normalität, mit der sie lebt, eine andere als vor der Erkrankung ist.

Ein soziales Umfeld wie Partnerschaft, Familie und Selbsthilfegruppen bietet Möglichkeiten trotz Beeinträchtigungen informiert zu sein, soziale Kontakte zu pflegen und Aktivitäten zu unternehmen. Einige Betroffene geben an, keinen Kontakt mit anderen Parkinsonbetroffenen zu haben. Entweder haben sie andere Gruppen, wie den Sozialverband und die Familie oder aber es zeigt sich, dass diese Betroffenen älter und allein lebend sind und vermutlich auch daher eine geringere Unterstützung eines kleineren sozialen Netzes erhalten. Jüngere Betroffene berichten ebenso davon, zu Beginn niemand gekannt zu haben und im Wohnumfeld auch im weiteren Verlauf niemand zu kennen, nutzen aber Möglichkeiten des Internets, gleich betroffene Menschen kennen zu lernen und sich mittels Austausch gegenüber der Infiltration zu wappnen. Somit zeigen Alter und Bildung der Betroffenen, sowie berufliche Erfahrungen ebenso einen Einfluss auf das Lernen, mit der Erkrankung zu leben und selbst sein und bleiben zu können.

Rückblickend ist zu betonen, schaffen Betroffene es nicht, sich nicht zu verstecken und sich zu wappnen, so können sie die Infiltration durch das Parkinsonsyndrom nicht ausreichend abwenden. Sie entwickeln eine geringe Infiltrationstoleranz. Es bestehen dann weiterhin Unsicherheiten, Orientierungslosigkeit und die Gefahr einer ineffektiven Therapie. Aufgrund dieser möglichen Konsequenzen muss aber nicht der Lernprozess als solches gescheitert sein, sondern vielmehr können sich Betroffene entweder in der Phase des *Bewusstwerdens über die Veränderungen*, im *Zurückfinden ins Leben* oder im *damit leben – den Alltag an der Krankheit ausrichten*, befinden. Entsprechend dieser Phasen befinden sich die Ausprägungen des *Sich-nicht-versteckens* und des *Gewappnet-seins* auf einem Kontinuum und werden sich durch die Progredienz der Krankheit immer wieder verschieben. Sich-nicht-verstecken und Gewappnet-sein sind keine Zustände, die von Anfang an oder zu einem bestimmten Zeitpunkt plötzlich da sind. Sie sind sich entwickelnde integrale Bestandteile des gesamten Lernprozesses mit der Erkrankung leben zu lernen. Da sie permanent von vielen Bedingungen abhängig sind, sind sie eher als ein Kontinuum zu sehen und nicht als absolute Zustände zu betrachten. Als Konsequenzen münden sie erneut in den weiteren Lernprozess ein.

## 3.6 Schlussfolgerung

Ausgehend von der Fragestellung, wie Menschen mit Parkinsonsyndrom ihre Lebens- und Versorgungssituation in Deutschland erleben und gestalten, lässt sich ein Lernprozess erkennen, in welchem sie mittels unterschiedlicher Haltung und verschiedenen Strategien lernen, mit der Infiltration durch die Erkrankung zu leben und deren Verlauf versuchen zu steuern. Sie entwickeln mittels Wissen und Erfahrung eine Infiltrationstoleranz, die ihnen hilft, den Alltag an der Erkrankung auszurichten. Das Gefühl der Infiltration steht im Kontext der Progredienz der Erkrankung und erfordert entsprechend immer wieder Anpassungen im Verhalten der Betroffenen.

Als Gemeinsamkeit der Sichtweisen der Betroffenen und der Gesundheitsprofessionen wird deutlich, dass geleistete Aufklärung und Information zum Zeitpunkt der Diagnosestellung wenig zielführend ist und auch nur selten individuell stattfindet. Betroffene ziehen sich meist zunächst zurück und vor allem jüngere Menschen brauchen Zeit die Diagnose zu verarbeiten. Einzig Betroffene mit mehrjährigen Diagnosephasen verlangen mit Diagnosestellung mehr Information. Sie haben bereits einige Zeit zur möglichen Behandlung verloren und wollen nun alle Möglichkeiten ausschöpfen. Nach Aussagen der Betroffenen und auch der Angehörigen ist erkennbar, dass sich offensichtlich zudem etwas anders gewünscht wird, als nur reine Informationen über die Erkrankung. Einige Aussagen der Gesundheitsprofessionen untermalen dies dezent, in dem sie vom Versuch der Beruhigung und der Umdeutung der Diagnose sprechen. Eine regelgerechte psychosoziale Begleitung, wie es sich Betroffene bereits zum Zeitpunkt der Diagnosestellung wünschen, wird allerdings nicht erwähnt. Gesundheitsexperten sehen die Rolle einer Begleitung vor allem im Reagieren auf Symptomveränderungen, um Krankenhausaufenthalte zu verhindern. Eine Unterstützung im Lernen, die Situation selbst einschätzen zu können und Verantwortung zu übernehmen findet sich darin nicht wieder. Zeigen Fachärzte einerseits Engagement in der Aufklärung und Wissensvermittlung über Krankheits- und Therapiespezifika, sind sie im Rahmen von Informationen zu Hilfen rund um die Alltagssituationen überfordert. Mit dem Ziel zu Erlernen, mit einer dauerhaften heimlichen Unterwanderung zu leben, findet keine Unterstützung statt. Für Betroffene bedeutet dies je nach Fragestellung zahlreiche Ansprechpartner zu haben. Eine Zusammenarbeit oder regelhafte Vernetzung zwischen diesen Ansprechpartnern scheint es nicht zu geben.

Betroffene entwickeln im Laufe des Lernprozesses die Fähigkeit sich und die Situation einzuschätzen und entsprechend danach zu handeln. Teils müssen Betroffene die Bereitschaft dafür entwickeln, da strukturelle Bedingungen die Initiative der Betroffenen erfordern. Fehlen jedoch förderliche persönliche Bedingungen, kann das Handeln zu Komplikationen, wie vermeidbare Krankenhausaufenthalte oder fehlende Therapie führen.

Welche theoretische und praktische Bedeutung diese Ergebnisse haben, wird im nächsten Kapitel ausführlich diskutiert.

# 4 Diskussion

Im vorangegangenen Ergebniskapitel konnten die Forschungsfragen *Wie erleben und gestalten Menschen mit Parkinsonsyndrom ihre Lebens- und Versorgungssituationen in Deutschland?* und *Welche Perspektiven haben Angehörige, Pflegende und Ärzte auf die Lebens- und Versorgungssituationen in Deutschland?* beantwortet werden.

Menschen mit Parkinsonsyndrom erleben nicht nur den Beginn, sondern auch im weiteren Verlauf die Erkrankung und deren Konsequenzen als eine Infiltration ihres Selbst. Als wesentliche Merkmale mit der Infiltration leben zu lernen, konnten zwei Handlungsstrategien, das *Herantasten an Wissen* und das *Ausprobieren* herausgearbeitet werden. Im Rahmen eines nicht endlichen Lernprozesses finden sich diese Strategien im gesamten Krankheitsverlauf und in unterschiedlichen Lebens- und Versorgungssituationen wieder. Unterschiedliche Bedingungen, sowohl persönliche als auch strukturelle haben dabei einen hemmenden oder förderlichen Einfluss auf die Konsequenzen des Lernprozesses, welche sich durch Ausprägungen des *Sich-nicht-versteckens* und des *Gewappnet-seins* zeigen. Sich nicht zu verstecken und für die Zukunft und unvorhersehbare Veränderungen gewappnet zu sein, ermöglicht Betroffenen, *Ich selbst sein und bleiben zu können.*

Durch eine dichte Beschreibung der Handlungsstrategien und der sie beeinflussenden persönlichen und strukturellen Bedingungen, wurden Erkenntnisse über den Lernprozess „mit dem Parkinsonsyndrom leben zu lernen" gewonnen. Die nachfolgende Abbildung 13 stellt die Beziehungen der einzelnen Konzepte zur Veranschaulichung des prozessualen Zusammenwirkens grafisch dar.

In den nachfolgenden Ausführungen werden die Erkenntnisse der vorliegenden Arbeit theoretisch diskutiert. Dabei wird im Besonderen auf das Lernen chronisch Kranker, die bestimmten Bedingungsgefüge für das Lernen, die Bedeutung von Routinen, die Aufrechterhaltung der Identität und die Entwicklung von Selbstmanagementkompetenz als Produkt des Lernprozesses eingegangen.

Das Kapitel schließt mit einem Fazit, in dessen Rahmen die praktische Relevanz der Arbeit hervorgehoben wird.

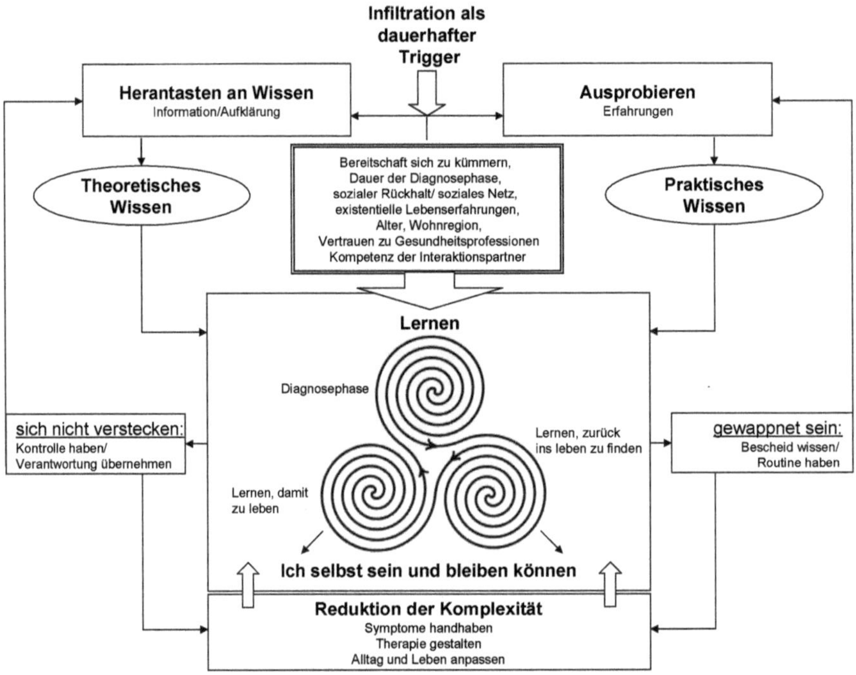


*Abb. 13: Modell zum Lernprozess „mit der Infiltration leben zu lernen"*

# 4.1

# Infiltration als „Trigger" des Lernens

An einem Parkinsonsyndrom erkrankte Menschen beschreiben mit einem militärischen Duktus die wahrgenommenen körperlichen oder psychischen Veränderungen als eine Infiltration. Die Erkenntnisse der Studie zeigen, dass dieses Gefühl der Infiltration, in Abhängigkeit bestimmter Bedingungen, im Krankheitsverlauf dauerhaft mehr oder weniger präsent ist. Das Ausmaß des Gefühls der Infiltration steuert den Phasenverlauf des Lernens. Je größer der Kontrollverlust und die Handlungsunfähigkeit durch die einschleichenden Veränderungen, desto eher beginnt die aktive Suche nach Antworten und Möglichkeiten der Linderung. Je einschränkender die Veränderungen sind, desto eher probieren Betroffene verschiedene Therapien aus, noch bevor eine Diagnose überhaupt gestellt wurde, mit dem Ziel zumindest Linderung in ihrer Symptomatik zu erreichen, wie es in anderen Studien ähnlich herausgestellt wurde (Calne et al. 2008; Haahr, Kirkevold, Hall & Ostergaard 2011).

Die Diagnosephase als erste Lernphase zu deklarieren gründet sich auf die Wahrnehmung und das Bewusstwerden über Veränderungen als Anstoß und Voraussetzung einer aktiven Auseinandersetzung mit der neuen Situation und gestörten Routinen (Klug-Redman & Osterbrink 1996:31ff; Meleis, Sawyer, Im, Messias & Schumacher 2000:17; Schüßler 2008:Kap 4.1). Kessler et al. (2009) beschreiben diese Wahrnehmungen als „Trigger" für einen Veränderungsprozess (Kessler, Dubouloz, Urbanowski & Egan 2009:1060), was die Bedeutung der Infiltration für das Lernen in der vorliegenden Arbeit trefflich etikettiert.

Insbesondere jungen Betroffenen fällt es oft schwer diese Bewusstheit zu entwickeln, da sie meist über keinen Erfahrungshorizont mit chronischer Erkrankung verfügen (Schaeffer & Moers 2003:453), insbesondere nicht über eine Erkrankung, die zu 95 % die über 60Jährigen betrifft (Albin 2006:742). Dies wiederum erklärt bei jüngeren ein größeres Gefühl der Infiltration als bei älteren Betroffenen, welche zum einen Erfahrungen mit chronischer Krankheit haben, im Alter gar eine solche theoretisch erwartet haben (Pinder 1992:9) und zum anderen die Veränderungen zunächst häufig gelassener, als typische Alterserscheinungen wahrnehmen, wie es auch der Untersuchung mit Parkinsonbetroffenen von Pössenbacher (2008) zu entnehmen ist (ebd.:86). Die Ergebnisse zeigen auf, dass mittels Wissen und Erfahrungen, die Wahrnehmung der Trigger gefördert und damit der Lernprozess beeinflusst werden.

Bis eine Diagnose Parkinsonsyndrom gestellt wird, so zeigen die Ergebnisse der Studie, können mehrere Jahre vergehen, was nach Corbin und Strauss (2010) als „diagnostische Suche" beschrieben wird (ebd.:38). Dass die Diagnose Parkinsonsyndrom häufig über viele Kontakte zu Gesundheitsprofessionen führt, wird auch durch Bloem und Stocchi (2012) gezeigt. Neben dem Unwissen der Hausärzte (Macht, Gerlich, Ellgring & Infopark Collaboration 2003:33) verdeutlicht die vorliegende Arbeit auch die Unkenntnis auf Seite der Neurologen als Grund für lange Diagnosephasen oder unzureichende Therapien. Diese von den Betroffenen als kostbare Zeit beschriebene Phase bedeutet nicht nur vergebene Zeit für eine gezielte und erfolgreiche Therapie, sondern es ist eine Zeit geprägt durch Unsicherheit, Schmerzen, psychosozialen Belastungen am Arbeitsplatz und in der Familie sowie zunehmender körperlicher Abhängigkeit. Sie gleicht mit einem massiven Gefühl der Infiltration einem „diagnostischen Schwebezustand" (Corbin & Strauss 2010:42).

Das Gefühl der Infiltration wird nicht nur durch Symptome, dem anfänglichen Schwebezustand und Spätkomplikationen genährt, sondern auch durch eine einsetzende Pflegebedürftigkeit und zunehmender Abhängigkeit von Dritten im weiteren Verlauf der Erkrankung. Obgleich Infiltration in der Literatur als solche nicht benannt wird, so finden sich doch in verschiedenen Studien zu chronischer Krankheit weitere Hinweise auf das „Eindringen“ der Erkrankung und fremder Personen in das persönliche Leben (Eriksson & Svedlund 2006:330; Fisher & Galler 1987 in Corbin & Strauss 2010:211; Grypdonck 2005:37). Häufig finden sich in der Literatur zu chronischen Krankheiten Beschreibungen von z. B. Ungewissheit, Angst und Orientierungslosigkeit, die in der vorliegenden Arbeit als Merkmale der Infiltration herausgestellt wurden (Habermann 1996; Haslbeck & Schaeffer 2009:192; Hastings 2003:254; Morse & Johnson 1993:332; Penrod 2007:661; Suchman 1965:114). Das Konzept der Infiltration umfasst diese Beschreibungen und verdeutlicht gleichzeitig das Empfinden der erkrankten Menschen gegenüber ihrer Ungewissheit und Orientierungslosigkeit. Da ihre Anstrengungen, diese Infiltration abzuwenden, häufig ebenfalls mit militärischer Diktion beschrieben werden, z. B. den Feind zu bekämpfen, erklärt die Infiltration den Ausgangspunkt für das Lernen sehr passgenau. Dass diese Infiltration und deren Folgen für die Betroffenen nicht nur unmittelbar mit dem Beginn der Erkrankung zu tun haben, sondern über die Diagnosestellung bis zum weiteren Verlauf der Erkrankung anhalten können, zeigt sich auch in weiteren Betroffenenberichten (Berg 2011:112). Passend zur Diktion der Infiltration vergleichen dies Corbin und Strauss (2010) mit „einer Nation im permanenten Kriegszustand“ (ebd.:240).

Veränderungen als Ausgangspunkt eines Lernprozesses werden seitens der Gesundheitsprofessionen nahezu ausschließlich mit der Diagnosephase in Verbindungen gebracht. Daraus folgert die Erkenntnis, dass es in Deutschland keine, an der Wahrnehmung der Betroffenen orientierten, Unterstützungsprogramme gibt, die Menschen mit Parkinsonsyndrom und deren Lernprozess im weiteren Verlauf der Erkrankung in den Fokus stellen.

## 4.2 Lernphasen und Lernprozessformen

Die vorliegenden Ergebnisse erlauben einen Einblick in den Lernprozess, mit einem Parkinsonsyndrom leben zu lernen, um ich selbst sein und bleiben zu können. Es geht darum Kontrolle zu gewinnen und gegenüber der Infiltration gewappnet zu sein. Da diese Infiltration zu verschiedenen Zeitpunkten unterschiedlich stark ausgeprägt sein kann, mündet das Handeln in einen *mehrphasigen* Lernprozess, welcher den Betroffenen durch dieses Gefühl der Infiltration mehr oder weniger „abgetrotzt“ wird, da sie „(...) lernen müssen, was Chronizität faktisch bedeutet, sich immer wieder aus dem

Zustand des Erleidens und Ausgeliefertseins herauszubringen und ihre Handlungsfähigkeit und die Kontrolle über ihr Leben zurück zu erobern" (Schaeffer & Moers 2009:129). Auch andere Untersuchungen zu chronischer Krankheit zeigen das Erleben und Gestalten von Betroffenen in Abhängigkeit zu Phasen im Erkrankungsverlauf auf, wie zum Beispiel Corbin und Strauss (2010), Dubouloz, King, Paterson, Ashe, Chevrier & Moldoveanu (2010), Görres (1993), Grypdonck (2005), Haslbeck und Schaeffer (2011); Kralik, Koch, Price & Howard (2004), Morse und Johnson (1993), Paterson (2001) und Schaeffer und Moers (2003, 2008). Explizite Verläufe des Lernens von Parkinsonbetroffenen werden in diesen Studien nicht herausgestellt, obzwar einige Untersuchungen Menschen mit Parkinsonsyndrom in ihrer Stichprobe ausweisen, wie zum Beispiel Grypdonck (2005). Studien zum Erleben und Bewältigen der Parkinsonsyndrome fokussieren meist auf Betroffene entweder im frühen *oder* im fortgeschrittenen Stadium der Erkrankung (Haahr et al. 2011; Pössenbacher 2008; Williams & Keady 2008) oder erlauben eher eine Phasenbetrachtung mit dem Fokus auf die Rolle der Pflege (Bunting-Perry 2006). Häufig sind nur bestimmte Symptome im Bereich der Motorik oder der Kognition und einzelne Auswirkungen der Erkrankung zum Beispiel Verlust der Berufstätigkeit Gegenstand von Untersuchungen (Calne et al. 2008; Johnson et al. 2011). Mit direktem Fokus auf das Lernen chronisch Kranker sind die Arbeiten von Nittel (2011) und Seltrecht (2007) hervorzuheben, die vor allem das *Wie* des Lernens näher untersuchen. Die vorliegende Arbeit zeigt sowohl die Phasen des Lernens, als auch die Strategien des Lernens Parkinsonbetroffener auf.

Der Lernprozess orientiert sich an drei Lernphasen, die sich teils mehrmals abwechseln können und einen langen Weg der Akzeptanz der Erkrankung bedeuten (Lacroix, Jaquemet & Assal 1995:312). In der Abbildung 14 sind diese Lernphasen exemplarisch den Phasen der Krankheitsverlaufskurve nach Corbin und Strauss (1998, 2010; Strauss & Corbin 1988) und des Pflegemodells nach Bunting-Perry (2006) zugeordnet. Diese Darstellung verdeutlicht die teils unterschiedlichen Schwerpunkte des Lernens der

| | Diagnosephase | Lernen, zurück ins Leben zu finden – die Erkrankung am Alltag ausrichten | Lernen, damit zu leben – den Alltag an der Krankheit ausrichten |
|---|---|---|---|
| *In Anlehnung an Corbin & Strauss 1988, 1998, 2010* | Diagnosephase | Stabile Phasen | Instabile Phasen/Krisen/Abwärtsentwicklung |
| *In Anlehnung an Bunting-Perry 2006* | Frühes Stadium | Moderates Stadium | Fortgeschrittenes Stadium |

*Abb. 14: Lernphasen im exemplarischen Bezug zu anderen Modellen*

Betroffenen in verschiedenen Krankheitsphasen und es werden die Prozessualität und die Verwobenheit des Lernprozesses und des Krankheitsverlaufes deutlich.

Die Übergänge zwischen diesen Lernphasen sind teils fließend, weniger geprägt durch objektive Größen wie Symptomausprägungen, sondern vielmehr durch die subjektive Bedeutung von Symptomen, dem Umfang der Abhängigkeit von Dritten, dem Gefühl von Unsicherheit, der Verlust der Arbeitskraft, den existentiellen Krisen oder dem Drang nach Wissen und körperlicher Aktivität. Die Komplexität des Lernprozesses zeigt sich in den psychischen, sozialen und ökonomischen Folgen der Erkrankung, die sich teils gegenseitig beeinflussen und vielschichtige Lernherausforderungen darstellen.

Lernen, das Parkinsonsyndrom anzunehmen, zeigt sich als wichtige Voraussetzung, um vom *zurück-ins-Leben-finden* in eine Phase des *Damit-leben, den Alltag an der Krankheit auszurichten* übergehen zu können. Durch das Einwirken der Art und Intensität der Symptomatik werden diese beiden Phasen des Lernprozesses immer wieder durchlaufen und auch das Annehmen der Erkrankung erfolgt erneut.

Diese Lernphasen können sich bei Erkrankten und deren Angehörigen parallel oder versetzt entwickeln, wie dies auch Görres (1993) beschreibt (ebd.:382). Die Perspektive des Lernens verschiebt sich zunehmend zum *Wir*, d. h. durch die ansteigende Kompensation von Beeinträchtigungen werden die Angehörigen im Verlauf aktiver und Betroffene teils passiver im Lernen. Die Ergebnisse zeigen, je enger die Beziehung, umso eher beeinflussen sich die Lernentwicklungen der Betroffenen und Angehörigen gegenseitig.

Je nach Haltung innerhalb des Lernprozesses können vier Lernprozessformen unterschieden werden (Tab.: 4), die sowohl Bewältigungs*handeln* (Schaeffer 2009:23), als auch Bewältigungs*verhalten* als Produzenten von Lernergebnissen umfassen.

| **Lernen** | **aktiv** | **passiv** |
|---|---|---|
| **bewusst** | bewusst-aktiv | bewusst-passiv |
| **unbewusst** | unbewusst-aktiv | unbewusst-passiv |

*Tab. 4: Lernprozessformen*

Denn die vorliegende Arbeit zeigt in den Lernprozessformen sowohl intentionales Lernen, im Rahmen dessen gezielte Handlungen erfolgen, als auch Lernen, infolgedessen sich Lernerfolge eher unbewusst, nicht-intentional einstellen. Letzteres zeigt sich insbesondere im biografischen Lernen der Betroffenen, indem sie eher unbewusst und häufig retrospektiv deutend ihre Lebenserfahrungen mit den Erfahrungen mit der Erkrankung zu einem neuen Gefühl von *Ich-selbst-sein-und-bleiben* zusammensetzen. Das biografische Lernen an sich bedarf im Gegensatz zum Bildungsbegriff keine besondere Bewusstheit oder Reflexivität und hat immer die Aufrechterhaltung von Kontrolle über das Leben und damit die Erhaltung oder Herstellung der eigenen Identität zum Ziel (Ecarius 1999).

Der Lernprozess muss also nicht immer bewusst erfolgen und wird auch häufig erst rückwirkend als ein solcher erkannt. Dass diese Lernprozessformen nicht unverbunden nebeneinander stehen, wird durch die sich abwechselnden Lernphasen und den Einfluss der intervenierenden Bedingungen auf das Handeln deutlich. Reischmann (2004) spricht in diesem Zusammenhang von „kompositionellem Lernen" Erwachsener, indem intentionales Lernen immer auch nicht-intendierte Aspekte enthält und nicht-intentionales Lernen zu intentionalem Lernen führen kann (ebd.:93). Lernen, mit der Erkrankung Parkinsonsyndrom zu leben, so die Erkenntnis der Arbeit, ist ein Prozess und eine Kombination „von verschiedenen Lernquellen, aus Intention und Zufall" (Reischmann 2010:8), welche in sich nicht endlich sind und damit, anders als Reischmann (2010) beschreibt, der Lernprozess bei einer chronisch progredienten Erkrankung kein „in sich geschlossenes Werk" abbildet (ebd.:9), sondern für Parkinsonbetroffene, eine Lebensaufgabe darstellt (Lorig & Holman 2003:1).

Auch Grypdonck (2005) beschreibt sowohl passive, als auch aktive Betroffene im Erleben und Gestalten chronischer Krankheit (ebd.:23). Doch während sie noch wenig über die Bedingungen der Entwicklung in Richtung Passivität oder Aktivität der Betroffenen formuliert, finden sich in der vorliegenden Untersuchung Hinweise auf zentrale Einflussgrößen. Neben der Bereitschaft, sich selbst zu kümmern, haben vor allen Dingen die *Dauer der Diagnosephase, Hoffnung* haben und ein *sozialer Rückhalt* bedeutenden Einfluss auf das aktive Handeln innerhalb des Lernprozesses. Ein *höheres Alter, geringer sozialer Rückhalt* und *existentielle Lebenserfahrungen* zeigen eine eher passive Lernhaltung auf. Innerhalb der Lernphasen und in Bezug zum Krankheitsverlauf können sich diese Prozessformen immer wieder ändern und je nach thematischem Inhalt parallel existieren.

Auch Nittel (2011) und Seltrecht (2009) zeigen auf, dass es dabei nicht um richtiges oder falsches, gutes oder schlechtes Lernen geht, sondern jeder Lernmodus hat eine Funktion. Demnach ist auch Nichtlernen ein „Modus des Lernens" und dient „auf der Ebene der Wissensaneignung und der Verhaltensänderung auch eine[r] Schutzfunktion" (Seltrecht 2009 zit. n. Nittel 2011:89) für die Identität der Betroffenen. Die Ergebnisse der vorliegenden Untersuchung zeigen, dass mangelndes Vertrauen und negative Erfahrungen in der Interaktion mit Gesundheitsprofessionen vor allem allein stehende und ältere Menschen in eine das Selbst schützende „Igelposition" drängen, in der sie versuchen sie Selbst bleiben zu können. Diesem Verhalten liegt dann eine Entscheidung zugrunde, die dem Nichtkümmern eine Funktion des Nichtenttäuschtwerdens zuschreibt und dient der Vorbeugung eines Vertrauensbruches und damit der Sicherstellung der verbliebenen Identität. Durch neue Erfahrungen und wiederkehrendes Vertrauen zu Gesundheitsexperten kann diese Haltung aufgehoben werden und in einen aktiven Lernprozess münden.

Neben dieser Schutzfunktion kann Nichtlernen insbesondere bei älteren Menschen auch im Zeichen einer „biographischen Abschlussarbeit" (Seltrecht 2007:220) stehen und als intervenierende Bedingung einen Einfluss auf das Lernverhalten der Betroffenen haben. Dies bestätigen die Erkenntnisse der vorliegenden Arbeit, dass sich vorwiegend ältere Betroffene weniger infiltriert fühlen, wenn sie in ihren Augen alles erreicht haben und die normativen Lebensereignisse, wie zum Beispiel Familie gründen, Berentung, Großelter werden, bereits hinter ihnen liegen. So kann in der vorliegenden Arbeit das Sich-nicht-kümmern wie das Nichtlernen als Lernergebnisse im Sinne des Aushaltens der Infiltration gesehen und konstatiert werden, dass es sich um ein nicht-intentionales Lernen handelt, da das Handeln nicht primär mit dem Zweck des Lernens verfolgt wird, aber dennoch lehrt (Reichmann 2010:5; Seltrecht 2007:219). Besonders deutlich wird dies in der vorliegenden Arbeit im Rahmen von der Reflexion von Erfahrungen aus Interaktionen mit Gesundheitsprofessionen, welche mitunter aus unbewussten Handlungen in diesen Situationen resultieren und erst in der Reflexion Lernerfolge aufzeigen. Diese Betrachtung des Lernprozesses unterstreicht das Kontinuum der *unbewussten, eher passiv suchenden* und der *bewussten, eher aktiv suchenden* Haltung, auf welchem sich Parkinsonbetroffene befinden.

### Hoffen als Bedingung und Konsequenz

Die Erkenntnisse der Arbeit zeigen, dass Hoffnung einen Einfluss auf die Strategien des Lernprozesses hat und gleichsam Resultat des Prozesses sein kann. Die Bedeutung von Hoffnung im Umgang mit chronischer Krankheit wird auch von anderen Autoren hervorgehoben (Corbin & Strauss 2010; Finfgeld 2003; Hastings 2003; Morse & Johnson 1993). Die vorliegenden Ergebnisse dokumentieren, wie das Hoffen durch Einflussnahme anderer intervenierender Bedingungen unterstützt werden kann und den Lernprozess Parkinsonbetroffener positiv beeinflusst. Dafür werden zwei Formen des Hoffens unterschieden, die nur analytisch von einander zu trennen sind.

Die Reflexion von Erfahrungen und damit die Bewertung der Handlungsstrategien und das Planen von zukünftigem Handeln führen zu Lernergebnissen und zeigen Betroffenen mögliche zu erwartende Ergebnisse des eigenen Handelns auf, die zu Hoffnung führen. In der vorliegenden Arbeit wird der Terminus des aktiven Hoffens dafür verwendet. Passives Hoffen hingegen gründet sich im Wesentlichen auf Handlungen anderer, wenn zwar die Zielbenennung, aber die „Zielerreichung nicht mehr in den eigenen Händen liegt" (Filipp & Aymanns 2010:282). Die Unterscheidung zwischen aktivem oder passivem Hoffen erfolgt primär auf Grundlage des vorangegangenen oder nachfolgenden *Handlungsausmaßes*. Die *Reichweite des Realitätsbezuges* erlaubt zudem das passive Hoffen von Sehnsuchtsgedanken zu unterscheiden. Auf bessere, vielleicht zur Heilung verhelfende Medikamente zu hoffen, hat nur einen Bruchteil an Realitätsbezug inne und ist doch realistischer als die Erwartung an Selbstheilung oder Stillstand der Krankheit im Rahmen von Sehnsuchtsgedanken (Baltes 2008:81). Sowohl Hoffen als auch Sehnsucht werden in den Ergebnissen als Bedingungen für die Lernprozesse herausgestellt. Denn Sehnsucht Wirklichkeit werden zu lassen, kann für Betroffene die Not darstellen, „(...) an alles zu glauben, was ihnen als wirksam präsentiert wird – die sich [dann] auf die Suche nach Wundermitteln begeben." (Neuberger & Thorne Woods 2002:621).

Sehnsucht, „unrealistische Hoffnung" (Grypdonck 2005:26) oder passives Hoffen können Antrieb für das Weitermachen sein und zu Lernergebnissen führen. In Anlehnung an Filipp und Aymanns (2010) kann festgehalten werden, dass sich erst mit der Aufgabe des Strebens nach der Zielerreichung, unabhängig davon wer die Handlungen ausführt, auch Hoffnungslosigkeit einstellen kann (ebd.). Hoffnung ist also eng mit Zielvereinbarungen und motiviertem Handeln verbunden (Clark 2003:293) und steht demnach in enger Verbindung zur Bereitschaft, sich zu kümmern.

## 4.3 Bereit sein, sich zu kümmern als Gefüge von Lernbedingungen

In der Bereitschaft, sich zu kümmern, fügen sich die förderlichen oder hemmenden Bedingungen für das Lernen mit der Erkrankung zu leben. *Bereit sein, sich selbst zu kümmern* ist eng mit persönliche Faktoren wie existentiellen Lebenserfahrungen und strukturellen Bedingungen, wie beispielsweise inkompetente Interaktionspartner seitens der Gesundheitsprofessionen oder fehlende Unterstützungsangebote in zeitlicher und räumlicher Dimension, verknüpft. In Bezug auf die Lernprozesse kann diese Bereitschaft als das „Vorhandensein von Motivation zu einem bestimmten Zeitpunkt" (Klug-Redman & Osterbrink 1996:17) verstanden werden, um das gestörte Verhältnis von krankem Körper, Selbstkonzeption und Biografie „wieder zusammensetzen" zu können (Corbin & Strauss 2010:100). In Bezug zur Entwicklung von Routinen, kann sie die Bereitschaft darstellen, „Neues zu entwickeln" (Hildenbrand 2009:141). Das Ausmaß der Bereitschaft sich zu kümmern, macht dabei keine Aussage über einen erfolgreichen oder weniger erfolgreichen Lernprozess, sondern bestimmt eher die Lernprozessform als einen eher aktiven und bewussten oder eher passiven und unbewussten Prozess.

Die vorliegende Arbeit zeigt vor allen Dingen bei jüngeren Betroffenen, dass die Bereitschaft, sich zu kümmern zum einem in einem hohen Maß an körperlicher Aktivität mündet, zum anderen in bewussten Neukonzeptionen des eigenen Lebens, was sich im Ich selbst sein und bleiben äußert. Diese Ergebnisse zeigen damit auf, dass aufgrund durch Erkrankung gestörte Selbstverständlichkeiten und infolgedessen labilen Lebenssituationen, Betroffene eine Bereitschaft entwickeln, „sich auch alternativen Denk- und Handlungsformen gegenüber zu öffnen, (...) um die Wiedergewinnung biographischer Kontinuität und Kohärenz" zu erreichen (Schüßler 2008:Kap 3.4). Diese Bereitschaft wird insbesondere durch sozialen Rückhalt, Vertrauen und Erfahrungen positiv beeinflusst.

### 4.3.1 „Sozialer Rückhalt" und gemeinsames Lernen

Die Ergebnisse zeigen, dass sozialer Rückhalt in Form von Partnern, Familien oder Selbsthilfegruppen als Teil des größer gefassten sozialen Netzes Betroffene in Entscheidungssituationen emotional stärkt und ermutigt, und damit Einfluss auf das Kontrollerleben hat.

Sozialer Rückhalt unterscheidet sich vom sozialen Netz, welches mittels aktiver Vermittlung von Informationen, Koordination und kompensatorischer Dienste im Alltag eine andere Form der sozialen Unterstützung durch das persönliche Umfeld des Betroffenen darstellt, wie es ähnlich auch in der Untersuchung von Seltrecht (2007) herausgestellt wird (ebd.:32). Sozialer Rückhalt hingegen kann die „(...) Überzeugung stärken, auch weiterhin selbst die Dinge in die Hand nehmen (...)" zu können (Filipp & Aymanns 2010:251). Das vorliegende Konzept des sozialen Rückhaltes beinhaltet zwar emotionale Unterstützung, geht aber über das Spenden von „Trost und Wärme" (Knoll & Burkert 2009:224) hinaus und nimmt eine motivierende Rolle ein. Sozialer Rückhalt hat demnach einen entscheidenden Einfluss auf das Selbstvertrauen und die Selbstwirksamkeit von Betroffenen. So zeigen die Ergebnisse der Arbeit, dass insbesondere diejenigen Menschen unter den Konsequenzen des Parkinsonsyndroms als kritisches Lebensereignis leiden und Schwierigkeiten haben zurück ins Leben zu finden, die nur einen geringen sozialen Rückhalt erfahren.

#### Sozialer Rückhalt in der Familie

Die Familien der Betroffenen werden nur randständig als unterstützender Aspekt und Bestandteil des Rückhaltes beschrieben. Aus Sicht der Gesundheitsprofessionen bleiben Familien häufig unsichtbar. Von Betroffenen werden meist eher einzelne unterstützende Familienmitglieder benannt, als die ganze Familie. Die Ergebnisse zeigen, dass es einen Bedarf junger Betroffener und Angehöriger gibt, als Familie zu lernen, wie man mit der Erkrankung umgeht. Es wird deutlich, dass Familie nur Unterstützung geben kann, wenn sie selbst Adressat von Unterstützungsangeboten ist. Aus diesem Grund nutzen Angehörige beispielsweise ebenso wie Betroffene Gruppenkontakte, um sich auszutauschen und weiterhin soziale Kontakte zu haben. Dies wird auch in anderen Untersuchungen so beschrieben (McRae et al. 2008; Roland, Jenkins & Johnson 2010). In der vorliegenden Arbeit wird deutlich, dass diese Gruppen informelle Treffs oder Angehörigengruppen von Menschen mit Demenz sind und selten für Angehörige von Parkinsonbetroffenen konzipiert wurden. Aber auch bei Angehörigen ist es von Bedeutung, dass eine inhaltliche Anpassung von Unterstützungsmaßnahmen und somit auch von Selbsthilfegruppen an die jeweilige Lebens- und Versorgungssituation notwendig ist (Hempel, Norman, Golder, Aguiar-Ibánez & Eastwood 2008:226). Wie auch in anderen Studien bereits angedeutet, geht es für Angehörige darum Wissen und Fähigkeiten zur Pflege und Selbsthilfe, sowie um psychosoziale Unterstützung im Neuverhandeln ihrer Situation zu erlangen (Habermann 2000; Habermann & Davis 2005; Glozman, 2004).

Aus Sicht der Betroffenen wird der Familienbegriff auf Gleichbetroffene ausgeweitet. Das wiederum erklärt den Eindruck, warum Betroffene in funktionierenden Familienstrukturen weniger die Angebote der Selbsthilfegruppen wahrnehmen. Wie Görres (1993) über die Bedeutung der Familie für die Bewältigung chronischer Krankheit im Alter vermerkt, dass sie entscheidend Einfluss auf „Art und Ausmaß der Normalisierung des Lebens sowie den Grad der Routinisierung mit den Krankheitsfolgen" hat (ebd.:379), so lässt sich dies auf den sozialen Rückhalt dieser Arbeit ebenso übertragen, obgleich nicht mehr nur Familie im Sinne von Verwandtschaft Bestandteil dessen ist. Betroffene erleben Selbsthilfegruppen als Familie und erfahren Gemeinschaft. Diese Besonderheit der Gemeinschaft von Parkinsonbetroffenen erklärt über die Erfahrungsebenen der Wir-Orientierung teils auch die Bedeutung des Konzeptes *sich-nicht-verstecken*, über welches es den Betroffenen gelingt neue Beziehungssysteme einzugehen und bestehende zu erhalten. Das miteinander reden und sich offenbaren ist somit nicht nur für Paare oder Familien im Sinne von Verwandtschaftsverhältnissen eine „offene Verpflichtung" (Corbin & Strauss 2010:134), sondern zeigt sich auch in der Gemeinschaft von Gleichbetroffenen und fördert gemeinsames Lernen.

Betroffene dieser Untersuchung sprechen von *„unseren"* Leuten und separieren sich zum Beispiel von den *„Krebsleuten"*. Goffmann (1963) benutzt die Formulierung der *„eigenen Leute"* im Zusammenhang von Stigmatisierung (Saylor & Yoder 2002:184). Gruppen von Menschen mit ähnlichem Stigma helfen ihnen Umgangsformen zu erlernen, wie mit der Erkrankung und der Reaktion des Umfeldes umgegangen werden kann und sich gegenseitig zu unterstützen. Demnach helfen Gruppen von Gleichbetroffenen sich zumindest in diesem Rahmen nicht zu verstecken und bieten die Möglichkeit so sein zu können, wie man ist. Dabei zeigt das Engagement in Selbsthilfegruppen auch die Möglichkeit auf, eine Art sozialer Rückhalt für andere zu sein und dient mittels der Prüfung der eigenen Handlungsfähigkeit dem Gefühl des Vorbereitetseins und damit der Bewältigung eines Lebens mit der Erkrankung (Filipp & Aymanns 2010:20; Kendall,

Ehrlich, Sunderland, Muenchberger & Rushton 2011:92; Roger & Medved 2010). Zu wissen, anderen helfen zu können, stärkt das Gefühl sich selbst helfen zu können und handlungsfähig zu sein.

Die Ergebnisse zeigen allerdings auch, dass fehlende Informationen, geringe Verfügbarkeit einer Gruppe, die Zusammensetzung der Gruppenmitglieder, die Stimmung in der Gruppe und die Kompetenz der Gruppenleiter Betroffene davon abhalten, diesen Gruppen beizutreten. Als einer der bedeutendsten Aspekte kann in Anlehnung an Borkman (1976) das Gefühl Betroffener herausgestellt werden, in einen geschlossen Kreis einzutreten. Sie hebt in ihrer Studie hervor, dass Selbsthilfegruppen teils feste Regeln haben nach denen sie funktionieren und neue Mitglieder diese Regeln zu akzeptieren haben und nicht frei sind, die Gruppe umzugestalten. Möglicherweise findet sich hier ein Grund, warum viele Betroffene zwar eine Gruppe ausprobieren, aber nicht dabei bleiben.

### Gemeinsames Lernen erzeugt Sicherheit

Je länger und intimer die Beziehungen zu Angehörigen sind, so zeigen die vorliegenden Ergebnisse, desto eher kommt es im Laufe des Lernprozesses zu einer Wir-Perspektive oder auch „*Wir-Orientierung*" (Schneewind 2010:33). In besonderem Maße findet sich diese bei den interviewten älteren Paaren in fortgeschrittenen Krankheitsstadien. Die Einblicke in die Lebens- und Versorgungssituationen zeigen, dass Angehörige helfen mit ihrem Handeln das Selbst der Betroffenen zu bewahren, nicht zuletzt da „geliebte und vertraute Menschen ein »Teil des Selbst« geworden sind" (Filipp & Aymanns 2010:50). Die Ergebnisse zeigen, dass die Lernprozesse Betroffener und Angehöriger im Verlauf der Erkrankung nicht nur im gemeinsamen Wissen verschmelzen, sondern auch in den gemeinsamen Erfahrungen. Der Perspektivwechsel vom *Ich* zum *Wir* führt meist zu einer verstärkten Bereitschaft, sich zu kümmern, als Paar oder Familie, ebenso wie des Einzelnen. Dass dieser Lernprozess mit seinen einhergehenden Veränderungen im Selbst der Parkinsonbetroffenen auch deren Angehörige betrifft und damit ihre *gemeinsame* Identität berührt, zeigen auch die Ergebnisse der Untersuchung von Roger und Medved (2010). In Folge dessen vermischen sich in intakten, langjährigen Beziehungen die Erfahrungsebenen in „*Gemeinsames* Wollen, *Gemeinsames* Fühlen, *Gemeinsames* Wissen, *Gemeinsames* Tun, *Gemeinsame* Zielerreichung" (Schneewind 2010:33).

Seitens der Pflege werden teils Anmerkungen gemacht, die an der Autonomie des Betroffenen in einer solchen Wir-orientierten Beziehung zweifeln lassen. Sie sehen die Würde des Betroffenen teils als gefährdet, wenn Angehörige sie in ihren Augen wie Kinder behandeln. Im Rahmen des Lernprozesses „mit der Infiltration leben zu lernen", ist dies mitunter aber auch Ausdruck einer sicherheitsstiftenden Wir-Orientierung für den Betroffenen, da durch gemeinschaftliches Ausrichten eine Angst vor dem Alleingelassenwerden genommen werden kann. Dass diese Angst besteht, findet sich insbesondere bei jüngeren Betroffenen, die sich in der Phase des *Zurück-ins-Leben-finden* Gedanken über ihre Zukunft machen, ob sie erwarten können, dass der Partner z. B.

auch Inkontinenzhilfen anlegt. Ein gemeinsamer Lernprozess führt über den Weg der Wir-Orientierung oder Wir-Perspektive zu einem Gefühl der Sicherheit in der Lebens- und Versorgungssituation und mildert dadurch das Gefühl der Infiltration. Je enger die Beziehung ist, schafft dieser Prozess Vertrauen und Sicherheit für den Betroffenen auch für den Angehörigen selbst, denn gerade das Leid eines nahe stehenden Menschen durch ein kritisches Lebensereignis wird für enge Angehörige zu einem eigenen solchen Ereignis und erklärt die Wir-Orientierung im Lernprozess aus deren Perspektive (Filipp & Aymanns 2010:50).

## 4.3.2

## Lernen zu Vertrauen

Das bisherige Leben und dessen Infiltration durch das Parkinsonsyndrom führen über die Schnittmenge von Vertrautem und Fremdem zu einer komplexen Lebens- und Versorgungssituation, in der es gilt Angst, Orientierungslosigkeit und Handlungsunfähigkeit zu bekämpfen. Vertrauen ist daher eine wichtige Grundlage zur Reduktion von „unbestimmt bleibender Komplexität" (Luhmann 2009:19), wie sie durch das Gefühl der Infiltration durch den Krankheitsverlauf des chronisch progredienten Parkinsonsyndroms ins Bewusstsein tritt. Neben Vertrauen in die eigene Handlungskompetenz oder in die der Angehörigen können über Vertrauen zu Gesundheitsexperten Ängste gegenüber Therapien gemindert werden und es eröffnen sich neue Möglichkeiten die Lebens- und Versorgungssituation in ihrer Komplexität zu handhaben.

Vertrauen zu den Gesundheitsprofessionen zeigt sich in der vorliegenden Arbeit als Bedingung und Ergebnis des Lernprozesses. Dennoch: „Vertrauen bleibt ein Wagnis" (Luhmann 2009:31), ist nicht vollends begründbar und wird seitens der Betroffenen als eine Vorleistung gegenüber dem Arzt oder der Behandlungsmethode erbracht und erst beispielsweise durch Reflexion über den Erfolg der Therapie bzw. Maßnahme bestätigt oder gebrochen. Ein erster Grundstein für Vertrauen wird in der Diagnosephase und mit der Art und Weise der Diagnosemitteilung gelegt. Wie die Ergebnisse der vorliegenden Arbeit, zeigen auch andere Untersuchungen, dass es nicht nur um passgenaue Vermittlung von Wissen, sondern auch um die vertrauensbildende Möglichkeit über Gefühle zu sprechen, geht (Bloem & Stocchi 2012:4; McLaughlin et al. 2011:179). Auch im weiteren Verlauf haben der Erhalt aufrichtiger Antworten auf Fragen der Betroffenen und die richtigen Informationen über Therapien und Hilfen Einfluss auf die Vertrauensbildung zu den Gesundheitsprofessionen und damit auch auf die Qualität der Interaktionen zwischen ihnen und den Betroffenen. Vertrauen zu haben, basiert auf das theoretische Wissen der Betroffenen, auf ihren praktischen Erfahrungen, ihren Erwartungen und Hoffnungen und auf das Vorhandensein eines sozialen Rückhaltes. Das Ergebnis, oder auch die abschließende Bewertung der auf Vertrauen beruhenden Entscheidung, führt zu einem Lernergebnis für zukünftiges Handeln – sowohl für den Betroffenen, als auch für den sozialen Rückhalt. Für ein Vertrauen zu Gesundheitsprofessionen, so zeigen die Ergebnisse, bedarf es nicht nur einer Fachexpertise seitens der Professionellen, sondern auch soziale Kompetenzen im Umgang mit Betroffenen, denn „Vertrauen ist eine soziale Beziehung (...)" (Luhmann 2009:4f). So wird von Pflegenden nicht nur fachliches Wissen erwartet, sondern auch ein *liebevoller* und empathischer Umgang gehören dazu. Damit ist in Anlehnung an McElmurry et al. (2002) nicht die Liebe im Sinne von jemanden gern haben gemeint, sondern wie sie es benennen, dass „sich um jemanden kümmern" (McElmurry, Harris, Misner & Olson 2002:658).

Es zeigen sich in den Ergebnissen große Unterschiede in den Kompetenzen der Gesundheitsprofessionen in unterschiedlichen Einrichtungen, wie sie auch in internationaler Literatur beschrieben werden (Scott 2006; McCall 2003). Die in Folge dessen unzureichenden oder falschen Informationen über Erkrankung, Therapie und Hilfsmöglichkeiten sind auch in anderen Untersuchungen benannt (Macht et al. 2003:42f) und zeigen in der vorliegenden Arbeit den daraus entstehenden „Zweifel an der Kompetenz professioneller Instanzen" (Schaeffer & Moers 2003:453) auf. Mangelndes Vertrauen stört die Beziehung zum professionellen Gesundheitssystem und führt Betroffene entweder in ein autarkes und aktives Handeln, oder zum passiven Verharren. Beide Entwicklungen können in Abhängigkeit des Erkrankungsverlaufes und der intervenierenden Bedingungen negative Entwicklungen der Lebens- und Versorgungssituation zur Folge haben.

Die Erkenntnisse zeigen, dass meist nur junge Betroffene und Menschen mit einem großen sozialen Rückhalt, dieses Misstrauen gegenüber Gesundheitsprofessionen und Behandlungsmöglichkeiten in eine Bereitschaft, sich selbst zu kümmern überführen können. Das *schwächste Glied* zu sein bindet zwar an Aussagen zunehmenden Kontrollverlustes, kann aber gleichzeitig Ausgangspunkt und Motivation für den weiteren Lernprozess sein, sich entsprechend vorzubereiten und zu verhalten. Sind es aber eher ältere, allein lebende Personen mit geringerer Bildung, welche ein mangelndes Vertrauen zu den Gesundheitsprofessionen aufweisen, geraten sie eher weiter in die Isolation, da sie sich aufgrund der Unsicherheiten selbst mehr und mehr zurückziehen. Unsicherheiten im Sinne einer Infiltration entstehen demnach nicht allein aufgrund der heimlichen Veränderungen des Körpers, sondern auch aufgrund der teils scheinbar ahnungslosen Gesundheitsprofessionen mit denen Betroffene bei der Suche nach Antworten und Behandlungsmöglichkeiten konfrontiert werden. Es gilt für eine Unterstützung zu unterscheiden, ob Betroffene nicht Lernen *wollen* oder nicht Lernen *können*, d. h. sich eher passiv oder aktiv zurückziehen.

Durch Vertrauen kann Unsicherheit genommen werden und dessen Aufbau sollte daher Ziel von Gesundheitsprofessionen in der Beziehungsgestaltung zu Betroffenen sein. Vertrauen in Gesundheitsexperten eröffnet Betroffenen Handlungsmöglichkeiten, wie z. B. eine THS und lässt komplexe Lebens- und Versorgungssituationen erträglich wahrnehmen. Vertrauen kann demnach zu einer Erhöhung der *Infiltrationstoleranz* beitragen, d. h. Betroffene können u. a. durch Vertrauen in die Interaktionspartner das Gefühl der Infiltration besser aushalten.

### 4.3.3 Ausgang und Ziel von Handlungen sind Erfahrungen

Während die Ergebnisse ähnlich wie Untersuchungen von Abudi et al. (1997), Pinder (1992) und Schenkman et al. (2002) aufzeigen, dass nach erfolgreicher Therapie zunächst eine Zeit ohne Gedanken an Parkinson eintritt, können in der vorliegenden Arbeit weitere Differenzierungen vorgenommen werden. So fühlen sich insbesondere jüngere Menschen durch die tägliche Medikamenteneinnahme dennoch an die Krankheit erinnert und müssen sich täglich an die Abhängigkeit von der Medikation erinnern lassen. Sie kommen bewusst zu der Entscheidung, Medikamente zu nehmen oder nicht, und machen damit Lernerfahrungen, mit der Erkrankung zu leben.

Die vorliegende Untersuchung zeigt bei vornehmlich älteren Betroffenen ein eher gelassenes Verhalten. Maßgeblich für dieses Verhalten sind die Erfahrungen mit Krankheit und dem Gesundheitswesen, sowie die generellen Lebenserfahrungen der Betroffenen. Daneben trifft sie die Erkrankung in einer meist weniger komplexen Lebenssituation als Jüngere und somit bestehen andere und weniger komplexe Lernherausforderungen und die Lebensqualität scheint weniger beeinflusst zu sein (Behari et al. 2005).

Die Erkenntnisse der vorliegenden Arbeit zeigen auf, dass „(...) der Zeitpunkt des Eintritts eines Ereignisses häufig bedeutsamer (...) als die Tatsache seines Eintritts an sich" ist (Filipp & Aymanns 2010:37). Damit zeigt der Einfluss des Alters auf die Wahrnehmung der Diagnose Parkinsonsyndrom eine eher entwicklungspsychologische denn stress-theoretische Perspektive auf, denn es ist nicht nur das Alter und die bereits durchlebten normativen Lebensereignisse, sondern mit ihm der Erfahrungsreichtum der älteren Betroffenen, der ihre Haltung innerhalb des Lernprozesses mitbestimmt. Nach Filipp und Aymanns (2010) werden unter dem entwicklungspsychologischen Blickwinkel „die historischen Gegebenheiten und das kalendarische Alter ebenso in den Blick genommen wie der lebensgeschichtliche Kontext der Betroffenen und ihre aktuelle Lebenslage" (ebd.:51f). Individuellen Ansprüchen und soziale Erwartungen gerecht zu werden, betrifft in erster Linie junge Parkinsonerkrankte mit Familienverpflichtungen und erfordert viel Energie und Selbstbewusstsein, um die eigene Identität bewusst in einem Gleichgewicht zu halten (Abels 2010:258). Es ist nahe liegend, dass daher insbesondere junge Betroffene in besonderer Form einen aktiven Lernprozess eingehen und eingehen müssen, da sie in „hochgradig diffusen Problemlage[n]" (Nittel 2011:82) zunächst versuchen die Probleme genau zu benennen, um die Kontrolle über die Folgen der Krankheit erlangen, die existentielle Bedrohung für das Selbst handhabbar und die eigene Identität aufrechterhalten zu können.

Durch Ausprobieren und Bewertung von Handeln schaffen sich Betroffene im Fortschreiten der Erkrankung und des Lernprozesses einen Fundus an Erfahrungen, der ihnen hilft, die Veränderungen des Körpers und der Psyche einzuschätzen. Werden Dinge unbewusst ausprobiert, so erfolgen die Bewertungen meist erst bei Misserfolgen des Handelns, denn dann erst wird dieses Handeln bewusst und entsprechend im Nachhinein reflektiert. Dabei erkennen sie vor dem Hintergrund dieser Erfahrungen, beispielsweise inwiefern sie Veränderungen entgegenwirken können oder ob und in welchem Umfang sie welche Unterstützung von anderen benötigen. Mittels von Erfahrungen lernen Sie ihren Körper zu lesen, wie es auch von anderen chronisch kranken Menschen bekannt ist (Grypdonck 2005; Hellige 2002; Morse & Johnson 1993). Können Betroffene keinen Bezug zwischen Veränderungen und einem vergangenen oder zukünftigen, notwendigen Handeln herstellen, so liegt dies entweder an mangelndem Wissen und/oder an fehlender Erfahrung sowie an geringem sozialen Rückhalt, welcher eine Bedeutung für die Reflexion von Wissen und Erfahrung hat. Die Bobachtung des eigenen Körpers führt darüber hinaus zu einem gesteigerten Bewusstwerden der Veränderungen, welches der Ausgangspunkt für den aktiven Lernprozess darstellt und wiederum zur Bewusstheit über das Selbst und damit zur Identitätswahrung und -bildung führt.

Die Erfahrungen anderer kritischer Lebensereignisse können aus der Perspektive der Betroffenen im Fokus ihrer Aufmerksamkeit stehen. So kann eine zusätzliche Demenzerkrankung, der Verlust der Berufstätigkeit oder die Trennung vom Partner einen belastenderen Einfluss auf das Erleben Betroffener haben und das Erleben des Parkinsonsyndroms „überlagern". Auch Nittel (2011) zeigt dies in einer neuerlichen Untersuchung zum Lernen im Kontext von Krankheit am Beispiel einer älteren Brustkrebspatientin und ihrer Erfahrung mit „existentieller Kränkung" in der Paarbeziehung auf (ebd.:86). So haben kritische Lebensereignisse und daraus resultierende Erfahrungen einen Einfluss auf die Lernprozessform. Existentielle Lebenserfahrungen lassen Betroffene das Leben durch das Parkinsonsyndrom weniger infiltriert wahrnehmen. Zudem können Betroffene ihr Leben besser an die Krankheit anpassen und die Krankheit in ihre angepasste Identität integrieren. Wie die vorliegenden Ergebnisse zeigen, haben diese Erfahrungen direkten Einfluss auf die Lernprozessform und gelten daher als Verbindung von Erkenntnis und Praxis und erhalten eine „wirklichkeitsstabilisierende Funktion" (Bogusz 2009:205). Mittels eigener Erfahrungen mit der Krankheit, bekommt das angeeignete Wissen Betroffener erst im Verlauf eine individuelle Bedeutung (Pinder 1992:15). Erst diese individuellen Deutungen können Unsicherheiten nachhaltig nehmen, wenn Betroffene durch sie lernen, Zusammenhänge von Erkrankung, Therapie und Beeinträchtigungen sowohl in der Gegenwart als auch in deren Einfluss für die Zukunft zu verstehen und sie in praktisches Handeln zu überführen. Daher wird die Notwendigkeit der Anerkennung und Begleitung des Ausprobierens sowie die Reflexion desselbigen durch Gesundheitsprofessionen an dieser Stelle unterstrichen. Wenn Professionelle eine passgenaue Unterstützung bieten wollen, müssen sie die Erfahrungen der Betroffenen wahrnehmen, begreifen und ernst nehmen. Dann gelingt es ihnen auch, die Vermittlung von theoretischem Wissen auf die individuelle Situation der Betroffenen anzupassen (ebd.:20). Für diese Auseinandersetzung mit den Erfahrungen der Betroffenen fehlt nach den vorliegenden Ergebnissen Zeit und Raum. Dass diese Zeit vor allen Dingen in der Suche sehr aktiver Betroffener notwendig ist, da Betroffene mit Ärzten Therapien diskutieren wollen, zeigt auch Ledford (2011) in ihrer Untersuchung zur Kommunikation in der Arzt-Patient-Beziehung auf (ebd.:18).

Die Erkenntnisse der Arbeit hinsichtlich des Lernprozesses machen deutlich, dass die Erfahrungen von den Betroffenen reflektiert werden müssen (Merriam 2004:62). Ohne Wissen bedeuten Erfahrungen häufig noch mehr Ungewissheit, Ausgeliefertsein und Machtlosigkeit, denn erst das Wissen bietet die Möglichkeit der Reflexion (Kessler et al. 2009:1059). Die Reflexion von Erfahrungen ist häufig Ausgang und Ziel von Handlungen und zeigt sich insbesondere in der Entwicklung von Routinen.

## 4.4

## Routinen helfen die Infiltration zu tolerieren

Das Abwenden der Infiltration mittels eines Kampfes gegenüber der parkinsontypischen Unvorhersehbarkeit wird bei Haahr et al. (2011) mit dem Ziel „being in control" beschrieben (ebd.:412) und fügt sich an die Suche nach Kontrolle an, um das Selbst zu erhalten, wie es auch bei anderen chronischen Krankheiten beschrieben wird (Hellige 2002:187f; Morse & Johnson 1993:327ff).

Ein Weg, diese Kontrolle über das Selbst zu erhalten, weiterhin ich selbst sein und bleiben zu können und eine Infiltrationstoleranz zu entwickeln, zeigt sich für Parkinsonbetroffene nach den vorliegenden Ergebnissen im *Vorbereitet-sein*. Betroffene beschreiben vor allen Dingen die Bedeutung von Routinen und die durch sie gewonnene Sicherheit im Alltagshandeln. Ein Leben ausgerichtet an Routinen ermöglicht Parkinsonbetroffenen die Krankheit zu managen und den Versuch trotz körperlicher, teils unvorhersagbarer Beeinträchtigungen Kontrolle zu behalten, Identität zu bewahren und wird von Haahr et al. (2011) als *„living according to a routine"* beschrieben (Haahr et al. 2011:412). Auch wenn die Erkrankung immer wieder neue Herausforderungen mit sich bringt und Routinen möglicherweise außer Kraft gesetzt werden, so bleibt aber der Rückgriff auf Erlerntes bestehen und Routinen können angepasst oder neu entwickelt werden. Routinen stellen daher unmittelbare Konsequenzen des Lernprozesses dar. Corbin und Strauss (2010) beschreiben das Routineentwickeln als eine Taktik des Bewältigungsprozesses, der wiederum einen „flexiblen Ansatz der Bewältigung" (ebd.:136) aufweist, da er entsprechend den ständigen Veränderungen aufgrund des Krankheitsverlaufes angepasst werden muss. Diese Flexibilität lernen Betroffene im beschriebenen Lernprozess und zeigt sich in den entwickelten, flexibel handhabbaren Routinen oder, wie Corbin und Strauss (2010) es formulieren, in „alternativen Routineabläufen" (ebd.:211) beispielsweise im Handhaben mehrmals täglich auftretender Phasen schlechter Beweglichkeit.

Mit der Progredienz der Erkrankung zerfallen Routinen allmählich und Stabilität geht aufgrund verschlechterter Symptomatik und versagender Wirkung von Therapien verloren (Williams & Keady 2008:380; Zisberg, Young, Schepp & Zysberg 2007:447). Nach zwischenzeitlicher Stabilisierung treten tiefere Einschnitte in das Leben durch die Erkrankung auf (Schenkman et al. 2002:796). Die Versuche, ihre Situationen wieder selber managen zu können, zeigen den Lernprozess und die Anpassungen von Routinen als niemals endend. Dies geschieht aber nicht immer bewusst, denn Aspekte von Routinen sind immer Bestandteil des Handelns (Strauss 1993:194). Somit stellen sie als Grundlage des Handelns ohnehin Ressourcen für einen flexiblen Gebrauch dar. Wie Strauss (1993) in seiner Handlungstheorie formuliert, „the repertoire of routines does not vanish; at least part of it becomes utilized in combination with the new" (ebd.:195). In die Neuentwicklung oder Anpassung von routinisiertem Handeln werden auch Hilfsmittel eingebunden. Für die erfolgreiche Abwandlung von Routinen müssen Betroffene Wissen haben und erfinderisch sein. Strauss (1993) hält diesbezüglich fest, dass Hilfsmittel soweit helfen, wie Betroffene wissen sie zu nutzen (ebd.:196). Dass sich auch dieses Handeln teils erst entwickeln muss und somit in einem Bezug zum Lernen steht, zeigt die Beschreibung des Rollstuhlfahrers und dessen Nutzung des Rollstuhls bei schrägen Bürgersteigen (Kap. 3.3.5). Routinen entwickeln sich aus gefundenen Lösungen in individuellen Settings und sind in Anlehnung an Hildenbrand (2000) Ausdruck, das Leben zu gestalten (ebd.:137). Routinen tragen somit zur Integration der Erkrankung in den Alltag bei und helfen Betroffenen mit ihr leben zu lernen.

Die Entwicklung von Routinen im Rahmen des vorstellten Lernprozesses Parkinsonbetroffener erweitert den Blick auf die Relevanz von Routinen für chronisch Kranke. Die Bedeutung von Routinehandeln in komplexen Situationen des Alltags wird in der Literatur meist aus soziologischer Sicht diskutiert. „Gewohnheiten und Routinen *entlasten* den Menschen hinsichtlich des für jede Handlung eigentlich immer erforderlichen Motivations- und Kontrollaufwandes, ermöglichen den unproblematischen bzw. leichten Rückgriff auf frühere Lernerfolge und verhindern somit eine permanente Überforderung" (Gehlen zitiert nach Joas & Knöbl 2004:361). Nach Filipp und Aymanns (2010) entlasten Routinen als „ein System von Gewohnheiten" (ebd.:11) einen komplexen Alltag, indem sie klare Handlungsaktivitäten beinhalten. Damit schließt sich diese Betrachtung von Routine an die Bewertung Giddens an (Joas & Knöbl 2004:409), indem Routine und „autonomes Handeln" sich nicht gegenseitig ausschließen müssen, wodurch Routine den „negativen Beigeschmack" eines dumpfen und trägen Verhaltens verliert (ebd.). Die Autoren konkretisieren die Bedeutung von Routinen, indem sie sie gar als Voraussetzung möglicher Handlungsfähigkeit herausstellen. Diesbezüglich geht es neben Handeln im Rahmen der Handhabung eines komplexen Medikamentenmanagements, auch um Handeln im gesamten Alltag, mit dem Ziel zur Aufrechterhaltung von Autonomie und Identität. Es geht um Ausprobieren und Nutzen alternativer, übender Therapien, sowie von Hilfen und Hilfsmitteln. Damit unterstreicht die Bedeutung *„voraussagbarer Routinen"* (Giddens 1988:101) das Konzept des *Gewappnet-seins* der vorliegenden Arbeit.

Festzuhalten bleibt, dass sich Routinen erst mit der Zeit entwickeln (Corbin & Strauss 2010:210f), weil Betroffene und Angehörige zunächst erlernen müssen was hilft. Demnach liegen im Rahmen kurzer Krankheitsdauer weniger Routinen im Sinne ausgereifter Entlastungsfaktoren vor. In kurzen Krankheitsphasen fehlen die für die Entwicklung von Routinen notwendigen Erfahrungen im Umgang mit der Erkrankung. Insofern wächst die Routine im Sinne ihrer ursprünglichen, französischen Bedeutung: mit der *Wegerfahrung*.

Der Lernprozess und die Routinisierung des Alltagshandelns als Teil der Antwort auf die ständige Herausforderung durch die Infiltration, steht damit teils konträr zur Annahme, dass „die Krankheitsanpassung nicht routinisiert werden" kann (Schaeffer & Moers 2003:454). Nach den vorliegenden Ergebnissen ist dahingehend festzustellen, dass Betroffene erkennen müssen, dass einst wirksame Routinen nicht mehr förderlich sind und diese anzupassen bzw. neue zu entwickeln sind. Diese Entwicklung muss seitens der Gesundheitsprofessionen gefördert und begleitet werden, denn „Routine erfordert Übung, Zeit und Erfahrung, sie beinhaltet ritualisiertes Handeln, das jedoch kontinuierlich auf Sinn und Unsinn zu prüfen ist" (Olbrich 2010:109).

Ausgehend vom Perspektivwechsel im weiteren Verlauf vom *ich* zum *wir* und der damit einhergehenden Wir-Orientierung des Lernprozesses, ist es nachvollziehbar, dass auch das Handeln der Angehörigen zunehmend von flexiblen Routinen geprägt ist. Vor allem bei im Verlauf auftretender Demenz zeigt sich ein hoher Aufwand der Angehörigen in der Strukturierung des Alltags, wobei sie sich mit Mustern des Ablaufes und mit Routinen entlasten, und nach Habermann (2002) das eigene Leben versuchen damit aufrechtzuerhalten (ebd.:1413). Angehörige entwickeln eigene Routinen und sind zugleich Reflexions- und Motivationspartner sowie Förderer der Routinen der Betroffenen und müssen entsprechend von Gesundheitsprofessionen in dieser Rolle begleitet werden.

## 4.4.1

## Lernen, Identität aufrechtzuerhalten

Das Verständnis von Identität, als der Blick von uns auf uns in der Zukunft (Abels 2010:449), verdeutlicht aufgrund einer progredienten Erkrankung, die zukünftig zu Abhängigkeit und Pflegebedürftigkeit führt, die Notwendigkeit des *Gewappnet-seins* in Form von Routinen im Jetzt und für die eigene mögliche Zukunft, um darüber *ich selbst sein und bleiben zu können.* Mittels dieser Art des Vorbereitet-seins ein Gefühl von Kontinuität zu bewahren und zur Aufrechterhaltung der Identität beizutragen, erkennt auch Habermann in ihrer Untersuchung mit Betroffenen mittleren Alters (Habermann 1999:202). Die vorliegenden Ergebnisse bestätigen, dass das Autofahren und die Berufstätigkeit als Maßstab für Unabhängigkeit gelten und deren Erhalt eine große Bedeutung für die Identität der Betroffenen hat. „Der Körper ist für das menschliche Handeln und das Identitätsgefühl von zentraler Bedeutung" (Corbin & Strauss 2010:79f) und infolge von Bewegungsstörungen im Rahmen eines Parkinsonsyndroms mit teils unvorhersehbarer Unbeweglichkeit ein verletzlicher Teil der Identität, die in ihrer „Ganzheit" nur schwer aufrechtzuerhalten ist (Grypdonck 2005:24).

Die Erkenntnisse der vorliegenden Arbeit zeigen weiter, dass die Interaktionen mit Akteuren des persönlichen Umfeldes oder des Gesundheitswesens auf die Stabilität der Identität einwirken. Betroffene fühlen sich beispielsweise missverstanden, nicht für voll genommen, beleidigt und werden bei Entscheidungen ihre Versorgungssituation betreffend übergangen. Ein Sich-nicht-verstecken als Grundlage zur Identitätsbewahrung setzt einen erfolgreichen Umgang mit Schamgefühlen voraus (Nijhof 1995:193ff), die durch Interaktionen mit anderen entstehen können oder wenn Betroffene ein von anderen abweichendes Verhalten aufzeigen, indem sie etwa Hilfe beim Essen brauchen oder nicht richtig sprechen können. Zwar finden sich in der vorliegenden Arbeit keine direkten Hinweise auf Schamempfinden, aber die Bedingungen für Scham, wie das Auffallen im öffentlichen Leben, werden von den Informanten der vorliegenden Studie ebenfalls beschrieben. Zudem zeigt die Teilnahme an der Studie, dass die Interviewpartner dieses Schamgefühl in großem Umfang bereits überwunden haben und bereit sind, über ihr Erleben zu berichten. Die Ergebnisse der vorliegenden Arbeit zeigen Befürchtungen vor beschämenden Entwicklungen hin zum *sabbernden Zombie*, die gleichsam als intervenierende Bedingung Antrieb für den Lernprozess der Betroffenen darstellen. Es kann an dieser Stelle davon ausgegangen werden, dass ein *Sich-nicht-verstecken* einen erfolgreichen Umgang mit Schamgefühlen beinhaltet, aber kein permanenter Zustand ist, sondern immer wieder Anpassungen im Rahmen des Lernprozesses erfolgen. Im Verlauf der Krankheit kommt es durch neue und irritierende Symptome immer wieder zu einer „Entstabilisierung" (Schütze 1999:201) und es bedarf einer Unterstützung im Aufrechterhalten oder Umformen der Identität durch andere, was sich insbesondere im gemeinsamen managen der Identität von Betroffenen und Angehörigen zeigt (Roger & Medved 2010). Je weniger Angehörige für Betroffene Unterstützung sein können, umso eher sind dann Gesundheitsprofessionen gefordert. Das Verhalten der Interaktionspartner ist als entscheidende Bedingung für einen identitätserhaltenden, biographischen Lernprozess zu sehen (Ecarius 1999). Zur Aufrechterhaltung der Identität bedarf es nach Abels (2010) der „*Anerkennung* durch einen anderen" (ebd.:370) und bestätigt die hier herausgearbeitete Bedeutsamkeit von Austausch, Gruppenzugehörigkeit und Vorhandensein von sozialem Rückhalt. Die Bedeutung einer ständigen Anerkennung für die Identität betont auch Marotzki (1999), indem er bemerkt, dass „Menschen [...] nicht nur eine Geschichte, die sie fort- und umschreiben können [brauchen], sie brauchen auch Anerkennung im Hier und Jetzt" (Marotzki 1999:64). Sich nicht zu verstecken, bedeutet also, sich zu offenbaren und damit in Interaktion mit anderen zu treten.

Dafür haben Betroffene ihre Krankheit angenommen, wenn auch nicht immer akzeptiert. Die Krankheit anzunehmen, um weiterleben zu können oder wie Grypdonck (2005) schreibt, „das Leben über die Krankheit hinaus zu heben" (ebd.:22), ist Voraussetzung für einen dynamischen Lernprozess und damit für die Anpassung des Lebens an die Progredienz der Erkrankung. Sich nicht zu verstecken, kann nach Goffman (1963) „für eine Phase gelungener Anpassung" (zit. n. Saylor & Yoder 2002:177ff) sprechen. Die Zugehörigkeit zu einer Gruppe ermöglicht Betroffenen nach Erkenntnissen der vorliegenden Studie sie selbst sein und bleiben zu können, gleichsam stellt sie aber einen Rückzug zu Gleichbetroffenen dar. Dieser Rückzug kann als eine Art des Versteckens betrachtet werden, wenn die Gruppen ein in sich geschlossenes Verhalten aufweisen. Nichtsdestotrotz lernen Betroffene innerhalb von Gruppen, auch außerhalb der Gruppe mit der Erkrankung zu leben. Sich nicht verstecken zu müssen, führt in diesem Zusammenhang zum *Gewappnet-sein*, indem Betroffene lernen, sich auf die nächste Off-Phase oder auf das Leben in größerer Abhängigkeit in Zukunft vorzubereiten. Sich nicht zu verstecken impliziert, dass Betroffene Vertrauen in ihr Handeln haben oder wie Corbin und Strauss (2010) es nennen, in ihre „Performanz" (ebd.:69f), welche unter dem Einfluss von Routinen stehen kann.

Erreichen Betroffene nicht das Gefühl gewappnet zu sein, da ihnen Routinen und Wissen fehlen und vermissen sie demnach das Kontrollgefühl über ihre Lebens- und Versorgungssituation, hat dies als „Grundvoraussetzung der Krankheitsbewältigung" (Schaeffer 2006:194) Einfluss auf den weiteren Lern- und Bewältigungsprozess und somit auch auf die Krankheitsverlaufskurve. Nach Sawyer (2007) bietet sich daher die Stärkung der Selbstwirksamkeit als ein theoretischer Ansatz für die Vorbereitung der Parkinsonbetroffenen und der Angehörigen auf die Herausforderungen der Lebens- und Versorgungssituationen an und wird sowohl mit den Erkenntnissen der vorliegenden Arbeit als auch durch die Untersuchung von Chenoweth, Gallagher, Sheriff, Donoghue & Stein-Parbury (2008) empirisch untermauert.

Der Lernprozess dient mittels der Generierung von Wissen und Erfahrungen der Kontextualisierung der Erkrankung und der Wiederherstellung von Identität und der Neugestaltung der Biografie (Corbin & Strauss 2010:86). Nach Schütze (1999) kann diese Neugestaltung mittels der Bewältigungsstrategien bereits vor einem Zusammenbruch des bisherigen Alltags erfolgen und zu einer systematischen Organisation des Lebens führen (ebd.:202). Letzteres wird in der vorliegenden Arbeit in der dritten Lernphase mit *Damit leben – den Alltag an der Krankheit ausrichten* veranschaulicht. Für diese Anpassung des Selbst, „sich als Individuum im Spiel des *eigenen* Lebens zu halten" (Abels 2010:465), bedarf es Mut, welcher sich in der Bereitschaft, sich selbst zu kümmern zeigt. Die Ergebnisse zeigen, je mehr Betroffene bereit sind, sich zu kümmern und je mehr sozialen Rückhalt sie spüren, desto eher kann eine solche Anpassung und Wiederherstellung von Identität erfolgen.

Die Erkenntnisse der vorliegenden Arbeit zeigen, dass eine Anpassung des Selbst über eine bewusste und reflektierende Auseinandersetzung mit dem Erleben „im Kontext unseres unmittelbaren Lebens und unserer Lebensgeschichte" erfolgt (Kandel 2006:403). Für einen reflexiven Umgang mit Erfahrungen bedarf es einer Basis an Wissen und anerkennender Interaktion mit anderen.

## 4.4.2

## Theoretisches und praktisches Wissen

Die Erkenntnisse der durchgeführten Studie führen zu zwei Arten des Wissens, die beide im Rahmen des Lernprozesses erworben bzw. erweitert werden. Nach den Ergebnissen der vorliegenden Arbeit kann das theoretische Wissen, als das deklarative Wissen (Anderson 2007:286), das knowing-that, definiert werden. Dieses Wissen beinhaltet faktisches Wissen zur Erkrankung, sowie zu Therapien und Hilfen, wie beispielsweise die gesetzlichen Voraussetzungen für eine Pflegestufe. Das praktische oder prozedurale Wissen umfasst das knowing-how[9], welches sich im Handeln der Betroffenen zeigt und ihnen *niemand beibringen* kann, sondern zum großen Teil auf Erfahrungen beruht, wie man etwas am besten machen kann (Benner, Wengenroth & Kesselring 2000:27; Borkman 1976:449).

[9] Der Diskussion, inwiefern Parkinsonbetroffene aus neurobiologischer Sicht in der Lage sind prozedurales Wissen anzueignen, kann hier nicht ausführlich nachgegangen werden. Die Ergebnisse lassen jedoch vermuten, dass die Möglichkeit des prozeduralen Lernens Parkinsonbetroffener (zumindest ohne schwere kognitiven Beeinträchtigungen) nicht oder kaum eingeschränkt ist, wie es exemplarisch auch Osman, Wilkinson, Beigi, Castaneda & Jahanshahi beschreiben (2008:2355).

Theoretisches, also wissenschaftliches Wissen oder Lehrbuchwissen können Betroffene erst in ihr Leben integrieren, wenn sie entsprechende Erfahrungen mit der Erkrankung gemacht haben und dieses Wissen einen praktischen Bezug hat. Dieses Ergebnis steht auch im Einklang mit anderen Untersuchungen (Borkman 1976; Habermann 1996; Pinder 1992), denn „eine richtige Einstellung gegenüber einer Krankheit ergibt sich nicht immer automatisch aus einer wissenschaftlichen Erklärung der Krankheit" (Klug-Redman & Osterbrink 1996:13). Das Kontextualisieren der Krankheit, das heißt, realisieren der Krankheit in Bezug zum eigenen Leben, geschieht auf Basis von Wissen und Erfahrungen und sichert „physisches und biografisches Überleben" (Corbin & Strauss 2010:89),um ich selbst sein und bleiben zu können.

Das Herantasten an Wissen ist ein langsam verlaufender Prozess und wird auch in anderen Studien als ein solcher beschrieben, aber nur vereinzelt wird zwischen theoretischem und praktischem Wissen unterschieden (Cedraschi, Reust, Lorenzi-Cioldi & Vischer 1996:237; Habermann 1996:404f). Es ist davon auszugehen, dass sich dieser Prozess auch im Rahmen anderer chronisch progredienter Erkrankungen in ähnlicher Form zeigt, wenn auch das schwankende Gefühl der Infiltration zwischen guten und schlechten Phasen im weiteren Verlauf der Erkrankung eher ein parkinsontypisches Phänomen ist.

Unter Hervorhebung von Parallelen erlaubt der Bezug auf die drei Lerndimensionen chronisch kranker Menschen von Nittel (2011:85) den oben herausgestellten Zusammenhang von theoretischem Wissen und praktischem Wissen zu verdeutlichen. So reflektiert die erste der drei Lerndimensionen „Wissensaneignung" die Strategie des *Herantastens an Wissen*. Die zweite Dimension „Veränderung des Alltagsverhaltens" zeigt die Strategie des *Ausprobierens*. Mit der dritten Dimension, dem „Identitätslernen" findet sich die im präsentierten Lernprozess dargestellte Konsequenz des Handelns wieder, *Selbst sein und bleiben können*, welche durch beispielsweise gesteigertes Selbstvertrauen wiederum auf den Lernprozess einwirken kann.

Beide herausgestellten Formen des Wissens bilden die Grundlage für ein Selbstmanagement der Betroffenen und es wird deutlich, dass die Entwicklung von Selbstmanagementkompetenz demnach Prozess und Ergebnis zugleich ist (Ryan & Sawin 2009). Dennoch wird das Wissen der Gesundheitsprofessionen gegenüber dem Erfahrungswissen der Betroffenen häufig als legitimierter angesehen (Kendall et al. 2011:94), obgleich sich inhaltlich zunehmend bewusst wird, dass eine Beratung mehr als nur Wissen zum Parkinsonsyndrom beinhalten muss (Calne et al. 2008). Bereits 1976 stellt Borkman fest, dass beide Formen des Wissens als Quellen der Wahrheit zu betrachten sind und sie sich nicht gegenseitig ausschließen (Borkman 1976:448). Mazanderani et al. (2012) verweisen in Anlehnung an Abel und Browner (1998) neben den eigenen körperlichen Erfahrungen auf das empathische Erfahrungswissen, welches durch Sorge um und in Verbundenheit mit anderen generiert wird (Mazanderani et al. 2012:6). Dies unterstreicht die in der vorliegenden Arbeit betonte Bedeutung des Austausches in Selbsthilfegruppen und online Chats, um Wissen zu generieren und gemeinsam zu lernen.

Wie in der vorliegenden Arbeit aufgezeigt, wird das Ausprobieren chronisch Kranker auch in der Literatur häufig als „trial and error", erfinderisch sein, experimentieren und lernen beschrieben (Corbin & Strauss 2010:133; Crowe, Whitehead, Gagan, Baxter & Panckhurst 2010:1483; Dubouloz et al. 2010:290; Kralik et al. 2004:259; Morse & Johnson 1993:332). Wie Haslbeck und Schaeffer (2011:e48) im Allgemeinen, zeigen auch Williams et al. (2008) speziell bezogen auf Menschen mit Parkinsonsyndrom, dass Betroffene im Rahmen des Medikamentenmanagements selbst mit Dosierung und Zeitintervallen experimentieren, allerdings unter Beobachtung der Gesundheitsprofessionen (Williams & Keady 2008:383). Dem gegenüber zeigen die vorgestellten Ergebnisse, dass das Ausprobieren von Medikamenten und Dosierungen nicht als gemeinsame Strategie Parkinsonbetroffener und Ärzte erfolgt, sondern in erster Linie durch Kompetenzgrenzen des Arztes oder der Mitarbeiter weiterführender Einrichtungen wie Pflegeheime ausgelöst wird. Wenn Professionelle nicht weiter wissen oder medikamentöse Einstellungen nicht alltagspraktisch sind, probieren Betroffene selbst. Aufgrund fehlender Begleitung dieser Experimente zeigen sich infolgedessen Krankenhausaufenthalte. Dass hier durch eine Begleitung kurzfristige und schnelle Reaktion erfolgen und damit eine Entgleisung verhindert werden kann, ist den interviewten Gesundheitsprofessionen deutlich bewusst. Eine vorher ansetzende Unterstützung des Lernens, Kompetenz zu entwickeln wird nur seitens der Betroffenen gewünscht.

Das komplexe Zusammenspiel von theoretischem und praktischem Wissen ist in pflegewissenschaftlicher Literatur nur in Bezug auf die Kompetenzentwicklung von beruflich Pflegenden genauer beschrieben (Benner et al. 2000:27). In diesem Zusammenhang wird „Routine als Basis für Kompetenz" (Olbrich 2010:109) beschrieben und stellt damit unmittelbar eine Anknüpfung für die hier vorgestellten Erkenntnisse zur Entwicklung von Selbstmanagementkompetenz Parkinsonbetroffener dar. Für die Ausbildung von Routinen brauchen Parkinsonbetroffene den unmittelbaren Bezug zu ihrer Lebens- und Versorgungssituation, d. h. individuelle Erfahrungen mit vermitteltem theoretischem Wissen. Damit leisten die Erkenntnisse einen Beitrag, wie Wissen angeeignet wird und Lernen im Kontext chronischer Krankheit erfolgt (Herzberg & Seltrecht 2011:76) und zur Entwicklung von Selbstmanagementkompetenz beitragen kann.

# 4.5

# Steigerung der Selbstmanagementfähigkeit als Produkt des Lernens

Die Erkenntnisse der Untersuchung erlauben den hier vorgestellten Lernprozess in unmittelbare Beziehung zum Aneignen und Weiterentwickeln von Selbstmanagementfähigkeiten zu stellen, da er den Erwerb theoretischen und praktischen Wissens differenziert darstellt und somit vor allem neueren Definitionen von Selbstmanagement gerecht wird, die über Patientenedukation und Complianceförderung hinaus gehen (Barlow et al. 2002; Grypdonck 2005; Haslbeck & Schaeffer 2007; Kendall et al. 2011; Kralik et al. 2004; Lawn, McMillan & Pulvirenti 2011; Müller-Mundt, Schaeffer, Pleschberger & Brinkhoff 2000). Die Ergebnisse der Arbeit zeigen, dass Menschen mit Parkinsonsyndrom in unterschiedlichen Formen während des gesamten Verlaufs lernen. Zum Erreichen eines effektiven Selbstmanagements ist ein großer Fundus an Erfahrung und eine langen Periode des Lernens Voraussetzung (Lawn et al. 2011:e7). Selbstmanagement unterscheidet sich nach Lorig und Holman (2003) von der traditionellen Patientenedukation durch „self-tailoring" (ebd.:3). Darunter verstehen sie das passgenaue Nutzen der Selbstmanagementfähigkeiten, also des erworbenen Wissens für die praktische Anwendung. Dieses Verständnis erlaubt das *Ausprobieren* als eine Strategie zur Entwicklung und zur Nutzung von Selbstmanagementkompetenz zu betrachten und es wird deutlich, dass Menschen mit Parkinsonsyndrom in Deutschland mit dieser Aufgabe ziemlich allein gelassen sind, was von den Gesundheitsprofessionen der vorliegenden Untersuchung bestätigt wird.

Die Ergebnisse der Arbeit zeigen, dass durch Erfahrungen Routinen entwickelt werden, die Betroffenen ermöglichen, vorbereitet in eine Zukunft mit der Erkrankung zu gehen. Gegebenenfalls handeln zu können, mindert das Gefühl der Infiltration. Somit unterstreichen die Ergebnisse die Bedeutung der Routine als Ausgangspunkt für Kompetenz (Olbrich 2010:108). Da Kompetenz veränderbar ist (Kaufhold 2006:22ff) und Routinen deren Grundlage darstellen, brauchen Menschen mit einer chronisch progredienten Erkrankung eine permanente Entwicklung von flexiblen und veränderbaren Routinen für ein erfolgreiches Selbstmanagement.

Im Rahmen von Selbstmanagement autonom zu handeln, heißt nicht nur selbst aktiv zu werden, sondern zeigt sich auch in der bewussten Übertragung von Handlungshoheit auf andere. Bewusst zu entscheiden, dass andere Personen steuern und entscheiden sollen, weisen auch andere Untersuchungen als selbstbestimmtes Handeln aus (Grypdonck 2005:49; Lawn et al. 2011:e7f; Lorig & Holman 2003:1). Somit verfügen auch Betroffene, die nicht bereit sind sich zu kümmern, über eine Form des Selbstmanagements, indem sie entscheiden, dass andere sich kümmern sollen. Wenn allerdings diese *Anderen* nicht vorhanden sind, beispielsweise bei fehlendem sozialen Netz, oder die Entscheidung nicht bewusst getroffenen wird, sondern andere reaktiv agieren müssen, so offenbaren die Ergebnisse der vorliegenden Arbeit, zeigt dieses Verhalten negative Konsequenzen wie unzureichende medikamentöse Einstellungen oder vermeidbare Nebenwirkungen und infolgedessen Krankhausaufenthalte. Grypdonck (2005) stellt diesbezüglich fest: „Autonomie zu respektieren bedeutet nicht, die Entscheidung dem Patienten zu überlassen. Es bedeutet, einer Person zu helfen, eine Entscheidung zu treffen, die sie als befriedigend betrachtet" (Grypdonck 2005:49).

Die Erkenntnisse der vorliegenden Arbeit zeigen auf, dass für eine Entscheidung seitens der Betroffenen innerhalb ihrer Lebens- und Versorgungssituation Verantwortung zu übernehmen, Wissen und praktische Möglichkeiten der Kontrolle Voraussetzung sind (Kralik et al. 2004:266; Lawn et al. 2011:e6; Lorig & Holman 2003:2). Es wird aber auch deutlich, dass Betroffene ohne Wissen und Kontrollmöglichkeiten Entscheidungen treffen, weil sie sich durch Gesundheitsprofessionen unter Druck gesetzt und sich moralisch verpflichtet fühlen, ihr tägliches Leben selbst zu managen und Verantwortung zu übernehmen (Haslbeck & Schaeffer 2009:194; Townsend, Wyke & Hunt 2006:189). Allein dass eine Entscheidung für eine Therapie, eine Maßnahme oder ein bestimmtes Verhalten getroffen wird, sagt demnach noch nichts über das Maß an Handlungs- und Selbstmanagementkompetenz der Betroffenen aus. Vielmehr müssen Professionelle die Handlungsfähigkeit der Betroffenen in Abhängigkeit der jeweiligen intervenierenden Bedingungen auf einem Kontinuum sehen und in Bezug zur Lernprozessphase an ihnen ausgerichtete Unterstützung sein, bewusste und befriedigende Entscheidungen treffen zu können. Das Handeln der Betroffenen ist nicht generell in ein gutes oder weniger gutes Selbstmanagement zu klassifizieren.

Die Ergebnisse zeigen, dass die intervenierenden Bedingungen für einen erfolgreichen Lernprozess sich teils gegenseitig beeinflussen. Eine starker sozialer Rückhalt oder eine gute (Berufs-) Bildung und die Erfahrungen in Führungspositionen zeigen einen positiven Einfluss; Isolationstendenzen oder eine frühe Berentung und in dessen Folge geringe finanzielle Mittel decken einen weniger positiven Einfluss auf die Bereitschaft und die Möglichkeiten sich selbst zu kümmern auf. Diese Erkenntnisse stehen im Einklang mit und erweitern die empirischen Befunde von Chenoweth et al. (2008), die die Bedeutung sozialer Unterstützung für die Selbstwirksamkeit und den Kohärenzsinn Parkinsonbetroffener als Hauptdeterminanten eines effektiven Selbstmanagements hervorheben (ebd.:192). Unterstützungsangebote müssen daher insbesondere die persönlichen und sozio-kulturellen Bedingungen für erfolgreiches Selbstmanagement berücksichtigen (Kendall et al. 2011:94).

# 4.6 Fazit

Die Erkenntnisse dieser Arbeit leisten mit der Darstellung des Lernprozesses und den fördernden und hemmenden Bedingungen einen Beitrag zum Verständnis der Lebens- und Versorgungssituation Parkinsonbetroffener in Deutschland. Sie verdeutlichen die „Entstehung und Aufrechterhaltung von Routinen" (Haslbeck 2008:51) zum Gestalten der Lebens- und Versorgungssituationen, sowie deren Bedeutung für das Lebenlernen mit Parkinsonsyndrom und stellen Anknüpfungspunkte für zukünftige Interventionen heraus. Die Bedeutung der Erkenntnisse für die Praxis der Gesundheitsprofessionen und in erster Linie für die Pflege in Deutschland wird im Folgenden dargelegt. Daran anknüpfend werden in einem Schlusswort auf Forschungsdesiderate verwiesen.

## 4.6.1 Praxisrelevanz

Die Ergebnisse zeigen Wege auf, inwiefern Erfahrungen und Wissen in Handlungsfähigkeit überführt werden und zu einer Selbstmanagementfähigkeit chronisch Kranker, im Sinne von Verantwortung übernehmen, beitragen kann. Um diesen Prozess zu unterstützen muss er zunächst verstanden werden (Mazanderani et al. 2012:6) und hierfür leistet die vorliegende Arbeit einen wichtigen Beitrag.

### Akzeptanz des Ausprobierens und Unterstützung im Offenbaren

Chronisch Kranke als Experten für sich selbst zu sehen, beinhaltet nicht nur das Bereithalten von Maßnahmen zur Erlangung von Expertenwissen der Betroffenen, sondern auch die Akzeptanz der Gesundheitsberufe gegenüber den Betroffenenstrategien dieses Wissen auszuprobieren, Erfahrungen zu sammeln und daraus praktisches Wissen zu generieren. Ausprobieren ist keine Therapieuntreue im Verständnis von Non-Compliance, sondern Strategie zum Kontrollerhalt und zur Erlangung von Routinen im Umgang mit der Komplexität der Lebens- und Versorgungssituationen inklusive des Medikamenten-, Symptom- und Alltagsmanagements, wie es auch Haslbeck und Schaeffer (2009) in ihrer Untersuchung mit chronisch Kranken herausstellen konnten (ebd.:192). Das Handeln der Betroffenen anzuerkennen dient der Beziehungsgestaltung zwischen Betroffenem und Pflegekraft, sowie der Vertretung einer akzeptierenden Haltung in der Öffentlichkeit, wie es Lubkin (2002) trefflich formuliert: „Eine der dringlichsten Verpflichtungen von Pflegefachkräften gegenüber chronisch kranken Menschen ist es, die Gesellschaft auf den Weg zu bringen, die Selbstbestimmung dieser Menschen und ihr Engagement für Lebensqualität anzuerkennen" (ebd.:48). Die Ergebnisse der vorliegenden Untersuchung zeigen, dass Betroffene sich genau diese Unterstützung wünschen.

Inhaltlich geht es neben Informationsvermittlung und Beantwortung von Fragen darum, den Betroffenen zu erleichtern, sich zu offenbaren und sich nicht zu verstecken. Pflegende können dabei eine Motivationsrolle einnehmen und dem Handeln der Betroffenen Anerkennung zollen, nicht zuletzt um eine Vertrauensbasis für die Interaktionen zu schaffen. Pflegende müssen die Suche nach Wissen und das Ausprobieren seitens der Betroffenen anerkennen und im Rahmen von Achtung der Autonomie lernen, Entscheidungen der Betroffenen auszuhalten, auch wenn sie mit der eigenen Ansicht kollidieren. Es bedarf der Erinnerung, dass chronisch kranke Menschen ihre erworbenen Kenntnisse im Umgang mit der Erkrankung mit Eintritt in eine Einrichtung des Gesundheitswesens nicht ablegen (Strauss et al. 1985/1997), sondern die Interaktion mit Professionellen und die Akzeptanz oder Ablehnung von Maßnahmen beeinflussen. Flexibilität, Offenheit, Toleranz und Akzeptanz gegenüber den Handlungen von Betroffenen sind notwendige Grundlagen, um sie als gleichberechtigte Partner in den Versorgungssituationen wahrzunehmen und deren Selbstmanagementkompetenz zu fördern (Coates & Boore 1995:638). Um eine solche Haltung einnehmen zu können müssen die Art und Weise der Beziehungsgestaltung und der Kommunikation mit Betroffenen im Fokus von Fortbildungsveranstaltungen für Professionelle stehen (Bloem & Stocchi 2012:8; Haines et al. 2006). Gleichsam zeigt der Mangel an Zeit und die restriktiven Rahmenbedingungen in der Praxis einen nicht unerheblichen Einfluss auf die Kommunikationsmöglichkeiten mit Betroffenen und fordert entsprechend zur Neugestaltung der Bedingungen auf, um eine kontinuierliche Begleitung zu ermöglichen, welche über den Zeitpunkt der Diagnosestellung hinaus Informationen einerseits und psychosoziale *Beruhigungsarbeit* andererseits gewährleistet.

Die Ergebnisse der Arbeit verdeutlichen, dass der psychosozialen Seite und dem subjektiven Erleben der Betroffenen seitens der Gesundheitsprofessionen bisher zu wenig Aufmerksamkeit geschenkt wird. Keiner der Informanten der vorliegenden Studie erwähnt eine über die Gabe von Standardinformation hinausgehende, ihm angebotene psychosoziale Begleitung, weder zum Zeitpunkt der Diagnosestellung noch im weiteren Verlauf – trotzdem sich die interviewten Professionen durchaus bewusst sind, dass Betroffene erst einmal allein mit der *niederschmetternden* Diagnose sind.

Das eine mangelnde Ausrichtung auf die emotionalen Bedürfnisse der Betroffenen das Lernen mit der Erkrankung zu leben und die Entwicklung von Selbstmanagementkompetenz hemmen, zeigen auch Studien zu anderen chronischen Erkrankungen (Mead, Andres, Ramos, Siegel & Regenstein 2010:73). Mittels eines individuellen Eingehens auf die Betroffenen kann nicht nur aktives, sondern auch passives Hoffen unterstützt und Ziele benannt und hilfreiche Bedingungen für das Lernen gefördert werden. Durch eine individuelle Begleitung kann womöglich auch nicht-intentionales Lernen in intentionales Lernen überführt werden, wenn Betroffene Unterstützung in der Reflexion von Erfahrungen erhalten. Gesundheitsberufe sollten zudem auf Fragen zu individuellen sozialen Angelegenheiten eingehen können (Calne 2008), welche nach der vorliegenden Arbeit von der Beantragung von Leistungen nach den Sozialgesetzbüchern bis zur Vermittlung von Selbsthilfegruppen und von Ansprechpartnern reicht. Nur durch individuelles Eingehen auf den Betroffenen fühlt sich dieser als Person mit seiner Lebenssituation ernst genommen und aufgehoben. Dieses Interesse am subjektiven Erleben Parkinsonbetroffener durch Gesundheitsprofessionen kann nicht zuletzt auch über die Möglichkeit passgenauer Interventionen zu einem gesteigerten Vertrauen der Betroffenen in die Versorgungssituation münden und damit nachhaltig die Lernprozesse positiv beeinflussen.

### Selbsthilfe unterstützen

Die vorliegenden Ergebnisse zeigen, dass die Arbeit der Selbsthilfegruppen vielen Pflegenden und Betroffenen nicht bekannt ist. Nach Bloem und Stocchi (2012) erfahren nur 2.8 % der Betroffenen bei Diagnosestellung von der Selbsthilfegruppe (ebd.:4). Zudem zeigen die Erkenntnisse, dass sich Betroffene in den Gruppen eine psychosoziale Begleitung durch Gesundheitsprofessionen wünschen, was im Einklang mit einer amerikanischen Studie zur Zufriedenheit Parkinsonbetroffener hinsichtlich psychosozialer Begleitung steht (Dorsey, Voss, Shpreher, Deuel, Beck, Gardiner et al. 2010:2128). Es gilt daher seitens der Pflegeexperten ein Bewusstsein bei Betroffenen, aber auch bei Gesundheitsprofessionen zu schaffen, dass es diese organisierte Selbsthilfearbeit gibt und ihre primäre Aufgabe muss hier eine vermittelnde Rolle sein (Chenoweth et al. 2008:192). Gleichsam zeigen die Ergebnisse der Arbeit deutlich, dass die Entwicklung von Gruppen zur Unterstützung Angehöriger von Parkinsonbetroffenen mehr Aufmerksamkeit bedarf.

Aufgrund der generell mangelhaften Aufklärung, der fehlenden Begleitung, der immer wieder neu auftauchenden Fragen, bietet das Internet eine zunehmende Quelle vermeintlich passgenauen Wissens für die eigene Lebens- und Versorgungssituation. Doch gerade dadurch werden zunehmend Therapien und Wissen generiert, welche nicht immer helfen, möglicherweise gar schaden können (Arbeitsgemeinschaft Parkinsonfachkliniken, AGPFK 2006). Das Fragenstellen der Betroffenen wird daher zunehmen und Gesundheitsprofessionen werden nicht nur „Fragen und Anregungen akzeptieren müssen, die nicht immer auf Gefallen stoßen" (Wallacher, Quinger & Bruder

2005:286), sondern deren Diskussion zusätzliche Zeit in Anspruch nehmen werden wird, die unter derzeitigen Rahmenbedingungen nicht gegeben ist.

Das Internet beeinflusst durch den schnellen Zugriff auf immer verfügbares Wissen die Entwicklung von Selbstmanagementkompetenz und löst den Austausch mit Gleichbetroffenen als den alleinigen effektivsten Weg Wissen zu generieren, wie er bei Charlton und Barrow (2002) beschrieben wird, womöglich gar ab. Angeeignetes Wissen über Therapien und deren potentielle Wirkung zu kanalisieren ist im Zuge der leichten Sammlung von Wissen über das Internet zunehmend von Bedeutung und kein Phänomen allein von Parkinsonbetroffenen (Hariz, Limousin, Tisch, Jahanshahi & Fjellman-Wiklund 2011:2103). Nach den vorliegenden Ergebnissen sind es neben den Ärzten vor allen Dingen die Pflegeexperten, die sowohl im ambulanten Bereich, während eines stationären Klinikaufenthaltes, als auch danach telefonisch um Rat gefragt werden. Was fehlt sind die Bedingungen, um „Lerngelegenheiten" (Reischmann 2010:10) zu schaffen und das Lernen der Betroffenen damit zu fördern. Es gilt für die Zukunft nicht nur die Zeit und den Raum für Beratungsgespräche zu schaffen, sondern diese auch im Hinblick auf die erforderlichen Kompetenzen der Gesundheitsprofessionen zu betrachten, um diese Selbsthilfestrategien unterstützen zu können.

### Unterstützung als kontinuierliche Begleitung

Lernen mit der Infiltration zu leben, bedeutet durch Wissen und Erfahrung die Ungewissheit, welche unweigerlich im Rahmen einer progredienten, chronisch degenerativen Erkrankung auftritt, zu mildern. Diesen Lernprozess zu unterstützen, muss ein Weg sein, „um die Ungewissheit in den Griff zu bekommen, damit Kranke, Familienangehörige oder Betreuungskräfte nicht davon überwältigt werden" (White & Lubkin 2002:120).

Diese Unterstützung muss, so die Erkenntnis der vorliegenden Studie, als eine kontinuierliche Begleitung des Lernprozesses mit Blick auf die gesamte Lebenssituation der Betroffenen gestaltet sein. Diese Form der Begleitung in der Reorganisation des Alltags von Parkinsonbetroffenen sieht auch Lökk (2011) als erforderlich (ebd.:37). Pflegende können diese begleitende Rolle übernehmen und nicht nur reaktiv, sondern auch vorbeugend tätig werden. Es gilt, Betroffene zu ermutigen Fragen zu stellen und ihnen darin Unterstützung zu sein, denn Betroffene haben vor allem zu Beginn Angst zu fragen und wissen auch nicht wie, was und wen sie fragen sollen (Giles & Miyasaki 2009).

Gerade bei Diagnosestellung und zu Beginn des aktiven Auseinandersetzens mit der Erkrankung erhalten Betroffene häufig Informationsbroschüren von ihren Ärzten, deren Inhalte sie teils erschrecken und in den augenblicklichen und individuellen Lebenssituationen kaum oder gar nicht weiter helfen. Auch andere Studien zeigen den Bedarf passgenauer Informationen und die Schwierigkeit der Betroffenen Inhalte von bestehenden Broschüren und anderer Literaturquellen zu verstehen (Birgersson & Edberg 2004; Bloem & Stocchi 2012). Wie bereits bei Macht et al. (2003) bleibt zu fordern, Informationen auf den einzelnen Menschen mit Parkinsonsyndrom hinsichtlich Bildung, spezifischen Fragen, Schwere der Erkrankung, bestimmten Symptomen, früheren Erfahrungen und bestehendem Wissen abzustimmen. Entsprechende Interventionen sind zwar in der Literatur zu finden (Ellgring, Gerlich, Macht & Schradi 2006), werden von den Informanten in der vorliegenden Studie aber nicht benannt. Aufklärung und Information nach der Diagnosestellung erfolgt nicht flächendeckend, sondern bruchstückhaft und zwischen Tür und Angel, obgleich Patientenedukation ein „geplanter Vorgang" (Bopp & Lubkin 2002:521) sein sollte. Hier offenbart die Arbeit Lücken zwischen den theoretischen Erkenntnissen einerseits und den praktischen Unterstützungsmaßnahmen andererseits, die es in naher Zukunft zu schließen gilt.

Im Gegensatz zu Aufklärungsbroschüren bietet eine Person, als Anlaufstelle den Betroffenen nicht nur Informationsgabe, sondern die gewünschte Möglichkeit der Rücksprache. Spezifische Inhalte von Interventionen sollten sich aufgrund der persönlichen oder strukturellen Bedingungen und dem Stand des Betroffenen im Lernprozess ergeben und dann maßgeschneidert angeboten werden (McLaughlin et al. 2011:180). Um diese Einschätzungen vornehmen und das Selbstmanagement der Betroffenen zielgerichtet fördern zu können, bedarf es einer Checkliste oder wie es auch Chenoweth et al. (2008) nennen, einem Assessment, in dessen inhaltliche Entwicklung die Ergebnisse der vorliegenden Untersuchung einfließen sollten.

Informationen müssen vor dem Hintergrund der Lebens- und Versorgungssituation des einzelnen Betroffenen reflektiert werden, um sie in ein effektives Handeln überleiten zu können. Es geht einerseits darum ihnen Informationen an die Hand zu geben und andererseits darum sie zu begleiten, was sie mit vorhandenen Informationen tun können und/oder tun sollen. Die Ergebnisse machen in Form der Lernprozessdarstellung besonders deutlich, dass es weniger um eine Kuration als um eine Palliation in der Begleitung Parkinsonbetroffener geht (Andersen 1999).

In der Arbeit wird deutlich, dass eine professionelle Unterstützung im ambulanten Sektor allein auf den vierteljährlichen Facharztbesuch reduziert ist. Erst mit einsetzender Pflegebedürftigkeit haben Betroffene und Angehörige die Möglichkeit eine Beratung hinsichtlich der Pflegesituation zu erhalten. Eine pflegefachliche Beratung in Bezug auf die Besonderheiten bei Parkinsonsyndromen ist damit allerdings nicht gewährleistet. Ergänzend zu den Ergebnissen zeigen andere Untersuchungen, dass Menschen mit Parkinsonsyndrom ein höheres Risiko haben, früher in ein Setting der stationären Altenpflege wechseln zu müssen als gleichaltrige Personen, die nicht an einem Parkinsonsyndrom erkrankt sind (Vossius et al. 2009:194ff). Daher gilt es die ambulante Begleitung sinnvoll auszuweiten und die Expertise von Pflegeexperten nicht nur im stationären Setting anzusiedeln, sowie den Zugang zu deren Beratungen nicht an das Vorliegen einer Pflegestufe zu koppeln. Pflegende mit speziellem Wissen über Parkinsonsyndrome können und sollen Betroffenen eine Begleitung im Lernprozess sein – unabhängig in welchem Sektor des Gesundheitswesens sich der Betroffene augenblicklich befindet.

## Begleitung von Angehörigen

Nach Erkenntnissen der durchgeführten Untersuchung sollten Versorgungskonzepte nicht allein auf chronisch Kranke, sondern auch auf das soziale Umfeld und dessen Erhaltung zielen (Schaeffer 2006:196). In der Diskussion und Entwicklung neuer Versorgungskonzepte wie der Parkinson Nurse müssen also, so zeigen es die vorliegenden Ergebnisse, die Angehörigen und insbesondere bei jungen Betroffenen die gesamte Familie im Fokus spezieller Unterstützungskonzepte stehen. Der Einbezug von Familie in die Aufklärung und Unterstützung im Umgang mit der Erkrankung durch Professionelle wird von Betroffenen als klares Manko gesehen. Dies ist von besonderer Bedeutung, da eine geringe gemeinschaftliche Auseinandersetzung mit der Erkrankung auch Konsequenzen im Sinne von Zerbrechen von Partnerschaften und Familien sowie im Sinne von misslichen Beziehungen zwischen Eltern und Kindern haben kann. Diese Ergebnisse stehen im Einklang anderer internationaler Studien, die ebenso Unterstützung für die Angehörigen von Betroffenen fordern (Edwards & Ruettiger 2002; Habermann & Davis 2005). Gegebenenfalls können mit der Deckung eines solchen Unterstützungsbedarfes innerfamiliären Problemlagen vorgebeugt oder aktiv bewältigt werden. Damit geht ein solches Konzept zur Einbindung von Familien über die teils phrasenhafte Forderung zur Entlastung einzelner *pflegender* Angehöriger hinaus. Wie Schaeffer und Moers bereits 2003 formulieren, müssen diese Unterstützungsmaßnahmen „der Aufrechterhaltung familialen und sozialen Lebens" (ebd.:473f) dienen und daher inhaltlich über die Rolle als *pflegender* Angehöriger hinausgehen und die Doppelbelastung vieler Angehöriger mit Familie und Beruf im Blick haben. Pflegeexperten formulieren, dass Angehörige ihre Überforderung zugeben und Bedarfe formulieren, wenn man sie *anspricht*. Das bedeutet auch, dass das bloße Vorhandensein eines Ansprechpartners nicht ausreicht, sondern es eine zugehende Struktur bedarf. Angehörige würden dadurch nicht nur selbst, sondern als Bestandteil des sozialen Rückhaltes der Betroffenen in ihrem Einfluss auf die Strategien der Betroffenen innerhalb des Lernprozesses gestärkt werden.

Durch eine aufsuchende, kontinuierliche Begleitung können Pflegeexperten „ergebnislosen Suchbewegungen" (Schaeffer & Moers 2003:471) rechtzeitig gegensteuern. Erlangtes Wissen kann mit Hilfe erfahrener Pflegeexperten kanalisiert und im Sinne von autonomen Entscheidungen in eine für sie befriedigende Richtung gebracht werden und damit der Selbstmanagementförderung, wie sie Haslbeck und Schaeffer (2007) beschreiben, gerecht werden (ebd.:84). Dass das Selbstmanagement von Betroffenen und Angehörigen bzw. Familien dabei nicht immer einfach von einander zu trennen ist (Ryan & Sawin 2009), wird mit der vorliegenden Arbeit und der dargestellten Bedeutung von sozialem Rückhalt und des einsetzenden Perspektivwechsels hin zu einer Wir-Orientierung deutlich.

Eine professionelle Begleitung, losgelöst von Sektoren des Gesundheitswesens gewährleistet Kontinuität in der Versorgung der Betroffenen und eine möglichst anhaltende Stabilität der Lebenssituation der Betroffenen und deren Familien. Nach den Erkenntnissen der vorliegenden Arbeit bedeutet das, die Eigeninitiative der Betroffenen zu fördern und Betroffene nicht allein zu lassen, sondern ihnen auch durch eine aufsuchende Begleitung Halt im Ausprobieren und Herantasten an Wissen zu geben. Die Pflege kann und muss eine solche begleitende Rolle im Lernen, mit der Erkrankung zu leben, einnehmen können. Pflegeexperten können zwar auch als Netzwerker tätig werden (Wensing et al. 2011) oder innerhalb der Pflege als Multiplikatoren agieren, um zu gewährleisten, dass „alle an einem Strang ziehen". Primär geht es aber darum, die Betroffenen zu ermuntern und zu motivieren, ihnen Unterstützung bei der Reflexion von Erfahrungen im Rahmen des Ausprobierens zu sein und ihnen adäquates Wissen zu vermitteln. Somit ließen sich Ungewissheit, Orientierungslosigkeit und Ohnmacht als bedeutsame Merkmale der Infiltration ab- und Sicherheit in der Gegenwart und für die Zukunft aufbauen.

## 4.6.2 Schlusswort

Die Wahl der Methode der Grounded Theory nach Strauss und Corbin (1996) zeigt sich in ihrer Anwendbarkeit im Rahmen der dieser Arbeit zugrunde liegenden Fragestellung nach Merkmalen von Lebens- und Versorgungssituationen als gerechtfertigt, da insbesondere das Handeln und die Interaktionsstrategien und deren subjektiven Bedeutungen und Konsequenzen für die Akteure herausgearbeitet werden konnten. Um mit den Worten von Denzin (2007) zu sprechen, zeigt die qualitative Untersuchung „Geschichten, die gelingen, aber auch scheitern können" auf (ebd.:145) und damit ein Set von förderlichen oder hemmenden Bedingungen, die Impulse für das Handeln von Pflegeexperten in Deutschland darbieten.

Mittels der Grounded Theory Methodologie konnten empirisch begründete Erkenntnisse erarbeitet werden, die sich auf einen „spezifischen Feldausschnitt" (Truschkat et al. 2005:Abs.47), nämlich auf das Erleben von Menschen mit Parkinsonsyndrom in Deutschland, beziehen. In der Diskussion wird aber deutlich, dass es durchaus Parallelen zu anderen chronischen Erkrankungen gibt. Deutlich wird dies insbesondere in der Betrachtung der Diagnosephase, der Reaktionen auf die Diagnosestellung und den fortwährenden Irritationen eines chronisch progredienten Krankheitsverlaufes, der ständig Anpassungen der Betroffenen erfordert. Somit können die vorliegenden Ergebnisse und die Betrachtung der praktischen Implikationen durchaus auch für die Versorgung anderer chronisch kranker Menschen in Deutschland als ein Denkanstoß gesehen werden.

## Familien und Routinen

In der Literatur wird immer wieder vom Festhalten an nicht mehr effektiven Routinen geschrieben (u. a. Grypdonck 2005:33; Schaeffer & Moers 2008:7; Strauss 1993:198). Diese zeigen in der vorliegenden Arbeit Betroffene auf, die eher keine soziale Unterstützung haben, keine individuelle ärztliche Betreuung erhalten, älter sind und von zusätzlichen Erkrankungen betroffen sind. Gleichwohl sind Betroffene im Endstadium eines Parkinsonsyndroms, in welchen Routinen möglicherweise nicht mehr greifen, aufgrund kognitiver, psychischer oder auch physischer Beeinträchtigungen, wie Demenz, Halluzinationen, ausgeprägter Dysarthrie oder Fatigue, nicht zu interviewen gewesen, sondern es sind dann eher deren Angehörige, die zu Wort kommen und die dann im Rahmen *ihres* Lernprozesses und der *Wir*-Orientierung wiederum von der Entwicklung von Routinen berichten und derer auch für die Betroffenen kompensieren (Williams & Keady 2008:384). Diese gewonnenen Erkenntnisse zeigen erste Zugänge zum Stattfinden oder Ausbleiben von Entwicklung von Routinen und sollten gerade mit dem Fokus auf Angehörige in weiteren Untersuchungen vertieft werden. Einen besonderen Forschungsbedarf zeigt die Arbeit hinsichtlich der Bewältigung und des gemeinsamen Lernens von jungen Familien auf.

## Kompetenz der Pflegeexperten

Da die Förderung von Selbstmanagement und damit die Unterstützung des Lernprozesses mit der Erkrankung zu leben nicht nur im stationären Setting, sondern vor allem nah an den Alltagssituationen der Betroffenen ansetzen sollte (Müller-Mundt & Schaeffer 2011:8), kann die Aufgabe der kontinuierlichen Begleitung in die ambulante Pflege und dort in Konzepte zur spezialisierten Pflege im Sinne der Parkinson Nurses gelegt werden. Inwiefern diese Pflegeexperten über die von den Gesundheitsprofessionen dieser Studie und in der Literatur geforderten und „nötigen klinisch-pharmakologischen und kommunikativ-edukativen Kompetenzen" (Müller-Mundt & Schaeffer 2011:9) verfügen, gilt es zu prüfen. Daher wird deutlich, dass für eine professionelle Unterstützung des Selbstmanagements im Sinne einer Begleitung der Betroffenen auch die Kompetenzen der Gesundheitsprofessionen und allen voran die der Pflege entsprechend geprüft und angepasst werden müssen. Daher gilt es in zukünftigen Untersuchungen die Inhalte der Fortbildung der Parkinson Nurse in Deutschland auf die Möglichkeit der Förderung des Selbstmanagements Parkinsonbetroffener hin zu evaluieren. Inwiefern Parkinson Nurses sich selbst über den Begleiter hinaus beispielsweise auch als Multiplikator innerhalb der eigenen oder einer angrenzenden Berufsgruppe sehen, bleibt zu untersuchen.

Weiter bleibt ein konzeptioneller Austausch mit Pflegeexperten aus der Praxis und Pflegewissenschaftlern zu fordern, um die notwendigen Kompetenzen einer begleitenden Pflegexpertin einerseits und die Rahmenbedingungen andererseits für die Zielerreichung vorangestellter Prämissen zusammenzustellen und das Curriculum der Parkinson Nurses entsprechend zu prüfen und anzupassen.

### Inanspruchnahme von Selbsthilfeangeboten

Da Selbsthilfegruppen einen großen Einfluss auf das Handeln der Betroffenen haben, aber nur ein geringer Teil aller Betroffenen in ihnen organisiert ist, Betroffene teils Gruppen ausprobieren dann aber doch eine Teilnahme ablehnen, sollten die hemmenden und fördernden Faktoren der Nutzung von Selbsthilfegruppen in Deutschland und möglicherweise auch der organisatorische Aufbau von Selbsthilfegruppen näher betrachtet werden. Das Wirken und Funktionieren von Selbsthilfegruppen muss demnach weiter untersucht werden, da sie einen positiven Einfluss auf das Lernen und die Entwicklung von Selbstmanagementfähigkeit haben, aber scheinbar Barrieren vorliegen, die sie für in Symptomatik, Lebenssituation und Persönlichkeit unterschiedliche Betroffene nicht gleichermaßen zugänglich halten. Eine bloße Vermittlung von Selbsthilfegruppenaktivitäten durch Pflegeexperten allein reicht nicht immer aus, wenn diese aus unterschiedlichen Gründen nicht wahrgenommen werden. Diesbezüglich können Überlegungen zu einer kontinuierlichen Begleitung der Gruppentreffen durch Pflegeexperten oder anderer therapeutischer Professionen Aufschluss darüber geben, inwiefern Selbsthilfegruppen enger begleitet werden sollten, wie es sich einige Informanten dieser Studie auch wünschen. Es muss daher auch eine vertiefende Überlegung zu kontinuierlicher psychosozialer Betreuung der Selbsthilfegruppen aufgenommen werden, um damit möglicherweise den Verbleib in den Gruppen langfristig zu erhöhen. Entsprechende Konzepte sollten nach den vorliegenden Erkenntnissen entwickelt und überprüft werden.

### Ausweitung der Perspektiven

Die befragten Mediziner und Pflegeexperten zeigen durch ihr beschriebenes Engagement und ihr Wissen zu Parkinsonsyndromen zahlreiche Unterstützungsmöglichkeiten für Betroffene und deren Angehörige auf. Da die befragten Neurologen und Pflegenden sich eher durch ihre besondere Expertise in der Versorgung Parkinsonbetroffener auszeichnen, wird deutlich, dass die vorliegende Untersuchung nur wenige Erkenntnisse beitragen kann, die den Blick der ungeschulten und unwissenden Pflegenden und Ärzte umfasst, von denen alle Interviewten berichten. Weiterführende Studien sind diesbezüglich erwünschenswert, da für eine kontinuierliche Begleitung sowohl die Bedürfnisse der Betroffenen, das Selbstverständnis von spezialisierter Pflege als auch der Blick anderer, weniger informierter Beteiligter in der Versorgung Parkinsonbetroffener aufeinander abgestimmt sein sollten.

Darüber hinaus bleibt festzuhalten, dass Betroffene als Kunden nach „verlässlicher Orientierung, emotionaler Geborgenheit und glaubwürdiger Moral" suchen (Huber & Langbein 2005:186f). Vertrauen und eine offene Kommunikation sind auch für den Erfolg von Interventionen von Dienstleistungsanbietern des Versorgungssystems verantwortlich und sollten daher im Bezug auf Kundenbindung in Einrichtungen des Gesundheitswesens ernst genommen und im Rahmen von Qualitätssicherung berücksichtigt werden. Die vorliegende Arbeit kann diesbezüglich lediglich Tendenzen aus den

Narrationen ableiten, wie häufig Betroffene Gesundheitsexperten und Einrichtungen wechseln und damit genau diesen Einfluss belegen. Die Ergebnisse der vorliegenden Arbeit stehen daher nicht nur im Mittelpunkt von Optimierung der Patientenorientierung, sondern auch im Blickwinkel betriebswirtschaftlicher Interessen, wie Kundenbindung und Kundenzufriedenheit und können somit auch für diese Perspektive einen wertvollen Impuls darstellen.

# 5

# Zusammenfassung

Die steigende Anzahl von Menschen mit Parkinsonsyndrom führte auch in Deutschland zur Entwicklung einer Intervention im Sinne von bereits international tätigen Parkinson's Disease Nurse Specialists. Für die inhaltliche Ausgestaltung der Fortbildung dieser Pflegeexperten zur Parkinson Nurse sowie für die praktischen Aufgabengebiete der Absolventen wurde auf Erfahrungswissen und internationale Literatur zurückgegriffen. Inwiefern Ergebnisse zahlreicher internationaler und die der einzelnen deutschen Studien Einblicke in die Lebens- und Versorgungssituation Parkinsonbetroffener in Deutschland als Orientierung für Handlungsfelder spezialisierter Pflege geben können, bleibt unklar und die Frage nach der Passgenauigkeit der derzeitigen Arbeit der Parkinson Nurses auf die Bedürfnisse der Betroffenen damit unbeantwortet.

Ziel der vorliegenden Arbeit ist, einen empirisch fundierten Einblick in das Erleben und Gestalten der Menschen mit Parkinsonsyndrom in Deutschland zu geben. Die Ergebnisse sollen einen Beitrag zur Diskussion von bestehenden und zukünftigen pflegerischen Interventionen und Versorgungsmodellen für Parkinsonbetroffene in Deutschland leisten. Ziel ist es, Pflegenden Kenntnisse über das Erleben und Handeln der Betroffenen im Krankheitsverlauf und Anknüpfungspunkte für professionelle Interventionen zur Verfügung zu stellen. Daraus leiten sich die folgenden Fragestellungen ab:

> *Wie erleben und gestalten Menschen mit Parkinsonsyndrom ihre Lebens- und Versorgungssituationen in Deutschland? und Welche Perspektiven haben Angehörige, Pflegende und Ärzte auf die Lebens- und Versorgungssituationen in Deutschland?*

Mittels der Grounded Theory Methodologie als rekonstruktives Verfahren der qualitativen Sozialforschung werden zuvor geführte Interviews mit Parkinsonbetroffenen, deren Angehörigen, Neurologen und Pflegeexperten analysiert. Insbesondere durch die Werkzeuge des ständigen Vergleichens während der Analyse, dem wechselnden Erheben und Auswerten der Daten, sowie mittels des Kodierparadigmas können sowohl Bedingungen, Handlungsstrategien als auch Konsequenzen als Merkmale der Lebens- und Versorgungssituationen herausgearbeitet werden.

Als Kernphänomen, welches alle Betroffenen gleichermaßen betrifft, wird das *Leben lernen müssen mit Parkinson* herausgearbeitet. Der stattfindende Lernprozess gründet sich auf das Aneignen theoretischen Wissens und auf Erfahrungen und des darauf basierenden praktischen Wissens gleichermaßen. Das Erleben und Gestalten der Lebens- und Versorgungssituationen der Parkinsonbetroffenen werden durch die Strategien des Lernens und der Haltung innerhalb des Lernprozesses, sowie dessen Ergebnisse permanent beeinflusst. Betroffene erlangen ein ganz individuelles Praxiswissen, entwickeln flexible Routinen mit deren Hilfe sie sich und ihre Situation einschätzen können und danach handeln können. Bestenfalls gelingt es ihnen, *sich nicht zu verstecken* und fühlen sie sich für die Gegenwart und die Zukunft *gewappnet*. Sie bekommen ein Gefühl von Kontrolle und Macht über ihre Lebenssituation und gelangen so zurück zu einer Normalität, die ihnen ermöglicht sie *selbst sein und bleiben zu können*. Ausgangspunkt und ständiger Begleiter dieses Lernprozesses ist das Gefühl der *Infiltration*, welches sich in erster Linie durch Ungewissheit, Angst und Orientierungslosigkeit zeigt. Wissen aneignen ist kein punktuelles Ereignis und passiert den Betroffenen nicht einfach so. Sowohl das *Herantasten an Wissen* als auch das *Ausprobieren* bedeuten Arbeit, die über den gesamten Verlauf der Erkrankung erbracht werden muss und Grundlage für eine erfolgreiche Krankheitsbewältigung darstellt und die Selbstmanagementfähigkeit beeinflusst.

Die vorliegende Arbeit zeigt auf, dass das Lernen ein mehrphasiger Prozess ist, der in Abhängigkeit verschiedener Einflussgrößen, wie z. B. das Alter, die Art und Intensität der Symptome, existentieller Lebenserfahrungen oder der Umfang des sozialen Rückhaltes, seitens der Betroffenen eine eher passive oder aktive und eine eher unbewusste oder bewusste Lernhaltung aufzeigt.

Die Erkenntnisse der vorliegenden Arbeit geben Pflegenden Anhaltspunkte für ihre tägliche Arbeit mit Menschen mit Parkinsonsyndrom und deren Angehörigen, indem sie aufzeigen welche Bedingungen das Lebenlernen und die Entwicklung von Selbstmanagementfähigkeit fördern können.

# DANKSAGUNG

An letzter Stelle möchte ich einigen besonderen Menschen danken, die mich auf dem Weg des Promotionsvorhabens unterstützend begleitet haben.

Zunächst danke ich meinem Mentor Prof. Dr. Wilfried Schnepp für die umfassende Betreuung, seine aufmunternde Art und den richtigen Druck zur rechten Zeit, aufgrund dessen ich diese Arbeit in meinem persönlichen Zeitrahmen fertig stellen konnte. Weiter danke ich Frau Prof. Dr. Ulrike Höhmann für Motivationsarbeit und ihre kontinuierliche Unterstützung in der Reifung des Forschungsgegenstandes. Frau Privatdozentin Dr. med. Iris Reuter danke ich für die vielfältigen Möglichkeiten, Menschen mit Parkinsonsyndrom zu begleiten und deren Versorgungsmöglichkeiten kennen zu lernen und mit zu gestalten.

Für die anfänglich Sondierung meiner Gedanken zum Forschungsvorhaben und die Ermutigung diese neu auszurichten, danke ich zudem Herrn Prof. Dr. Michael Schilder. Für die Weiterentwicklung meines Methodenrepertoires und der Möglichkeit der Reflexion und gemeinsamen Interpretation von Daten danke ich den Mitgliedern des Doktorandenkollegs des Departements für Pflegewissenschaft an der privaten Universität Witten/Herdecke und den Mitgliedern der DocAg „qualitative Sozialforschung" der Frankfurt Graduate School der Universität Frankfurt am Main. Ganz besonderer Dank gilt meinen Peers Rhea, Jule, German, Anne und Michel, die zu unterschiedlichen Zeitpunkten den Prozess der Arbeit immer wieder erfragt, diskutiert, kritisiert und unterstützend begleitet haben.

Ich danke dem Pflegedirektor des Universitätsklinikum Frankfurt am Main, Herrn Martin Wilhelm und den Mitarbeitern der Stabsstelle Pflegeentwicklung, Frau Christa Flerchinger und Frau Claudia Haupt für ihre Unterstützung in der Fertigstellung der Arbeit.

Der allergrößte Dank gilt meinen Eltern und ganz besonders meiner wunderbaren Frau, die immer an mich glaubten, mir den Rücken frei gehalten haben und immer alles möglich gemacht haben, damit ich die vorliegende Arbeit vollenden konnte. Danke!

# LITERATURVERZEICHNIS

Aarsland, D.; Ballard, C.; Larsen, J. P.; McKeith, I. (2001): A comparative study of psychiatric symptoms in dementia with Lewy bodies and Parkinson's disease with and without dementia. International Journal of Geriatric Psychiatry, 16(5):528–536.

Aarsland, D.; Kurz, M. W. (2010): The epidemiology of dementia associated with Parkinson's Disease. Journal of the Neurological Sciences, 289(1-2):18–22.

Aarsland, D.; Kvaloy, J. T.; Andersen, K.; Larsen, J. P.; Tang, M. X.; Lolk, A., et al. (2007): The effect of age of onset of PD on risk of dementia. Journal of Neurology, 254(1):38–45.

Aarsland, D.; Larsen, J. P.; Karlsen, K.; Lim, N. G.; Tandberg, E. (1999): Mental symptoms in Parkinson's disease are important contributors to caregiver distress. International Journal of Geriatric Psychiatry, 14(10):866–874.

Aarsland, D.; Larsen, J. P.; Tandberg, E.; Laake, K. (2000): Predictors of nursing home placement in Parkinson's disease: a population-based, prospective study. Journal of the American Geriatrics Society, 48(8):938–942.

Aarsland, D.; Andersen, K.; Larsen, J. P.; Perry, R.; Wentzel-Larsen, T.; Lolk, A., et al. (2004): The rate of cognitive decline in Parkinson disease. Archives of Neurology, 61(12):1906–1911.

Aarsland, D.; Zaccai, J.; Brayne, C. (2005): A Systematic Review of Prevalence Studies of Dementia in Parkinson's Disease. Movement Disorders, 20(10):1255–1263.

Abels, H. (2010): Identität: Über die Entstehung des Gedankens, dass der Mensch ein Individuum ist, den nicht leicht zu verwirklichenden Anspruch auf Individualität und die Tatsache, dass Identität in Zeiten der Individualisierung von der Hand in den Mund lebt (2., überarbeitete und erweiterte Auflage.), VS Verlag für Sozialwissenschaften/GWV Fachverlage GmbH Wiesbaden.

Abudi, S.; Bar-Tal, Y.; Ziv, L.; Fish, M. (1997): Parkinson's disease symptoms – patient's perceptions. Journal of Advanced Nursing, 25(1):54-9.

Albin, R. L. (2006): Parkinson's disease: background, diagnosis, and initial management. Clinics in Geriatric Medicine, 22(4):735–751.

Andersen, Svend (1999): Patient perspective ans self-help. Neurology 52(7)Suppl. 3:S26-S28

Anderson, J. R. (2007): Kognitive Psychologie (6. Auflage), Springer, Berlin.

Arbeitsgemeinschaft Parkinsonfachkliniken (AGPFK) (2006): Chefärzte der Parkinson-Fachkliniken warnen vor Ohrimplantaten zur Behandlung der Parkinson-Krankheit. dPV-Nachrichten, (96):16.

Axelrod, L.; Gage, H.; Kaye, J.; Bryan, K.; Trend, P.; Wade, D. (2010): Workloads of Parkinson's specialist nurses: implications for implementing national service guidelines in England. Journal of Clinical Nursing, 19(23-24):3575–3580.

Backer, J. H. (2000): Stressors, social support, coping, and health dysfunction in individuals with Parkinson's disease. Journal of Gerontological Nursing, 26(11):6–16.

Backer, J. H. (2006): The symptom experience of patients with Parkinson's disease. Journal of Neuroscience Nursing, 38(1):51–57.

Baltes, P. B. (2008): Positionspapier: Entwurf einer Lebensspannen-Psychologie der Sehnsucht. Psychologische Rundschau, 59(2):77–86.

Banks, P.; Lawrence, M. (2006): The Disability Discrimination Act, a necessary, but not sufficient safeguard for people with progressive conditions in the workplace? The experiences of younger people with Parkinson's disease. Disability and Rehabilitation, 28(1):13–24.

Barlow, J.; Wright, C.; Sheasby, J.; Turner, A.; Hainsworth, J. (2002): Selfmanagement approaches for people with chronic conditions: a review. Patient Education and Counselling, 48:177–187.

Behari, M.; Srivastava, A. K.; Pandey, R. M. (2005): Quality of life in patients with Parkinson's disease. Parkinsonism & Related Disorders, 11(4):221–226.

Beier, K. M.; Luders, M.; Boxdorfer, S. A. (2000): [Sexuality and partnership aspects of Parkinson disease. Results of an empirical study of patients and their partners]. Fortschritte der Neurologie-Psychiatrie, 68(12):564–575.

Benner, P.; Wengenroth, M.; Kesselring, A. (2000): Stufen zur Pflegekompetenz: From novice to expert (3. Nachdr.). Huber, Bern.

Berg, S. (2011): Die heile Welt der Kranken: Über den Versuch, mit Morbus Parkinson zu leben. Spiegel, 39:112–113.

Birgersson, A. M. B.; Edberg, A.-K. (2004): Being in the light or in the shade: persons with Parkinson's disease and their partner's experience of support. International Journal of Nursing Studies, 41(6):621–630.

Bloem, B. R.; Stocchi, F. (2012): Move for Change Part I: a European survey evaluating the impact of the EPDA Charter for People with Parkinson's disease. European Journal of Neurology, 19(3):402–410.

Bogusz, T. (2009): Erfahrung, Praxis, Erkenntnis: Wissenssozilogische Anschlüsse zwischen Pragmatismus und Praxistheorie – ein Essay. Sociologia Internationalis (Internationale Zeitschrift für Soziologie Kommunikations- und Kulturforschung), 47(2):197-228.

Bopp, A.; Lubkin, I. (2002): Patientenedukation. In: Lubkin, I. M. (Hg.): Pflegepraxis. Chronisch Kranksein. Implikationen und Interventionen für Pflege- und Gesundheitsberufe. (521–549). Huber, Bern.

Borkman, T. (1976): Experiential Knowledge: A New Concept for the Analysis of Self-Help Groups. Social Service Review, 50(3):445–456.

Borroni, B.; Agosti, C.; Padovani, A. (2008): Behavioral and psychological symptoms in dementia with Lewy-bodies (DLB): frequency and relationship with disease severity and motor impairment. Archives of Gerontology and Geriatrics, 46(1):101–106.

Bortz, J.; Döring, N.; Bortz-Döring (2009): Forschungsmethoden und Evaluation: Für Human- und Sozialwissenschaftler (4., überarb. Aufl., Nachdr.). Springer, Heidelberg.

Bosch, C. F. M. (1998): Vertrautheit: Studie zur Lebenswelt dementierender alter Menschen, Ullstein Medical, Wiesbaden.

Breuer, F.; Mey, G.; Mruck, K. (2011): Subjektivität und Selbst-/Reflexivität in der Grounded-Theory-Methodologie. In: Mey, G.; Mruck, K. (Hrsg.): Grounded Theory Reader. (427-448). 2. aktualisierte und erweiterte Auflage, VS Verlag, Wisbaden.

Brown, R. G.; Lacomblez, L.; Landwehrmeyer, B. G.; Bak, T.; Uttner, I.; Dubois, B., et al. (2010): Cognitive impairment in patients with multiple system atrophy and progressive supranuclear palsy. Brain, 133(8):2382–2393.

Bunce, C. (1998): Managing care of patients with Parkinson's disease. Community Nurse, 4(10):37–38.

Bunting-Perry, L. (2006): Palliative Care in Parkinson's Disease: Implications for Neruoscience Nursing. Journal of Neuroscience Nursing, 38(2):106–113.

Bunting-Perry, L.; Vernon, G. M. (2007): Comprehensive nursing care for Parkinson's disease. Springer, New York

Busse, M. v. (2006): What Parkinson effects in persons: the experience of Parkinson's disease and its relevance for nursing [German]. PR-Internet, 8(6):362–370.

Caap-Ahlgren, M.; Dehlin, O. (2002): Factors of importance to the caregiver burden experienced by family caregivers of Parkinson's disease patients. Aging Clinical and Experimental Research, 14(5):371–377.

Caap-Ahlgren, M.; Lannerheim, L. (2002): Older Swedish women's experiences of living with symptoms related to Parkinson's disease. Journal of Advanced Nursing, 39(1):87–95.

Calne, S. (1994): Examining causes and care of idiopathic Parkinsonism. Nursing Times, 90(16):38–40.

Calne, S. M.; Kumar, A. (2003): Nursing care of patients with latestage Parkinson's disease. Journal of Neuroscience Nursing, 35(5):242–251.

Calne, S. M.; Lidstone, S. C.; Kumar, A. (2008): Psychosocial issues in young-onset Parkinson's disease: Current research and challenges. Parkinsonism & Related Disorders, 14(2):143–150.

Campos-Sousa, R. N.; Quagliato, E.; da Silva, B. B.; Carvalho jr., R. M. de; Ribeiro, S. C.; Carvalho, D. F. M. de (2003): Urinary symptoms in Parkinson's disease: prevalence and associated factors. Arquivos de neuro-psiquiatria, 61(2B):359–363.

Carter, J. H.; Stewart, B. J.; Archbold, P. G.; Inoue, I.; Jaglin, J.; Lannon, M., et al. (1998): Living With a Person Who Has Parkinson's Disease: The Spouse's Perspective by Stage of Disease. Movement Disorders, 13(1):20–28.

Cedraschi, C.; Reust, P.; Lorenzi-Cioldi, F.; Vischer, T. L. (1996): The gap between back pain patients' prior knowledge and scientific knowledge and its evolution after a back school teaching programme: a quantitative evaluation. Patient Education and Counselling, 27:235–246.

Charlton, G. S.; Barrow, C. J. (2002): Coping and self-help group membership in Parkinson's disease: an exploratory qualitative study. Health & Social Care in the Community, 10(6):472–478.

Chenitz, W. C. (1986): Getting started: The research proposal for a grounded theory study. In: Chenitz, W. C.; Swanson, J. M. (Hrsg.): From practice to grounded theory. Qualitative research in nursing. (39–47). Addison-Wesley, Menlo Park, Calif.

Chenitz, W. C.; Swanson, J. M. (1986): Qualitative research using grounded theory. In: Chenitz, W. C.; Swanson, J. M. (Hrsg.): From practice to grounded theory. Qualitative research in nursing. (3–15). Addison-Wesley, Menlo Park, Calif.

Chenoweth, L.; Gallagher, R.; Sheriff, J. N.; Donoghue, J.; Stein-Parbury, J. (2008): Factors supporting self-management in Parkinson's disease: implications for nursing practice. International Journal of Older People Nursing, 3(3):187–193.

Cifu, D. X.; Carne, W.; Brown, R.; Pegg, P.; Ong, J.; Qutubuddin, A., et al. (2006): Caregiver distress in parkinsonism. Journal of Rehabilitation Research & Development, 43(4):499–508.

Clark, N. M. (2003): MANAGEMENT OF CHRONIC DISEASE BY PATIENTS. Annual Review of Public Health, 24(1):289.

Coates, V. E.; Boore, J. R. P. (1995): Self-management of chronic illness: implications for nursing. International Journal of Nursing Studies, 32(6):628–640.

Corbin, J. (1986a): Coding, writing memos, and diagramming. In: Chenitz, W. C.; Swanson, J. M. (Hrsg.): From practice to grounded theory. Qualitative research in nursing. (102–120). Addison-Wesley, Menlo Park, Calif.

Corbin, J. (1986b): Qualitative data analysis for grounded theory. In: Chenitz, W. C.; Swanson, J. M. (Hrsg.): From practice to grounded theory. Qualitative research in nursing. (91–101). Addison-Wesley, Menlo Park, Calif.

Corbin, J. (1998): Alternative Interpretations: Valid or Not? Theory & Psychology, 8(1):121–128.

Corbin, J. (2002): Die Methode der Grounded Theory im Überblick. In: Schaeffer, D.; Müller-Mundt, G. (Hrsg.): Qualitative Gesundheits- und Pflegeforschung. (59–70). Huber, Bern.

Corbin, J. (2009): Taking an Analytic Journey. In Morse, J. M. (Hg.): Developing qualitative inquiry. Developing grounded theory. The second generation. (35–54). Left Coast Press, Walnut Creek, Calif.

Corbin, J.; Hildenbrand, B.; Schaeffer, D. (2009): Das Trajektkonzept. In: Schaeffer, D. (Hg.): Bewältigung chronischer Krankheit im Lebensverlauf. (55–74). Huber, Bern.

Corbin, J.; Strauss, A. (1985): Managing chronic illness at home: three lines of work. Qualitative Sociology 8:224–47.

Corbin, J.; Strauss, A. (1996): Analytic Ordering for Theoretical Purposes. Qualitative Inquiry, 2(2):139–150.

Corbin, J.; Strauss, A. (1998): Ein Pflegemodell zur Bewältigung chronischer Krankheit. In: Woog, P. (Hg.): Chronisch Kranke pflegen. (1-30). Ullstein Medical, Wiesbaden.

Corbin, J.; Strauss, A. (2010): Weiterleben lernen: Verlauf und Bewältigung chronischer Krankheit (3., überarb. Aufl.). Huber, Bern.

Cosentino, M.; Martignoni, E.; Michielotto, D.; Calandrella, D.; Riboldazzi, G.; Pacchetti, C., et al. (2005): Medical healthcare use in Parkinson's disease: survey in a cohort of ambulantory patients in italy. BMC Health Services Research, (5):26.

Coumarassamy, M.; Saravanan, B. (2002): Nursing care of patients with Parkinson's disease – a rehabilitative view. Nursing Journal of India, 93(11):253-4.

Crabb, L. (2000): Motor fluctuations in Parkinson's disease. Prof Nurse, 15(4):273–277.

Crate, M. A. (1965): Nursing Functions in Adaption to Chronic Illness. American Journal of Nursing, 72–76.

Cronenwett, L. R. (1997): Die Beurteilung der praktischen Anwendbarkeit von Forschungsergebnissen. In: Funk, S. G.; Tornquist, E. M.; Champagne, M. T. ; Wiese, R. A. (Hrsg.): Die Pflege chronisch Kranker. (97–108). Huber, Bern.

Crowe, M.; Whitehead, L.; Gagan, M. J.; Baxter, D.; Panckhurst, A. (2010): Self-management and chronic low back pain: a qualitative study. Journal of Advanced Nursing, 66(7):1478–1486.

de Boer, A. G.; Sprangers, M. A.; Speelman, H. D.; de Haes, H. C. (1999): Predictors of Health Care Use in Patients With Parkinson's Disease: A Longitudinal Study. Movement Disorders, 14(5):772–779.

Denzin, N. K. (2007): Symbolischer Interaktionismus. In: Flick, U.; von Kardorff, E.; Steinke, I. (Hrsg.): Qualitative Forschung. Ein Handbuch. (136–150). Rowohlt, Reinbek bei Hamburg.

Dick, A. (1998): Nursing care of Parkinson's disease. Elder Care, 10(6):39–42.

Diener, H.-C.; Putzki, N. (2008): Leitlinien für Diagnostik und Therapie in der Neurologie: Parkinson-Syndrome (4., überarbeitete Auflage.), Thieme, Stuttgart.

Dodel, R. C.; Berger, K.; Oertel, W. H. (2001): Health-related quality of life and healthcare utilisation in patients with Parkinson's disease: impact of motor fluctuations and dyskinesias. PharmacoEconomics, 19(10):1013–1038.

Dodel, R. C.; Singer, M.; Kohne-Volland, R.; Szucs, T.; Rathay, B.; Scholz, E., et al. (1998): The economic impact of Parkinson's disease. An estimation based on a 3-month prospective analysis. PharmacoEconomics, 14(3):299–312.

Dorsey, E. R.; Constantinescu, R.; Thompson, J. P.; Biglan, K. M.; Holloway, R. G.; Kieburtz, K., et al. (2007): Projected number of people with Parkinson's disease in the most populous nations, 2005 through 2030. Neurology, 68(5):384–386.

Dorsey, E. R.; Voss, S. T.; Shprecher, R. D.; Deuel, M. L.; Beck, A. C.; Gardiner, F. I., et al. (2010): A U.S. survey of patients with Parkinson's disease: Satisfaction with medical care and support groups. Movement Disorders, 25(13):2128–2135.

Dresing, T.; Pehl, T. (2011): Praxisbuch Transkription: Regelsysteme, Software und praktische Anleitungen für qualitative ForscherInnen, Eigenverlag, Marburg.

Dubouloz, C.-J.; King, J.; Paterson, B.; Ashe, B.; Chevrier, J.; Moldoveanu, M. (2010): A model of the process of transformation in primary care for people living with chronic illnesses. Chronic Illness, 6:282–293.

Ebersbach, G. (2002): [Nursing care of patients with Parkinson disease: always providing feedback]. Pflege Zeitschrift, 55(10):717–721.

Ebersbach, G. (2006): „Parkinson-Nurse": Spezialpflege auf internationalem Niveau. dPV-Nachrichten, (99):23.

Ebersbach, G. (Hg.). (2010): Pflege von Menschen mit Parkinson: Praxisbuch für die häusliche und stationäre Pflege, Kohlhammer, Stuttgart.

Ecarius, J. (1999): Biographieforschung und Lernen. In: Krüger, H.-H. & Marotzki, W. (Hrsg.): Handbuch erziehungswissenschaftliche Biographieforschung. (89–106). Leske + Budrich, Opladen.

Edwards, N. E.; Ruettiger, K. M. (2002): The influence of caregiver burden on patients' management of Parkinson's disease: implications for rehabilitation nursing. Rehabilitation Nursing, 27(5):182-6, 198.

Ellgring, H.; Gerlich, C.; Macht, M.; Schradi M. & EduPark-Konsortium (Hrsg.) (2006): Psychosoziales Training bei neurologischen Erkrankungen – Schwerpunkt Parkinson. Kohlhammer, Stuttgart.

Eriksson, M.; Svedlund, M. (2006): ‚The intruder': spouses' narratives about life with a chronically ill partner. Journal of Clinical Nursing, 15:324–333.

European Parkinson's Disease Association (EPDA) (2011): The European Parkinson's disease Standards of Care Consensus Statement. Retrieved 07.01.2012, from http://www.kompetenznetz-parkinson.de/EPDA_Parkinson_s_Standard_nsus_Statement_Vol_I.pdf.

Filipp, S.-H.; Aymanns, P. (2010): Kritische Lebensereignisse und Lebenskrisen: Vom Umgang mit den Schattenseiten des Lebens, Kohlhammer, Stuttgart.

Finfgeld, D. L. (2003): Mut bei jungen Erwachsenen mit langfristigen Gesundheitsproblemen. In: Miller, J. F. (Hg.): Coping fördern – Machtlosigkeit überwinden. Hilfen zur Bewältigung chronischen Krankseins. (133–147). Huber, Bern.

Fleming, V.; Tolson, D.; Schartau, E. (2004): Changing perceptions of womanhood: living with Parkinson's Disease. International Journal of Nursing Studies, 41(5):515–524.

Flick, U.; Kardorff, E. von; Steinke, I. (Hrsg.). (2007). Qualitative Forschung: Ein Handbuch (5. Aufl.), Rowohlt, Reinbek bei Hamburg.

Frazier, L. D. (2000): Coping with disease-related stressors in Parkinson's disease. The Gerontologist, 40(1):53–63.

Gerlach, H. H. O.; Winogrodzka, A.; Weber, E. J. W. (2011): Clinical problems in the hospitalized Parkinson's disease patient: Systematic review. Movement Disorders, 26(2):197–208.

Ghosh, R.; Liddle, B. J. (2011): Emergency presentations of Parkinson's disease: early recognition and treatment are crucial for optimum outcome. Postgradute Medical Journal, 87:125–131.

Giddens, A. (1988): Die Konstitution der Gesellschaft: Grundzüge e. Theorie d. Strukturierung. Campus-Verl., Frankfurt.

Giles, S.; Miyasaki, J. (2009): Palliative stage Parkinson's disease: patient and family experiences of health-care services. Palliative Medicine, 23:120–125.

Gilman, S. (2006): Parkinsonian Syndromes: Movement Disorders. Clinics in Geriatric Medicine, 22(4):827–842.

Glaser, B. G.; Strauss, A. L. (1965): Discovery of Substantive Theory: A Basic Strategy Underlying Qualitative Research. American Behavioral Scientist, 8(5):5–11.

Glaser, B. G.; Strauss, A. L. (1993): Die Entdeckung gegenstandsbezogener Theorie: Eine Grundstrategie qualitativer Sozialforschung. In: Hopf, C. (Hg.): Qualitative Sozialforschung. (91–111). Klett-Cotta, Stuttgart.

Glaser, B. G.; Strauss, A. L. (2010): Grounded Theory: Strategien qualitativer Forschung (3., unveränd. Aufl.). Huber, Bern.

Glozman, J. M. (2004): Quality of life of caregivers. Neuropsychology Review, 14(4):183–196.

Görres, S. (1993): Familienpflege und Angehörigenkarrieren: Entwicklung eines Forschungsparadigmas zur Belastung pflegender Angehöriger von chronisch kranken, älteren Menschen. Zeitschrift für Gerontologie, 26:378–385.

Grypdonck, M. (2005): Ein Modell zur Pflege chronisch Kranker. In: Seidl, E.;Walter, I.: Chronisch kranke Menschen in ihrem Alltag. Das Modell von Mieke Grypdonck, bezogen auf Patientinnen nach Nierentransplantation (15 – 60). Maudrich, Wien.

Haahr, A.; Kirkevold, M.; Hall, O. C. E.; Ostergaard, K. (2011): Living with advanced Parkinsons disease: a constant struggle with unpredictability. Journal of Advanced Nursing, 67(2):408–417.

Habermann, B. (1999): Continuity challenges of Parkinson's disease in middle life. The Journal of Neuroscience Nursing, 31(4):200–207.

Habermann, B. (1996): Day-to-Day Demands of Parkinson's Disease. Western Journal of Nursing Research, 18(4):397–413.

Habermann, B. (2000): Spousal perspective of Parkinson's disease in middle life. Journal of Advanced Nursing, 31(6):1409–1415.

Habermann, B.; Davis, L. (2005): Caring for family with Alzheimer's disease and Parkinson's disease: needs, challenges and satisfaction. Journal of Gerontological Nursing, 31(6):49–54.

Hagell, P. (2007): Nursing and multidisciplinary interventions for Parkinson's disease: What is the evidence? Parkinsonism & Related Disorders, 13(SUPPL. 3):S501-S508.

Haines, S.; Chen, H.; Anderson, K. E.; Fishman, P. S.; Shulman, L. M.; Weiner, W. J., et al. (2006): When do patients with Parkinson disease disclose their diagnosis? Neurology, 67(3):488–490.

Harbishettar, V.; Pal, P. K.; Janardhan Reddy, Y. C.; Thennarasu, K. (2005): Is there a relationship between Parkinson's disease and obsessive-compulsive disorder? Parkinsonism & Related Disorders, 11(2):85–88.

Hariz, G.-M.; Limousin, P.; Tisch, S.; Jahanshahi, M.; Fjellman-Wiklund, A. (2011): Patients' perceptions of life shift after deep brain stimulation for primary dystonia – A qualitative study. Movement Disorders, 26(11):2101–2106.

Haslbeck, J. (2008): Bewältigung komplexer Medikamentenregime aus Sicht chronisch Kranker. Pflege & Gesellschaft, 13(1):48–61.

Haslbeck, J. (2010): Medikamente und chronische Krankheit. Huber, Bern.

Haslbeck, J.; Schaeffer, D. (2007): Selbstmanagementförderung bei chronischer Krankheit: Geschichte, Konzept und Herausforderungen. Pflege, 20(2):82–92.

Haslbeck, J.; Schaeffer, D. (2009): Routines in medication management: the perspectives of people with chronic conditions. Chronic Illness, (5):184–196.

Haslbeck, J.; Schaeffer, D. (2011): Selbstverantwortung im Gesundheitswesen, diskutiert am Medikamentenmanagement aus Sicht chronisch kranker Patienten. Gesundheitswesen, 73:e44-e50.

Hastings, D. (2003): Adaption, Bewältigungspotenziale und Pflege bei Multipler Sklerose. In: Miller, J. F. (Hg.): Coping fördern – Machtlosigkeit überwinden. Hilfen zur Bewältigung chronischen Krankseins. (247–272). Huber, Bern.

Hauner, H. (2006): [The costs of diabetes mellitus and its complications in Germany]. Deutsche Medizinische Wochenschrift, 131(Suppl 8):S240-S242.

Hayes, C. (1999): The specialist nurse role in Parkinson's disease. Prof Nurse, 14(11):765–768.

Heath, H. (2006): Exploring the influences and use of the literature during a grounded theory study. Journal of Research in Nursing, 11(6):519–528.

Hellige, B. (2002): Balanceakt Multiple Sklerose: Leben und Pflege bei chronischer KRankheit. Kohlhammer, Stuttgart.

Hempel, S.; Norman, G.; Golder, S.; Aguiar-Ibánez, R.; Eastwood, A. (2008): Psychosocial interventions for non-professional carers of people with Parkinson's disease: a systematic scoping review. Journal of Advanced Nursing, 64(3):214–228.

Herlofson, K.; Lie, S. A.; Aarsland, D.; Larsen, J. P. (2004): Mortality and Parkinson disease: A community based study. Neurology, 62:937–942.

Herzberg, H.; Seltrecht, A. (2011): Von der Gesundheitsbildung zur Gesundheitspädagogik. Der pädagogische Blick, 19(2):68–79.

Hildenbrand, B. (2009): Die "Bewältigung" chronischer Krankheit in der Familie – Resilienz und professionelles Handeln. In: Schaeffer, D. (Hg.): Bewältigung chronischer Krankheit im Lebenslauf. (133–155). Huber, Bern.

Hobson, P.; Islam, W.; Roberts, S.; Adhiyman, V.; Meara, J. (2003): The risk of bladder and autonomic dysfunction in a community cohort of Parkinson's disease patients and normal controls. Parkinsonism & Related Disorders, 10(2):67–71.

Hoehn, M. M.; Yahr, M. D. (1967): Parkinsonism: onset, progression, and mortality. Neurology, 17(5):427–442.

Höhmann, U. (2002): Versorgungskontinuität durch ‚Kooperative Qualitätsentwicklung' und abgestimmtes Trajektmanagement: Hallesche Beiträge zu den Gesundheits- und Pflegewissenschaften, 2(4).

Holloway, M. (2006): Traversing the network: a user-led Care Pathway approach to the management of Parkinson's disease in the community. Health & Social Care in the Community, 14(1):63–73.

Hopf, C. (2007): Qualitative Interviews – ein Überblick. In: Flick, U.; von Kardorff, E.; Steinke, I. (Hrsg.): Qualitative Forschung. Ein Handbuch. (349–360). Rowohlt, Reinbek bei Hamburg.

Huber, E.; Langbein, K. (2005): Die Gesundheitsrevolution. In: Harms F., Gänshirt D.(Hrsg.): Gesundheitsmarketing. (180–195). Lucius & Lucius, Stuttgart.

Hughes, T. A.; Ross, H. F.; Mindham, R. H. S.; Spokes, E. G. S. (2004): Mortality in Parkinson's disease and its association with dementia and depression. Acta Neurologica Scandinavica, 110(2):118–123.

Hurwitz, B.; Jarman, B.; Cook, A.; Bajekal, M. (2005): Scientific evaluation of community-based Parkinson's disease nurse specialist on patient outcomes and health care costs. Journal of Evaluation in Clinical Practice, 11(2):97–110.

Jahanshahi, M.; Brown, R. G.; Whitehouse, C.; Quinn, N.; Marsden, C. D. (1994): Contact with a nurse practitioner: a short-term evaluation study in Parkinson's disease and dystonia. Behavioural Neurology, 7:189–196.

Jarman, B.; Hurwitz, B.; Cook, A.; Bajekal, M.; Lee, A. (2002): Effects of community based nurses specialising in Parkinson's disease on health outcome and costs: randomised controlled trial. British Medical Journal, 324(7345):1072–1080.

Joas, H.; Knöbl, W. (2004): Sozialtheorie: Zwanzig einführende Vorlesungen. Suhrkamp, Frankfurt am Main.

Johnson, S.; Davis, M.; Kaltenboeck, A.; Birnbaum, H. G. E.; Tarrants, M.; Siderowf, A. (2011): Early retirement and income loss in patients with early and advanced Parkinson's disease. Applied Health Economics and Health Policy, 9(6):367–376.

Kandel, E. R. (2006): Auf der Suche nach dem Gedächtnis: Die Entstehung einer neuen Wissenschaft des Geistes, München, Siedler.

Kaufhold, M. (2006): Kompetenz und Kompetenzerfassung. VS Verl. für Sozialwiss., Wiesbaden

Kelle, U. (1994): Empirisch begründete Theoriebildung: Zur Logik und Methodologie interpretativer Sozialforschung. Dt. Studien-Verl., Weinheim.

Kelle, U. (2003): „Grounded Theory" als Beitrag zur allgemeinen Methodenlehre der Sozialforschung. Hallesche Beiträge zu den Gesundheits- und Pflegewissenschaften, 2(12).

Kendall, E.; Ehrlich, C.; Sunderland, N.; Muenchberger, H.; Rushton, C. (2011): Self-managing versus self-management: reinvigorating the socio-political dimensions of self-management. Chronic Illness, 7:87–98.

Kessler, D.; Dubouloz, C.-J.; Urbanowski, R.; Egan, M. (2009): Meaning perspective transformation following stroke: the process of change. Disability and Rehabilitation, 31(13):1056–1065.

Klug-Redman, B.; Osterbrink, J. (1996): Patientenschulung und -beratung, Ullstein Mosby, Berlin.

Knoll, N.; Burkert, S. (2009): Soziale Unterstützung und soziale Netzwerke als Ressource der Krankheitsbewältigung. In: Schaeffer, D. (Hg.): Bewältigung chronischer Krankheit im Lebenslauf. (223–243). Huber, Bern.

Köster, I.; von Ferber, L.; Ihle, P.; Schubert, I.; Hauner, H. (2006): The cost burden of diabetes mellitus: the evidence from Germany-the CoDiM Study. Diabetologia, 49:1498-1504.

Kralik, D.; Koch, T.; Price, K.; Howard, N. (2004): Chronic illness self-management: taking action to create order. Journal of Clinical Nursing, 13(2):259–267.

Kristjanson, L. J.; Aoun, S. M.; Oldham, L. (2006): Palliative care and support for people with neurodegenerative conditions and their carers. International Journal of Palliative Nursing, 12(8):368–377.

Krogh, K.; Ostergaard, K.; Sabroe, S.; Laurberg, S. (2008): Clinical aspects of bowel symptoms in Parkinson's disease. Acta Neurologica Scandinavica, 117(1):60–64.

Kuckartz, U. (2007): Einführung in die computergestützte Analyse qualitativer Daten. VS Verlag, Wiesbaden.

Kulkarni, A. S.; Balkrishnan, R.; Anderson, R. T.; Edin, H. M.; Kirsch, J.; Stacy, M. A. (2008): Medication Adherence and Associated Outcomes in Medicare Health Maintenance Organization-enrolled Older Adults with Parkinson's Disease. Movement Disorders, 23(3):359–365.

Lacroix, A.; Jaquemet, S., Assal, J. P. (1995): Patient's experiences with their disease: learning from the differences and sharing the common problems. Patient Education and Counselling, 26(1-3):301–312.

Lamnek, S. (2010): Qualitative Sozialforschung. (5. überarb. Aufl.). Beltz, Weinheim

Lawn, S.; McMillan, J.; Pulvirenti, M. (2011): Chronic condition self-management: Expectations of responsibility. Patient Education and Counselling, 84(2):e5–8.

Ledford, C. J. W. (2011): Contending mediated risk messages: A grounded theory of the physician-patient discussion of a prescription medication's changing risk. Patient Education and Counselling, 83:14–21.

Legewie, H.; Schervier-Legewie; Barbara (2007): „Forschung ist harte Arbeit, es ist immer ein Stück Leiden damit verbunden. Deshalb muss es auf der anderen Seite Spaß machen.". In: G. Mey & K. Mruck (Hrsg.): Grounded Theory Reader (69–79). Köln.

Leplow, B. (2007): Parkinson. Fortschritte der Psychotherapie. Hogrefe, Göttingen.

Lökk, J. (2011): Parkinson's disease permanent care unit: managing the chronic-palliative interface. Journal of Multidisciplinary Healthcare, (4):33–38.

Lorefalt, B.; Ganowiak, W.; Palhagen, S.; Toss, G.; Unosson, M.; Granerus, A.-K. (2004): Factors of importance for weight loss in elderly patients with Parkinson's disease. Acta Neurologica Scandinavica, 110(3):180–187.

Lorig, K. R.; Holman, H. R. (2003): Self-Management Education: History, Definition, Outcomes, and Mechanisms. Annals of Behavioral Medicine, 26(1):1–7.

Lubkin, I. M. (Hg.). (2002): Pflegepraxis: Chronisch Kranksein: Implikationen und Interventionen für Pflege- und Gesundheitsberufe, Huber, Bern.

Luhmann, N. (2009): Vertrauen: Ein Mechanismus der Reduktion sozialer Komplexität (4. Aufl., Nachdr.), Lucius & Lucius, Stuttgart.

Macht, M.; Schwarz, R.; Ellgring, H. (2005): Patterns of psychological problems in Parkinson's disease. Acta Neurologica Scandinavica, 111(2):95–101.

Macht, M.; Gerlich, C.; Ellgring, H.; Infopark Collaboration (2003): Information Needs in Older Persons with Parkinson's Disease in Germany: A Qualitative Study [51 paragraphs]. Forum Qualitative Sozialforschung/Forum: Qualitative Social Research, 4(1). Retrieved from http://www.qualitative –research.net/fqs-texte/1-03/1-03machtetal

Macht, M.; Gerlich, C.; Ellgring, H.; Schradi, M.; Rusinol, A. B.; Crespo, M., et al. (2007): Patient education in Parkinson's disease: Formative evaluation of a standardized programme in seven European countries. Patient Education and Counselling, 65(2):245–252.

Macht, M.; Kaussner, Y.; Möller, C. J.; Stiasny-Kolster, K.; Eggert, K. a. M.; Krüger, H.-P., et al. (2007): Predictors of Freezing in Parkinson's Disease: A survey of 6.620 Patients. Movement Disorders, 22(7):953–956.

MacMahon, D. G. (1999): Parkinson's disease nurse specialists: An important role in disease management. Neurology, 52 (Suppl. 7):S21–S25.

Mai, T; Höhmann, U.; Schnepp, W. (2010): Die Lebenssituationen Parkinsonbetroffener und deren Angehörigen im Spiegel der Literatur. Pflege 23(2):81–98.

Makoutonina, M.; Iansek, R.; Simpson, P. (2010): Optimizing care of residents with Parkinsonism in supervised facilities. Parkinsonism & Related Disorders, 16(5):351–355.

Marotzki, W. (1999): Bildungstheorie und Allgemeine Biographieforschung. In: Krüger, H.-H., Marotzki, W. (Hrsg.): Handbuch erziehungswissenschaftliche Biographieforschung. (57-68). Leske + Budrich, Opladen

Marras, C.; Lang, A.; Krahn, M.; Tomlinson, G.; Naglie, G. (2004): Quality of life in early Parkinson's disease: impact of dyskinesias and motor fluctuations. Movement Disorders, 19(1):22–28.

Martínez-Martin, P.; Forjaz Joao, M.; Frades-Payo, B.; Rusinol, B. A.; Fernández-García, J. M.; Benito-Leòn, J., et al. (2007): Caregiver Burden in Parkinson's Disease. Movement Disorders, 22(7):924–931.

Matson, N. (2002): Made of stone: a view of Parkinson ‚off' periods. Psychology and Psychotherapy, 75(1):93–99.

May, A. K. (1986): Writing and evaluating the grounded theory research report. In: Chenitz, W. C.; Swanson, J. M. (Hrsg.): From practice to grounded theory. Qualitative research in nursing. (147–154). Addison-Wesley, Menlo Park, Calif.

Mayer, H. (2003): Pflegefoschung – Elemente und Basiswissen. Facultas, Wien.

Mayer, H.; Brandenburg, H.; Panfil, E.-M. (2007): Gütekriterien von Datenerhebungsmethoden. In: Brandenburg, H.; Panfil, E.-M.; Mayer, H. (Hrsg.): Pflegewissenschaft 2. (105-118). Huber, Bern.

Mazanderani, F.; Locock, L.; Powell, J. (2012): Being diffenrently the same: The mediation of identity tensions in the sharing of illness experience. Social Science & Medicine:1–8.

Mc Coy, S. (2001): Die juvenilen und Young-onset-Parkinson-Syndrome: Besondere Aspekte Fragen und eine Herausforderung für Arzt Patient und Angehörige. WFT Verl. für Wiss. Forschung und Technik, Wermelskirchen.

McCall, B. (1998): Understanding the language of Parkinson's disease. Nursing Standard, 12(31):32–33.

McCall, B. (2003): Young-onset Parkinson's disease: a guide to care and support. Nursing Times, 99(30):28–31.

McElmurry, B. J.; Harris, B.; Misner, S.; Olson, L. (2002): Pflegeethik bei chronischer Krankheit. In: I. M. Lubkin (Hg.): Pflegepraxis. Chronisch Kranksein. Implikationen und Interventionen für Pflege- und Gesundheitsberufe (649–680). Huber, Bern.

McLaughlin, D.; Hasson, F.; Kernohan, W. G.; Waldron, M.; McLaughlin, M.; Cochrane, B., et al. (2011): Living and coping with Parkinson's disease: Perceptions of informal carers. Palliative Medicine, 25(2):177–182.

McRae, C.; Sherry, P.; Roper, K. (1999): Stress and family functioning among caregivers of persons with Parkinson's disease. Parkinsonism & Related Disorders, 5(1-2):69–75.

McRae, C.; Fazio, E.; Hartsock, G.; Kelley, L.; Urbanski, S.; Russel, D. (2008): Predictors of Loneliness in Caregivers of Persons with Parkinson's Disease. Parkinsonism & Related Disorders, 15(8):554–557.

Mead, H.; Andres, E.; Ramos, C.; Siegel, B.; Regenstein, M. (2010): Barriers to effective self-management in cardiac patients: the patient's experience. Patient Education and Counselling, 79(1):69–76.

Meleis, A. I.; Sawyer, L.; Im, E.-O.; Messias Hilfinger, D.; Schumacher, K. (2000): Experiencing Transitions: An Emerging Middle-Range Theory. Advances in Nursing Science, 23(1):12–28.

Merriam, S. B. (2004): The Role of Cognitive Development in Mezirow's Transformational Learning Theory. Adult Education Quarterly, 55(1):60–68.

Metzing, S.; Schnepp, W.; Hübner, B.; Büscher, A. (2006): Die Lücke füllen und in Bereitschaft sein – Kinder und Jugendliche als pflegende Angehörige. Pflege & Gesellschaft, 11(4):351–373.

Mey, G.; Mruck, K. (2007): Grounded Theory Methodologie: Bemerkungen zu einem prominenten Forschungsstil. In: Mey, G.; Mruck, K. (Hrsg.): Grounded Theory Reader. (11–39). Historical Social Research, Zentrum für Historische Sozialforschung, Köln.

Mey, G.; Mruck, K. (2009): Methodologie und Methodik der Grounded Theory. In: Kempf, W.; Kiefer, M. (Hrsg.): Psychologie als Natur- und Kulturwissenschaft. Die soziale Konstruktion der Wirklichkeit. (100–152). Regener, Berlin.

Mey, G.; Mruck, K. (Hrsg.) (2011): Grounded Theory Reader. 2. aktualisierte und erweiterte Auflage, VS Verlag, Wiesbaden.

Miyasaki, J. M.; Hassan, K. A.; Lang, A. E.; Voon, V. (2007): Punding Prevalence in Parkinson's Disease. Movement Disorders, 22(8):1179–1181.

Moers, M.; Schaeffer, D.; Schnepp, W. (2011): Too busy to think? Essay über die spärliche Theoriebildung der deutschen Pflegewissenschaft. Pflege, 24(6):349–360.

Moers, M.; Schiemann, D.; Schnepp, W. (1999): Pflegeforschung zum Erleben chronisch kranker und alter Menschen. Huber, Bern.

Morgan, E.; Moran, M. (2008): The Parkinson's disease nurse specialist. In: Playfer, J. R.; Hindle, J. V. (Hrsg.): Parkinson's disease in the older patient. (314–323). Radcliffe Publishing, Oxford New York.

Morse, J. M. (Hg.). (2009). Developing qualitative inquiry: Developing grounded theory: The second generation, Left Coast Press, Walnut Creek, Calif.

Morse, J. M. (1998): The Contracted Relationship: Ensuring Protections of Anonymity and Confidentiality. Qualitative Health Research 8(3):301–303

Morse, J.M.; Field, P.A. (1996): Qualitative Pflegeforschung: Anwendung qualitativer Ansätze in der Pflege. Ullstein Medical, Wiesbaden.

Morse, J. M.; Johnson, J. L. (1993): Toward a theory of Illness: The Illness-Constellation Model. In: Morse, J. M.; Johnson, J. L. (Hrsg.): The illness experience. Dimensions of suffering. (315–342). Sage, Newbury Park, Calif.

Mosimann, U. P.; Rowan, E. N.; Partington, C. E.; Collerton, D.; Littlewood, E.; O'Brien, J. T., et al. (2006): Characteristics of visual hallucinations in Parkinson disease dementia and dementia with lewy bodies. American Journal of Geriatric Psychiatry, 14(2):153–160.

Müller, T.; Woitalla, D. (2010): Quality of life, caregiver burden ans insurance in patients with Parkinson's disease in Germany. European Journal of Neurology, 17:1365–1369.

Müller-Mundt, G.; Schaeffer, D. (2011): Bewältigung komplexer Medikamentenregime bei chronischer Krankheit im Alter: Förderung des Selbstmanagements als Aufgabe der Pflege. Zeitschrift für Gerontologie und Geriatrie, 44(1):6–12.

Müller-Mundt, G.; Schaeffer, D.; Pleschberger, S.; Brinkhoff, P. (2000): Patientenedukation – (k)ein zentrales Thema in der deutschen Pflege? Pflege & Gesellschaft, 5(2):42–53.

Nath, U.; Burn, D. J. (2000): The epidemiology of progressive supranuclear palsy (Steele-Richardson-Olszewski syndrome). Parkinsonism & Related Disorders, 6(3):145–153.

Neuberger, G.; Thorne Woods, C. (2002): Alternative Heilverfahren. In: Lubkin, I. M. (Hg.): Pflegepraxis. Chronisch Kranksein. Implikationen und Interventionen für Pflege- und Gesundheitsberufe. (617–648). Huber, Bern.

Nijhof, G. (1995): Parkinson's Disease as a problem of shame in public appearance. Sociology of Health & Illness, 17(2):193–205.

Nittel, D. (2011): Die Aneignung von Krankheit: Bearbeitung lebensgeschichtlicher Krisen im Modus des Lernens. Der pädagogische Blick, 19(2):80–90.

Nittel, D.; Seltrecht, A. (2011): Krankheit und Lernen. Education Permanente, (4):38–39.

Noble, C. (1998/1999): Parkinson's disease and the role of a nurse specialist. Elderly Care, 10(6):43–44.

Olbrich, C. (2010): Pflegekompetenz (2. vollständig überarbeitet und erweiterte Aufl.), Huber, Bern.

Onofrj, M.; Thomas, A. (2005): Acute akinesia in Parkinson disease. Neurology, 64(7):1162–1169.

O'Reilly, F.; Finnan, F.; Allwright, S.; Smith, G. D.; Ben-Shlomo, Y. (1996): The effects of caring for a spouse with Parkinson's Disease on social, psychological and physical well-being. British Journal of General Practice, 46(410):507–512.

Osman, M.; Wilkinson, L.; Beigi, M.; Castaneda, C. S.; Jahanshahi, M. (2008): Patients with Parkinson's disease learn to control complex systems via procedural as well as non-procedural learning. Neuropsychologia, 46(9):2355–2363.

Pal, P. K.; Thennarasu, K.; Fleming, J.; Schulzer, M.; Brown, T.; Calne, S. M. (2004): Nocturnal sleep disturbances and daytime dysfunction in patients with Parkinson's disease and in their caregivers. Parkinsonism & Related Disorders, 10(3):157–168.

Parkinson, J. (1817): An essay on the shaking palsy. Sherwood, Neely and Jones, London.

Paterson, B. (2001): The Shifting Perspectives Model of Chronic Illness. Journal of Nursing Scholarship, 33(1):21–26.

Penrod, J. (2007): Living with uncertainty: concept advancement. Journal of Advanced Nursing, 57(6):758–667.

Pinder, R. (1992): Coherence and incoherence: doctors' and patients' perspectives on the diagnosis of Parkinson's Disease. Sociology of Health & Illness, 14(1):1–22.

Polit, D. F.; Beck, C. T.; Hungler, B. P. (2004): Lehrbuch der Pflegeforschung: Methodik, Beurteilung und Anwendung, Huber, Bern.

Pontone, G.; Williams, J. R.; Bassett, S. S.; Marsh, L. (2006): Clinical features associated with impulse control disorders in Parkinson disease. Neurology, 67(7):1258-61.

Pössenbacher, A. (2008): Das alltägliche Leben mit der Parkinson-Krankheit in der frühen Phase der Erkrankung.: Interviews zur Sichtweise der betroffenen Personen. Unveröffentlichte Masterarbeit, Witten.

Pursiainen, V.; Haapaniemi, T. H.; Korpelainen, J. T.; Sotaniemi, K. A.; Myllyla, V. V. (2007): Sweating in Parkinsonian patients with wearing-off. Movement Disorders, 22(6):828–832.

Rajendran, P. R.; Thompson, R. E.; Reich, S. G. (2001): The use of alternative therapies by patients with Parkinson's disease. Neurology, 57(5):790–794.

Ransmayr, G. N.; Holliger, S.; Schletterer, K.; Heidler, H.; Deibl, M.; Poewe, W., et al. (2008): Lower urinary tract symptoms in dementia with Lewy bodies, Parkinson disease, and Alzheimer disease. Neurology, 70(4):299–303.

Reese, S. L. (2007): Psychosocial Factors in Parkinson's Disease. Disease-a-Month, 53(5):291–295.

Reid, J. (2003): Diagnosis of Parkinson's disease: why patient education matters. Prof Nurse, 19(1):33–35.

Reijnders, J. S.; Ehrt, U.; Weber, W. E.; Aarsland, D.; Leentjens, A. F. (2008): A Systematic Review of Prevalence Studies of Depression in Parkinson's Disease. Movement Disorders, 23(2):183–189.

Reischmann, J. (2004): Vom „Lernen en passant" zum „Kompostionellen Lernen". Grundlagen der Weiterbildung – Zeitschrift, 15(2):92–95.

Reischmann, J. (2010): Das Konzept des lebensbreiten Lernens. Retrieved 01.06.2012, from: www.uni-bamberg.de/fileadmin/andragogik/08/andragogik/andragogy/jr/10-ZehnLernformen.pdf

Reynolds, H.; Wilson-Barnett, J.; Richardson, G. (2000): Evaluation of the role of the Parkinson's disease nurse specialist. International Journal of Nursing Studies, 37(4):337–349.

Richard, I. H.; Frank, S.; McDermott, M. P.; Wang, H.; Justus, A. W.; LaDonna, K. A., et al. (2004): The Ups and Downs of Parkinson Disease: A Prospective Study of Mood and Anxiety Fluctuations.[Miscellaneous Article]. Cognitive & Behavioral Neurology, 17(4):201–207.

Riedel, O.; Dodel, R.; Deuschl, G.; Förstl, H.; Henn, F.; Heuser, I., et al. (2011): Demenz und Depression determinieren Pflegebedürftigkeit bei M. Parkinson. Der Nervenarzt, 82(8):1012–1019.

Riedel, O.; Klotsche, J.; Spottke, A.; Deuschl, G.; Forstl, H.; Henn, F., et al. (2008): Cognitive impairment in 873 patients with idiopathic Parkinson's disease. Results from the German Study on Epidemiology of Parkinson's Disease with Dementia (GEPAD). Journal of Neurology, 255(2):255–264.

Roger, K.; Medved, M. I. (2010): Living with Parkinson's disease – managing identitiy together. International Journal of Qualitative Studies on Health and Well-being 5(2):5129.

Rohs, G. (1996): Progressive supranuclear palsy: managing the disabilities and providing nursing support. Axone, 17(3):60–65.

Roland, K. P.; Jenkins, M. E.; Johnson, A. M. (2010): An exploration of the burden experienced by spousal caregivers of individuals with Parkinson's disease. Movement Disorders.

Rosenquist, U. (2001): Patient education – new trends in Sweden. Patient Education and Counselling, 44(1):55–58.

Roy, S.; Redfern, L. (1998): Parkinson's disease. Nursing Standard, 12(22):49–54.

Ryan, P.; Sawin, K. J. (2009): The Individual and Family Self-Management Theory: Background and Perspectives on Context Process and Outcomes. Nursing Outlook 57:217–225.

Sachverständigenrat (2007): Kooperation und Verantwortung: Voraussetzungen einer zielorientierten Gesundheitsversorgung. Retrieved 23.08.2008, from http://www.svr-gesundheit.de/Gutachten/%DCbersicht/Langfassung.pdf.

Sawyer, A. (2007): Theoretical Approach to the Clinical Care of Parkinson's Disease. In: Bunting-Perry, L. K.; , G. M. (Hrsg.): Comprehensive nursing care for Parkinson's disease. (37-49). Springer, New York.

Saylor, C.; Yoder, M. (2002): Stigma. In: Lubkin, I. M. (Hg.): Pflegepraxis. Chronisch Kranksein. Implikationen und Interventionen für Pflege- und Gesundheitsberufe. (171–199). Huber, Bern.

Schaeffer, D. (2006): Bewältigung chronischer Erkrankung: Konsequenzen für die Versorgung und die Pflege. Zeitschrift für Gerontologie und Geriatrie, 39(3):192–201.

Schaeffer, D. (2009): Bewältigung chronischer Erkrankung – Status Quo der Theoriediskussion. In: Schaeffer, D. (Hg.): Bewältigung chronischer Krankheit im Lebenslauf. (15–51). Huber, Bern.

Schaeffer, D.; Moers, M. (2003): Bewältigung chronischer Krankheiten – Herausforderungen für die Pflege. In: Rennen-Allhoff, B.; Schaeffer. D. (Hrsg.): Handbuch Pflegewissenschaft. (447–483). Juventa, Weinheim.

Schaeffer, D.; Moers, M. (2008): Überlebensstrategien – ein Phasenmodell zum Charakter des Bewältigungshandelns chronisch Erkrankter. Pflege & Gesellschaft, 13(1):6–31.

Schaeffer, D.; Moers, M. (2009): Abschied von der Patientenrolle? Bewältigugnshandeln im Verlauf chronischer Krankheit. In: Schaeffer, D. (Hg.): Bewältigung chronischer Krankheit im Lebenslauf. (134–155). Huber, Bern.

Schenkman, M.; Cutson, T.; Zhu, C.; Whetten-Goldstein, K. (2002): A longitudinal evaluation of patients' perceptions of Parkinson's disease. Gerontologist, 42(6):790–798.

Schipper, H. I.; Gross, A.; Knobel-Lorenz, R.; Franke, S.; Roales-Welsch, S. (2005): Leben mit dem Zittern...: Pflege von Patienten mit Parkinson-Syndrom. Heilberufe, (9):12–15

Schneewind, K. A. (2010): Familienpsychologie (3. überarbeitete und erweiterte Auflage), Kohlhammer, Stuttgart.

Schnell, M. W.; Heinritz, C. (2006): Forschungsethik: Ein Grundlagen- und Arbeitsbuch für die Gesundheits- und Pflegewissenschaft, Huber, Bern.

Schnepp, W. (2006): Im Angesicht des Anderen: „Schützen müssen". Pflege & Gesellschaft, 11(1):61–76.

Schrag, a.; Ben-Shlomo, Y.; Quinn, N. (1999): Prevalence of progressive supranuclear palsy and multiple system atrophy: a cross-sectional study. The Lancet, 354:1771–1175.

Schrag, A.; Banks, P. (2006): Time of Loss of Employment in Parkinson's Disease. Movement Disorders, 21(11):1839–1843.

Schrag, A.; Hovris, A.; Morley, D.; Quinn, N.; Jahanshahi, M. (2003): Young- versus older-onset Parkinson's disease: impact of disease and psychosocial consequences. Movement Disorders, 18(11):1250–1256.

Schüßler, I. (2008): Reflexives Lernen in der Erwachsenenbildung – zwischen Irritationen und Kohärenz. Bildungsforschung, 5(2). Retrieved 09.11.2011, from http://www.bildungsforschung.org/Archiv/2008-02/erwachsenenbildung/.

Schütze, F. (1999): Verlaufskurven des Erleidens als Forschungsgegenstand der interpretativen Soziologie. In: Krüger, H.-H., Marotzki, W. (Hrsg.): Handbuch erziehungswissenschaftliche Biographieforschung. (191–224). Leske + Budrich, Opladen

Scott, L. (2006): Identifying poor symptom control in Parkinson's disease. Nursing Times, 102(12):30–32.

Seltrecht, A. (2007): Lehrmeister Krankheit? Leske + Budrich, Opladen.

Sjöström, A.-C.; Holmberg, B.; Strang, P. (2002): Parkinson-plus patients – an unknown group with severe symptoms. The Journal of Neuroscience Nursing, 34(6):314–319.

Snyder, C. H.; Adler, C. H. (2007): The patient with Parkinson's disease: part I-treating the motor symptoms; part II-treating the nonmotor symptoms. Journal of the American Academy of Nurse Practitioners, 19(4):179–197.

Statistisches Bundesamt Deutschland (2010): Krankenhausstatistik (Fachserie 12), Retrieved from www.destatis.de.

Steffens, N. (2007): Lernstationen Parkinsonsyndrom: Lernzirkel in der Pflegeausbildung, Elsevier Urban & Fischer, München.

Steinke, I. (1999): Kriterien qualitativer Forschung: Ansätze zur Bewertung qualitativ-empirischer Sozialforschung. Juventa, Weinheim.

Steinke, I. (2007): Gütekriterien qualitativer Forschung. In: Flick, U.; von Kardorff, E.; Steinke, I. (Hrsg.): Qualitative Forschung. Ein Handbuch. (319–331). Rowohlt, Reinbek bei Hamburg.

Strauss, A. (1993): Continual permutations of action. Communication and social order, Aldine de Gruyter, New York.

Strauss, A.; Corbin, J. (1988): Shaping a New Health Care System. Jossey Bass, San Francisco, London.

Strauss, A. (1994): Grundlagen qualitativer Sozialforschung: Datenanalyse und Theoriebildung in der empirischen und soziologischen Forschung. Fink, München.

Strauss, A.; Corbin, J. (1996): Grounded Theory: Grundlagen qualitativer Sozialforschung, Beltz, Weinheim.

Strauss, A.; Fagerhaugh, S.; Suczek, B.; Wiener, C. (1985/1997): Social Organization of Medical Work. University of Chicago Press, Chicago/Transaction, New Brunswick, New Jersey.

Strübing, J. (2004): Grounded Theory: Zur sozialtheoretischen und epistemologischen Fundierung des Verfahrens der empirisch begründeten Theoriebildung. VS Verl. für Sozialwiss., Wiesbaden.

Suchman, E. A. (1965): Stages of Illness and Medical Care. Journal of Health and Human Behavior, 6(3):114–128.

Suddes, M. (1999): Common nursing problems in Parkinson's disease. Elder Care, 11(4):31–34.

Swinn, L.; Schrag, A.; Viswanathan, R.; Bloem, B. R.; Lees, A.; Quinn, N. (2003): Sweating dysfunction in Parkinson's disease. Movement Disorders, 18(12):1459–1463.

Swinn, L. (2005): Parkinson's disease. Theory and Practice for Nurses. Whurr, London, Philadelphia.

Szigeti, E. (1988): Nursing care of patients with Parkinson's disease. Neuroscience and Biobehavioral Reviews, 12(3-4):1988.

Tandberg, E.; Larsen, J. P.; Karlsen, K. (1998): A community-based study of sleep disorders in patients with Parkinson's disease. Movement Disorders, 13(6):895–899.

Tandberg, E.; Larsen, J. P.; Karlsen, K. (1999): Excessive daytime sleepiness and sleep benefit in Parkinson's disease: a community-based study. Movement Disorders, 14(6):922–927.

Thomas, S.; MacMahon, D. (2002): Managing Parkinson's disease in long-term care. Nursing Older People, 14(9):23–30.

Thomas, S.; MacMahon, D. (2004): Parkinson's disease, palliative care and older people. Nursing Older People, 16(1):22–27.

Thommessen, B.; Aarsland, D.; Braekhus, A.; Oksengaard, A. R.; Engedal, K.; Laake, K. (2002): The psychosocial burden on spouses of the elderly with stroke, dementia and Parkinson's disease. International Journal of Geriatric Psychiatry, 17(1):78–84.

Townsend, A.; Wyke, S.; Hunt, K. (2006): Self-managing and managing self: practical and moral dilemmas in accounts of living with chronic illness. Chronic Illness, 2:185–194.

Truong, D. D.; Bhidayasiri, R.; Wolters, E. (2008): Management of non-motor symptoms in advanced Parkinson disease: Special Section: Parkinson's Disease Revisted. Journal of the Neurological Sciences, 266(1-2):216–228.

Truschkat, I.; Kaiser, M.; Reinartz, V. (2005): Forschen nach Rezept? Anregungen zum praktischen Umgang mit der Grounded Theory in Qualifikationsarbeiten [48 Absätze]. Forum Qualitative Sozialforschung/Forum: Qualitative Social Research, 6(2):Art.22. http://nbn-resolving.de/urn:nbn:de:0114-fqs0502221.

Van Der Bruggen, Harry; Widdershoven, G. (2005): Being a Parkinson's patient: Immobile and unpredictably whimsical: Literature and existential analysis. Medicine, Health Care and Philosophy, 7(3):289–301.

Van Seggelen, P. H. (2001): Parkinson: Professionelle Pflege und Therapie. Huber, Bern.

Vanacore, N. (2005): Epidemiological evidence on multiple system atrophy. Journal of Neural Transmission, 112(12):1605–1612.

Verbaan, D.; Marinus, J.; Visser, M.; van Rooden, S. M.; Stiggelbout, A. M.; van Hilten, J. J. (2007): Patient-reported autonomic symptoms in Parkinson disease. Neurology, 69(4):333–341.

Vossius, C.; Nilson, O. B.; Larsen, J. P. (2009): Parkinson's disease and nursing home placement: the economic impact of the need for care. European Journal of Neurology, 16:194–200.

Wallacher, B.; Quinger, M.; Bruder, S. (2005): Gesundheit im Internet; Innovatives Gesundheitsmanagement. In Harms, F.; Gänshirt, D. (Hrsg.):Gesundheitsmarketing. (278–298). Lucius & Lucius, Stuttgart.

Walter, D.; Myrick, F. (2006): Grounded Theory: An Exploration of Process and Procedure. Qualitative Health Research, 16(4):547–559.

Weintraub, D.; Stern, M. B. (2005): Psychiatric Complications in Parkinson Disease. American Journal of Geriatric Psychiatry, 13(10):844–851.

Wensing, M.; v.d.Eijk, A.; Koetsenruijter, J.; Bloem, B. R.; Munneke, M.; Faber, M. (2011): Connectedness of healthcare professionals involved in the treatment of patients with Parkinson's disease: a social networks study. Implementation Science, 6(67):1–8.

White, N.; Lubkin, I. (2002): Pflege- und Krankheitsverlaufskurve. In: Lubkin, I. M. (Hg.). Pflegepraxis. Chronisch Kranksein. Implikationen und Interventionen für Pflege- und Gesundheitsberufe. (93–129). Huber, Bern.

Williams, S.; Keady, J. (2008): ‚A stony road... a 19 year journay': ‚Bridging' through late-stage Parkinson's disease. Journal of Researchin Nursing, 13(5):373–388.

Winter, Y.; Balzer-Geldsetzer, M.; Spottke, A.; Reese, J. P.; Baum, E.; Klotsche, J., et al. (2010): Longitudinal study of the socioeconomic burden of Parkinson's disease in Germany. European Journal of Neurology, 17:1156–1163.

Witterstätter, K. (1996): Grundwissen Soziologie für die Pflege: Pflege in der Lebenswelt. Kohlhammer, Stuttgart.

Witzel, A. (2000): Das problemzentrierte Interview: [26 Absätze]. Forum Qualitative Sozialforschung/ Forum: Qualitative Social Research. 1(1)

Woodford, H.; Walker, R. (2005): Emergency hospital admissions in idiopathic Parkinson's disease. Movement Disorders, 20(9):1104–1108.

Zentralinstitut für die kassenärztliche Versorgung in der Bundesrepublik Deutschland: ZI-ADT-Panel, Retrieved from www.gbe-bund.de.

Ziemssen, T.; Reichmann, H. (2007): Non-motor dysfunction in Parkinson's disease. Parkinsonism & Related Disorders, 13:323–332.

Zisberg, A.; Young, H. M.; Schepp, K.; Zysberg, L. (2007): A concept analysis of routine: relevance to nursing. Journal of Advanced Nursing, 57(4):442–453.

# Abkürzungsverzeichnis

| | |
|---|---|
| A | Arzt |
| ACP | Advanced Care Plan |
| AGnES | Arztentlastende, Gemeindenahe, E-Healthgestützte, Systemische Intervention |
| Ang | Angehöriger |
| ATL | Aktivitäten des täglichen Lebens |
| CBD | Corticobasale Degeneration |
| DDS | Dopamine Dysregulation Syndrom |
| DLB | Demenz vom Lewy Body Typ |
| DPV | Deutsche Parkinsonvereinigung |
| EDS | Excessive Daytime Sleepiness |
| EPDA | European Parkinson's Disease Association |
| GEZ | Gebühreneinzugszentrale |
| GTM | Grounded Theory Methodologie |
| H&Y | Hoehn & Yahr Stufen |
| iPS | idiopathisches Parkinsonsyndrom |

| | |
|---|---|
| L-Dopa | Levodopa |
| LT | lösliche L-Dopa Tablette |
| MA | Morbus Alzheimer |
| MMST | Mini Mental State |
| MSA | Multi-System-Atrophie |
| OCD | Obsessive Compulsive Disorders |
| PANDA | Parkinson Neuropsychometric Dementia Assessment |
| Pat | betroffener Informant, Patient |
| PD+D | Parkinsonsyndrom plus Demenz |
| PDMC | Parkinson's Disease Model of Care |
| PDN | Pflegeexperte |
| PDNS | Parkinson's Disease Nurse Specialist |
| PSP | Progressive Supranukleäre Blickparase |
| REM | Rapid Eye Movement |
| RLS | Restlegs Legs Syndrom |
| SGB | Sozialgesetzbuch |
| SRO | Steele-Richardson-Olszewski-Syndrom |
| THS | Tiefe Hirnstimulation |
| UPDRS | Unified Parkinson's Disease Rating Scale |
| YOPD | Young-Onset Betroffene |